积极艺术治疗

[美]丽贝卡·安·威尔金森

乔雅·奇尔顿 著

黄婷婷 译

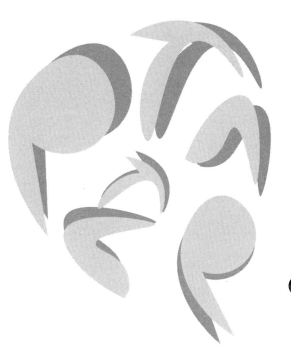

理论与实践

重庆大学出版社

赠　言

本书献给我们的家人，感谢他们耐心地迁就与包容两个随心所欲的叛逆者。同时献给我们的来访者，他们的艺术作品描绘了我们成年生活的风景，也教会了我们什么是爱人类。

人　物

推荐序1：一个艺术治疗的新时代

Shaun McNiff

毫无疑问，全球的艺术治疗团体都致力于增强生活的艺术表现力，但我们对工作与服务群体的看法却有所不同。我带着一个愿景来到艺术治疗领域，希望将我所说的艺术表达的"积极"特质（McNiff，1974）带给住在州立精神病医院后院的人们。对于艺术如何通过使人们沉浸在创造性的表达中及在其他羞耻难堪的情况下提高尊严来得以治愈，人们有一个常识性的了解。这项工作引起了公众的关注，我们在东北地区的博物馆和大学画廊展示了来访者的艺术作品，作为健康而非疾病的展示。我们面临的问题是严重且显而易见的。把注意力集中在消极方面是毫无意义的，所以我们发问：怎样才能通过艺术来增强一个人的优势？

但这种方法在更大的心理健康背景下并没有那么重要。关于艺术表达的精神病理学的负面观点明显占了上风，且被嵌入艺术治疗中，在那里，艺术表达被视为问题的隐喻。此外，还有一种对无意识表达的关注，这与自发的、计划外的创造行为不同，后者有效地摒弃了一个人刻意创造及强化诊断力量的努力，因为人们认为艺术家并不知道他们"真正"在交流什么。

在过去的50年里，我们已经取得了进展，正如作者在本书中所描述的，在提供替代方式的操作上，主流文化及其伴随的语言和标签仍然存在。在心理健康领域，个人和集体的人类经验往往被减小到过去发生的伤害事件，在艺术治疗领域，人们很少去关注艺术是如何实现治愈的（McNiff，2004）。

丽贝卡和乔雅将艺术疗法的处境归因于心理健康领域的"消极偏见"，并呼吁更积极地关注优势与幸福。她们的书不仅提供了实践的方法，而且以我强烈支持的范式转变为基础，这一转变的时代已经到来。然而，当前对积极态度、韧性和优势的强调自然会遭到一些人的质疑，他们认为这样会鼓励否认与逃避，并可能给那些与日常生活作斗争的人带来负罪感和挫败感。对经验怀疑或乐观的倾向是人类本性中根深蒂固的，并且不会消失。在这方面，我把"积极心理学"看作纠正长期以来心理健康思想片面性的一种努力。

在中国，道家思想有一种无形的生命力，在我看来是一种明显的创造性能量（McNiff，2016），由相互依存的元素和两极现实（如积极和消极的想法）之间的创造性张力组成。亚健康是由于缺乏相互作用、变化和流动的循环。积极艺术疗法不是否认消极，而是让我们为它的互补面创造一个空间。

倡导艺术提高生活质量的目标并不会以任何方式挑战黑暗和

困难的存在，也不会只关注积极的情况。艺术治疗的不同之处在于我们如何使用艺术促进对幸福的共同承诺。我认为与冷漠和绝望相比，艺术过程本质上是一种变革，是一种在人与环境中循环的创造性能量的源泉。艺术表达是一种智慧、一股自然的力量(McNiff，2015)，它具有能够在线性分析无法企及的最复杂的困难中找到自己路径的独特能量。艺术通过将困难与创伤作为表达的资源进行疗愈，并希望以此来改变它们与我们的关系。有时它会破裂，造成混乱与阻碍，但它是为生活服务的。诚然，这种观点选择了积极的动机和结果，但它把消极的东西视为现实，并为创造性行为提供动力。我们可能会问：我们能更好地理解痛苦及其在我们生活中的分量吗？我们能更富同情心与想象力地回应它的存在并加以利用，以及改变我们与它的关系吗？

丽贝卡和乔雅对艺术表达积极特质的全面呼吁，邀请我们所有人开启一个致力于更好地利用整个创造过程的艺术治疗新时代。

推荐序2：艺术治疗，天生的积极

Robert Biswas-Diener

多年前，当我还是一个攻读临床心理学高级学位的学生时，我被教授了治疗取向、诊断和治疗方案、精神病理学的生物学方法等标准内容。回想起来，很有意思的是我学会了在没有明确说明的情况下如何治疗。治疗是在办公室进行的。在治疗时，治疗师要和病人坐在一起。治疗师——但可能不是病人——可能会记笔记。我们面对面地坐。值得注意的是，这个过程有多少简单的假设。直到多年以后，当我从临床工作转到做研究时，我才意识到，治疗可以发生在我们站立、行走或一起在白板前工作的时候。

这些想法对你来说可能不是变革性的。如果你正在读这本书，你可能对表达性疗法感兴趣，尤其是艺术疗法。如果是这样，那么"像平时那样治疗"对你的意义就和对我的有所不同。你可能很熟悉这样一种观点，即治疗干预可以在缺乏讨论的情况或者在使用一些媒介如颜料或在咨询室来回走动的情况下发生。

事实上，如果你是一名艺术治疗师，你可能把自己看作一个大胆的先锋，愿意冒险进入临床治疗少有人探索的领域。毫无疑问，你已经受够了那些对你的方法报以"喔-喔"的更传统的同事的白眼。你已经有了一些方法来捍卫艺术疗法的合理性，对抗认知和药物干预的假定优势。正是这种成为另类疗法先锋的经历，让你真正适合品读这本书。

不要误解——正如积极心理学为整个心理学领域提供了一个转化的范式，表达性治疗也为治疗领域带来了赞美与挑战。当然，这在我们领域不乏先例。例如，古希腊的科学家、哲学家关注的是诸如勇气和伦理道德等积极的话题。类似地，人本主义心理学家Maslow、Rogers和May也被潜力、动机、创造性和自我完善所吸引。然而，直到最近几年，现代积极心理学运动才提供了更多的元素。

现代积极心理学的支持者把复杂的现代研究应用于生活中的最佳体验上。我们可以使用层次模型、项目反应理论、元分析和其他技术来探索积极的主题，而古希腊人和人本主义者都无法做到这一点。我们可以使用更大的样本、多元数据收集方法、复制和更严格的同行审查以不断提高积极心理学的质量。

这些进步与积极心理学的怀疑者和批评者的担忧背道而驰。有人指责这是一门关注西方与中产阶级问题的科学。但我自己的职业生涯一直在研究无家可归者和非西方文化中的幸福：如肯尼亚部落与因纽特村民的幸福。其他批评者担心积极心理学是一种天真的、对世界的合法弊病的粉饰。然而，积极心理学内部越来越多的声音，主张加大心理学所谓的积极和消极方面的整合。最后，我猜想怀疑者被积极心理学所代表的结构性运动所动摇。从本质上讲，这门科学提出了一系列大胆的论断：幸福等积极的课题是可以研究的、是值得研究的，并象征着提高生活质量的途径。

在临床心理学领域，积极心理学的核心信息更具危险性。对传统思维的治疗师而言，积极心理学干预似乎忽视了疼痛，需要一些来访者可能达不到的智慧的基线水平。它似乎回避了对精神病理学、病因学的关注，而将对症状的关注转到了对优势的关注。这到底是多大的挑战？我曾和欧洲的治疗师交谈过。她告诉我，她要见的是一个没有任何优势的客户。在我看来，这直接指出了在临床工作中需要积极心理学的方法。

正因为如此，这本书的作者丽贝卡和乔雅关注的是积极心理学和临床心理学的结合。多年前我第一次遇见她们，她们刚刚开始将积极心理学应用到艺术治疗领域。我很开心看到她们已经成为心理学这一领域的开拓者。正如她们所代表的科学一样，这两位先驱者提出了一些颇具挑战性的论断。她们不容置疑地说，积极心理学太好了，不能只应用于健康人。她们认为，积极心理学并不是在客户完成疗程后的辅助手段。相反，在第一次会谈开始时就应该这样做。

丽贝卡和乔雅敢于抓住我们的肩膀用力摇晃。她们认为艺术疗法是一种内在的积极治疗方式。她们在本书中列举的例子越多，她们论点的真实性就越明显。艺术疗法与心流、创造力、积极情绪等很多方面有着天然的交集。这是一个耳目一新的提法，即治疗不需要是阴郁的、问题取向的，而是有效果的。翻开这本书，我们很难不希望所有与焦虑、抑郁和其他疾病作斗争的人都有机会像对待症状与沮丧、忍耐一样，花同样多的时间在他们的优势和快乐上。我希望你们能从这本书的封面中找到一份战斗的号令。我希望你们愿意对照一下自己的实际情况，看看如何改进它。

在接下来的内容中，丽贝卡和乔雅邀请你加入她们的队伍，在那里，临床干预可以是乐观的、鼓舞人心的，并且是完全积极的。希望你能接受邀请。

致　谢

亲爱的读者们，我们首先感谢你们从百忙中抽出时间来关注我们的书。

我们要感谢我们的家人，他们忍受了两年无数次的Skype会议、成堆的书随意地散落在家里、激烈的辩论及当我们为这创造性努力而奋斗所产生的失望。当经济衰退时，我们庆幸他们的坚韧、耐心与乐观，这需要大家同舟共济。我们也感谢我们彼此间的共同信念，相互间的欣赏（包括对缺点的包容）。因此，尽管其间有许多挑战，我们依然乐在其中，不仅为这本书而自豪，也为写作的过程而自豪。

我们感谢 Shaun McNiff 的启发与指导，感谢 Robert Biwas-Diener 教会了我们很多积极心理学的知识，并帮助创立了线下创意幸福工作坊。我们非常感谢 Audrey DiMaria，Katherine Williams，Carol Cox 和 Nancy Gerber。我们感谢支持我们的机构——乔治·华盛顿大学、德雷克塞尔大学和美国艺术治疗协会（American Art Therapy Association，AATA）。此外，我们要赞美许多研究者和学者，他们的工作是这本书的坚实基础。我们是真正站在了巨人的肩膀上。

我们还要感谢 Lee Wilkinson 孜孜不倦地编辑，感谢 Tiffanie Brumfield 的深刻见解和幽默反馈，感谢 Paige Scheinberg 对本书及积极艺术治疗学术的贡献。我们还要感谢劳特利奇的 Nina Guttapalle 和联合编辑 Jeanne Brady 为我们提供的全心全意的、持久的帮助。

最后，我们要感谢多年来承蒙关照的客户们。感谢那些慷慨提供他们作品给我们使用的客户们，虽然他们的名字已经被改变了，但他们的形象是在世界上和我们心中的独特签名。

CONTENTS

目　录

第一章 / 引 言

当我们教授艺术治疗的研究生关于积极心理学的时候，我们经常让他们开始创作关于"你的幸福和丰富多彩的生活包括什么"的艺术作品。我们建议，在你继续前进之前，你可能会做同样的事——想想幸福生活对你的意义？你会做什么？你会在哪里？谁会和你在一起？你会有什么感觉？当我们审视幸福、福祉和艺术治疗的世界时，你可能会偶尔回头看看这个作品。

现在，我们欢迎你们来到这个社区，这里的人们和我们一样，对艺术疗法与积极心理学结合的可能性感到兴奋。积极心理学最广泛的定义是，建立在现有的心理健康理论与实践的基础上，致力于减轻痛苦和克服困难，研究有助于个人、团体和机构发挥最佳功能的条件与过程。积极心理学发展了我们从容面对逆境的能力，并发挥了我们的最大潜力。积极艺术治疗将艺术治疗的独特好处与积极心理学的使命相结合：通过培养我们生活中好的和有用的东西来提升个人与全球的福祉。

我们，这本书的作者，是两位艺术治疗师，发现这种方法不仅在我们的临床工作中，而且在我们个人与职业生涯的各个方面都有令人振奋与提升的效果。它强调了我们对艺术治疗的深切欣赏与热爱，同时开阔了我们的视野，让我们看到了我们领域可以憧憬与实践的新路径。

我们认为艺术治疗与积极心理学有许多可以相互贡献的东西，在过去，我们一度认为艺术治疗和积极心理学之间的联系只是两者间的交集。我们也喜欢盛开的友谊之花的比喻。因此，在接下来的内容中，我们将向你介绍我们的伙伴——积极心理学，并解释它是如何注入与照亮我们作为艺术治疗师所做的一切的。我们会让你了解这个多维度的朋友的不同方面，并探索艺术治疗在这段关系里的独特贡献。

我们创造了这种最简单的动态协作——"积极艺术治疗"（Chilton & Wilkinson, 2009）。不仅艺术治疗师将受益于钻研这种令人兴奋的新方法，而且积极心理学家，当他们了解艺术治疗师如此自然有效地提升福祉时，也会受到启发做同样的事情。我们也希望更精确地阐明艺术疗法如何影响幸福感，这本书是对这种卓越力量的颂扬。最后，很高兴能与你们分享这种方法，因为我们希望如它对我们产生的影响一样，学习积极心理学和艺术疗法的自然互补也会让你的实践充满活力，让你更加快乐！

首先，请允许我们自我介绍。我们第一次见面是在1991年，即我们找到艺术与心理学的交集的热情之后，成为乔治·华盛顿大学研究生艺术治疗专业学生的时候。经过Edith Kramer, Audrey Di-Maria, Carol Cox, Katherine Willams等艺术治疗师两年的悉心培训与指导，我们在华盛顿特区的圣·伊丽莎白（St.Elizabeth's）精神病院开始了我们的职业生涯——治疗精神病患者。在那里，我们成为并一直是亲密的朋友，尽管我们的工作与生活让我们走上了不同的道路。

5年来，乔雅在圣·伊丽莎白精神病院的住院部与法医部门工作，服务那些与慢性精神疾病、贫穷和种族歧视作斗争的人。她在圣·伊丽莎白精神病院创造性艺术治疗部——一个由艺术治疗师、舞动疗法师、音乐治疗师、书籍治疗师和心理剧治疗师组成的社区，对为处于社会边缘的人群带来尊严、希望和治愈的创造性过程的广度大为赞赏。

乔雅继续在青少年司法与寄养系统中与有情感障碍的儿童和青少年一起工作。她还与当地艺术治疗师协会（Potomac Art Therapy Association）合作，跨城市举办教育研讨会和社区活动。21世纪初，她为了抚养孩子休了一段时间假，但她发现自己仍然想与艺术治疗界保持联系。在美国艺术治疗协会的帮助下，她变得活跃起来，帮助组织他们的年度会议。她逐渐意识到，对她而言，艺术治疗不只是一份工作，更是一种生命的召唤。

丽贝卡对开阔地带的热爱把她带到了亚利桑那州的沙漠，在那里，她继续服务住院部和门诊的成人精神病患的治疗。她在许多精神疾病相关部门工作，她还应邀开发艺术治疗项目，包括编撰病人的进度档案、制订治疗计划。她全面参与了病人的治疗过程——不仅给予艺术治疗（几乎总是使人满意的），而且也参与精神疾病的评估与诊断。不只是因为那些她所喜爱的病人，而是因为她可从他们身上看到广泛性病理学的基础。即使在当时，在她被介绍到积极心理学领域之前，她就看到，无论是对病人的看法，还是他们对白己的看法，以及为他们提供医疗服务的假设都有问题。

2005 年，丽贝卡和她的丈夫搬到哥斯达黎加居住了几年。那段时间，乔雅正在家带她的第二个孩子，发现了一个由艺术家 Lani Gerity（2009）提供的线上课程"艺术家的幸福挑战"。这门课程旨在探索关于幸福和福祉的想法，包括从积极心理学衍生出来的练习，并改进了艺术治疗。Lani 的课程近乎一种伟大的方法，让在两个不同国家的我们能在一起"玩"！当时，我们不知道这段异想天开的插曲会给我们带来多少关于自己的启示，也不知道它会如何改变我们的生活轨迹。

例如，乔雅重新开始兼职工作，她认为这是一份完美的工作——在公立学校为有情绪障碍的孩子做艺术治疗，虽报酬丰厚，但她感到无聊与不安。而丽贝卡，从很大程度说，她是住在天堂里的，却感到很痛苦。当开始审视我们对幸福的信念时，我们意识到我们的假设往往是肤浅、无效的。当我们从所做的练习中体验到积极的变化时，我们清楚地意识到，这就是我们不仅想带给我们的客户，也想带给其他艺术治疗师的东西。

2007 年，在经历了我们生活的变化后，也正是我们学习的收获——乔雅找到了让她更有活力且充满挑战的工作，丽贝卡和她的丈夫回到了华盛顿特区，离他们的家人更近了——我们提议开办一个班，把"幸福的艺术"带回我们的母校，在乔治·华盛顿大学研究生艺术治疗项目开设一门课程。当时，我们并没有意识到积极心理学正处于这样一个临界点。

2009 年，我们加入了国际积极心理学协会（International

Positive Psychology Association, IPPA），该协会促进了心理学研究人员、经济学家、社会决策者、教育工作者、学生和世界各地积极心理学的实践者间的合作。在费城参加第一次积极心理学大会时，我们遇到了Tarquam McKenna，他是圣·伊丽莎白精神病院的一位治疗师同事，他已经回到了他的家乡悉尼，现在是澳大利亚和新西兰艺术治疗协会（Australian and New Zealand Arts Therapies Association, ANZATA）杂志的编辑。他邀请我们写一篇文章描述积极心理学对艺术治疗领域的影响。

那年夏天，我们提出了一个积极艺术治疗的模型：它整合了积极心理学的原理与艺术治疗的实践，以及积极心理学研究和培训（Chilton & Wilkinson, 2009）。我们开始带领工作坊向艺术治疗师演绎如何适当地将这些概念融入工作。此外，很明显，这些材料在他们的个人生活中也有重要意义——将积极心理学原理与艺术相融合，可增加他们的幸福感、活力和参与感。

与此同时，我们也接受医院的管理者和心理健康机构的邀请，将我们的培训带给其他"一线服务提供者"——承担高压力角色的专业人员：如护理人员、医务人员和其他心理健康提供者——帮助他们管理压力，防止职业倦怠，让他们保持当初加入自己领域时的价值观和热情。

我们也开始收到来自其他机构的推荐，如政府问责办公室（Government Accountability Office）（不要惊讶——我们在华盛顿）、国会大厦、基因泰克（Genentech）、微软（Microsoft）和全图（Full Picture, 国际营销公司）。2010年，我们成立了创意幸福工作坊（Creative Wellbeing Workshops，CWW），致力于帮助人们缓解压力和疲劳，提升幸福感。我们的工作坊提供指导、培训、继续教育及如何创造可持续的幸福与福祉。

不久之后，拥有好奇心和学习热情的乔雅意识到，为了让她的生活更加充实，她将继续努力挑战新的、不同的方式。她决定通过正式的学术研究探索积极心理学与艺术疗法的交集。意外的是，德雷克塞尔大学发布了创造性艺术治疗的博士项目，在那里，她能通过艺术与艺术形式的研究来探索积极艺术治疗，两者均适合她的创造力和与他人进行艺术创作的激情。乔雅的研究聚焦于积极情绪与艺术疗法（我们将在第五章探讨更多的细节"积极情绪与情绪调节"）。毕业后，她就被吸引去继续从事临床工作，并找到了适合自己的最佳艺术治疗职位——在一家药物与酒精成瘾中心工作，拥有以优势取向为基础的治疗理念，对艺术治疗的创造性价值有着深刻的理解。

与此同时，丽贝卡平衡了两种价值观间的冲突——她爱她住在东海岸的家人，她也爱她丈夫与家人居住的亚利桑那州沙漠。为了完成使命去帮助她自己与其他人体验更多的快乐与幸福，她必须克服地理上的挑战，她半个月的时间在东海岸，与乔雅一起继续经营积极艺术治疗工作坊，另外半个月的时间作为外聘艺术疗法专家和健康顾问，住在亚利桑那州的Miraval度假酒店的正念静修中心与健康水疗中心。

不管我们追求与信奉的是什么，我们都坚持不懈地与他人分享积极心理学与艺术疗法的融合。我们不会想到，人们对它的兴趣也像它在艺术治疗领域那样引起如此多的共鸣。关于积极艺术治疗的演讲（由我们与其他扩展这一领域的人带领）在国家艺术治疗会议上得到了广泛关注，一直被要求为当地的艺术治疗协会进行培训，有关艺术治疗和积极心理学的章节也被收录在Rubin的《通向艺术治疗的路径》(*Approaches to Art Therapy*) (Chilton & Wilkinson, 2016) 和《威利的艺术手册》(*The Wiley Handbook of Art*) (Isis, 2015)。

随着积极心理学与艺术疗法结合的相关价值不断得到认可，其学术话语也正在快速发展。乔雅出版了她关于艺术疗法与积极情绪的研究 (Chilton et al., 2015; Chilton, Gerber, Councill, & Dreyer, 2015)。Scheinberg (2012)、Johnson 和 Sullivan-Marx (2006) 对艺术疗法与希望理论做了相关探索。艺术治疗师们也发布了在以下领域的研究文献：心流 (Burkewitz, 2014; Chilton, 2013; Hovick, 2014; Lee, 2009; Voytilla, 2006)、性格优势 (Riddle & riddle [*sic*], 2007)、意义 (Darewych, 2014)、积极评估 (Betts, 2012) 和积极审美 (Hinz, 2011)。关于艺术治疗对幸福各个方面影响的研究也一直在增加 (Puig, Lee, Goodwin, & Sherrard, 2006; Stuckey & Nobel, 2010; Donald, 2008; Radel, 2015)。

当与积极心理学相关的研究呈指数级增长的同时，关于积极艺术治疗的探索与论述也在不断涌现。此外，荣誉属于许多其他人，他们的工作不仅相关，而且极其相关。这包括但不限于Laurie Rappaport 致力于焦点的研究，Mimi Farrelly-Hansen 和 Patricia Isis 致力于正念的研究，Michael Franklin 致力于同理心与超个人主义的研究，Noah Hass-Cohen 和 Johanna Czamanski-Cohen 致力于身心连接的研究，Pat Allen 和 Shaun McNiff 致力于灵性与基础艺术的研究，更不用说来自该领域内外的人，他们为艺术在如何培养韧性和促进个人、公共及全球福祉方面做出了增加文献的贡献。

在过去的 10 年里，我们用 Lani 的"幸福挑战"做了有趣的实验，我们煞费苦心地向自己和彼此挑战，把积极心理学的观点应用到我们的工作中，并用我们所学到的技能进行实践。所以，它完全改变了我们的方式，不仅与客户及我们在专业角色中遇到的人开展实践——研讨会参与者、客户、同事、学生、同人及合作赞助商等，而且和其他合作者、商业伙伴、朋友一起工作。它还极大地增进了我们与家人和朋友的关系，帮助我们更好地应对挑战，并充分把握出现在我们面前的机会。

当然，这并不总是容易的；通过这样做，我们获得了这种方法所承诺的许多好处。这包括对我们的工作充满热情和希望；即使是令人沮丧和有压力的工作，也能在其中找到持续的动力；对自己的优缺点有更深刻的认识，并能更多地看到他人的长处；更关注和感谢我们的经历，包括我们自己的和他人的经历；我们更能承认与接受自己与他人的脆弱；在面对困难和丧失时变得更有韧性；与我们的愿景、使命、价值观保持紧密的联结；整体感觉更好，快乐更多！最后但并非最不重要的，我们也觉得自己更有能力帮助客户。这本书源于我们的愿望，让其他的艺术治疗师受益，同时让他们也可以去体验与分享。总之，我们需要这项工作，我想你也可能需要。

我们沉浸在积极心理学的世界里，沉浸在积极心理学社区，通过调查研究大量的文献主题，将与我们的客户、研讨会参与者、我们的学生归纳总结的材料积极地应用于我们的生活中。接下来是我们的尝试，将我们在过去10多年的研究、培训和艺术治疗实践中遇到的与积极心理学有关的各种理论、应用和资源融合在一起。

这本书主要是为艺术治疗领域设计的。然而，我们相信它能普遍应用，我们相信积极心理学的从业者、心理健康和艺术相关领域的其他人也会欣赏它的价值。我们坚信，这本书的大部分内容对专业发展所有阶段的治疗师，从初级治疗师到经验丰富的临床医生、教育工作者和研究人员都有帮助。

如果你想直接进入积极艺术治疗请跳到第四章，我们建议前面的第一章作为回顾，并以此了解这种方法的背景与心理健康的范围。在第一部分，第二章介绍了促进积极心理学产生的历史因素。第三章概述了"幸福的科学"，检验了幸福的基本构成与事实。第四章介绍了积极艺术疗法，这是一种将积极心理学应用于艺术治疗的方法，主要围绕着Martin Seligman的幸福模型建构：PERMA，包括积极情绪、参与、关系、意义和成就。我们还研究了心理学和艺术疗法发展的并行性，认为采用"积极"的视角对双方都有益。然后我们提出了一个积极艺术治疗的宣言，概述了积极艺术治疗的使命和目标。

在第二部分，我们将更深入地研究PERMA的每一个领域，我们首先定义它们与艺术疗法的相关性，然后探讨艺术疗法对每一个领域的贡献。第五章概述了积极情绪和消极情绪的益处，以及情绪调节的策略。第六、七、八章检视了体现参与度的三个方面：创造力、心流和优势。第九章阐述了关系。第十章和第十一章探讨了意义。第十二章检视了成就、优势和目标。

在最后一章，我们探讨了如何与专业人士一起使用该模型，用于工作倦怠、热情匮乏和需要更多的同情和满足、对员工与企业环境的管理、对心理健康从业者的持续教育，以及治疗师的培训与督导。最后，我们讨论了本书的一些局限性，并对积极艺术治疗的方法与实践提出了未来的方向。

我们附上一些有用的附录：附录A，积极艺术治疗指令；附录B，术语表；附录C，优势清单；附录D，价值观清单。

每一章都有相关的概述与问题讨论，我们希望借此唤醒人们对内容的进一步思考。贯穿始终的是本书不仅适用于我们与客户的工作，也适用于我们作为治疗师的自我实践与发展，还适用于一般的艺术治疗领域，以及我们对个人生活的反思。

我们强烈建议您在临床工作中使用在此介绍的方法与技术之前，先亲身体验一下。正如积极心理学的杰出人物之一Chris Peterson所言："积极心理学不是一项观赏性运动。"（2006，p.25）我们相信，如果您一开始能够亲身体验到更多艺术疗法的好处，您将更能站在积极艺术治疗的视角去欣赏它。

当今世界面临的最大挑战要求我们所有人发挥我们最大的优势，发挥我们的创造力、爱心、灵感、韧性、希望及对美和卓越的欣赏。我们力荐积极艺术疗法，因为它有效地结合了艺术疗法的独特好处与积极心理学促进最优功能与福祉的责任，为我们提供了一种有力的方法与有效的策略来实现这一切。让我们开始吧！

问题讨论

1. 当回顾你的职业生涯时，哪些关键时刻影响了你的选择，又如何影响了你的幸福感？

2. 你个人认为关于幸福和福祉的一些谬见和刻板印象是什么？你在你的客户和其他人身上看到了什么？

第二章　积极心理学的历史

我们是如何发现积极心理学的

2000 年初，丽贝卡在图森一家急性精神疾病治疗中心做顾问，她应邀为一个新成立的住院精神病治疗中心开发一种艺术治疗项目。连同创建这样一个项目的其他所有要求一起，她需要把一些记录病人进程的方法包括在内。起初，这看似一个简单的任务，将社会工作者和咨询师使用的现有临床进展记录调整为艺术疗法。然而，当这样做时，某种以前在她意识深处徘徊的东西，现在却特别凸显。这份记录，以及她多年来评估病人并记录他们治疗过程中使用的大部分表格，几乎都是对病人有无症状的观察。例如，她试图调整的住院病人记录被限制在以下情感选项上：不稳定的、受限的、冷漠的、迟钝的、乏味的、情绪高涨的和适当的。只有"适当的"这一选项表示没有问题或夸张的情感。

其他领域似乎也是如此。情绪的描述词，如躁狂、抑郁、愤怒、悲伤、恐惧、焦虑和快乐。虽然"快乐"至少是积极正向的，但并没有一个描述人情绪的中性词。丽贝卡自己也很难定义这样一种状态。她后来发现这个词是"情感正常"。

为了创造更具包容性的进展记录，丽贝卡在网上搜索其他语言来描述病人可能呈现的方式，然而她发现了同样的局限性。比如，思维过程包括了一长串异常的选项，尽管有用，但不能提供更为健康的可能性：缺乏逻辑，思维散漫，内容匮乏，思维奔逸，思维被广播，词语杂拌，强迫思维，心理困境或错觉。积极的选项，像有"逻辑的""一致的""决定性的"是有限的或根本就不存在的。行为和态度的选择包括好斗的、激动的、挑衅的、极度活跃的、消极的、激进的、消极对抗的、古怪的、死板的、不安分的和控制欲强的，偶尔也会出现一些像"合作的""适当的"词。

乔雅在各种临床环境中工作过，对这种沮丧表示同情。最近，当回顾这些病人的病历时，她对"自我报告"中给出的有限选项表示震惊。让病人描述他们的童年期，他们可以在给出的以下选项中选择一项或多项：创伤的、痛苦的、平凡的或其他。如果你的童年是有益的、有建设性的，更不用说是快乐的，而你的唯一选项只能被描述为"平凡的"或"其他"。

当我们第一次意识到这种疏忽时，我们决定把每次去另一个机构调整临床材料以展示更广泛的人类功能作为我们的使命。这包括使用像"充满希望的、冷静的、投入的、主动的、积极的、理解的、面向未来的、注意力集中的、可追溯的、有组织的、相关的"等关联词语，对支持、独立、积极的自我形象、自我控制作出良好反应，能够调节情感，有活力，并以内在或心理意识为导向。

多年后，当我们遇到积极心理学，在更广阔的背景里，我们的努力开始有了意义。积极心理学致力于转变心理学的视角，从主要关注病理学和疾病转为对人类行为和动机提供一个更均衡的视角。它通过对相关的思想、情感和行为的具体描述来定义幸福感和优势功能。与美国精神病学会（American Psychiatric Association, 2013）的《精神疾病诊断与统计手册》（*Diagnostic and Statistical of Mental Disorders, DSM*）类似，从本质上概述了心理健康的"症状"。

积极心理学也为我们工作的其他方面提供了理论基础。例如，在我们为受癌症影响的客户提供的研讨会上，我们感到震惊的是，尽管有可怕的预测，许多参与者经常谈到，由于诊断结果，他们优先考虑的事情发生了根本性的转变，精神上的感受力也增强了。积极心理学范式使我们越来越认识到，尽管有些问题可能无法解决，但人们仍然可能在面临这些挑战的情况下获得高质量的生活，并将其视为应对这些挑战的成果。事实上，自相矛盾的是，一个人可能在某些方面病得很重，身体受损，但在另一些方面却很健康。

我们对治疗、改变和人性的一些基本假设的颠覆感到不安，但也很感兴趣，于是我们开始更深入地探索积极心理学。这包括查看当前积极心理学的文献，以及艺术治疗、教育和其他相关领域的相关材料，还包括回顾这一"新"领域形成的历史背景和它所依据的理论基础。

在接下来的几章中，我们将分享一些我们的发现。我们试着提炼出我们花了十多年才学会的东西，对你们中的一些人来说，这些材料可能是多余的。相反，也许它可以为从积极心理学的角度来探讨艺术治疗提供一个有益的参考与舞台。我们认为应先描述一下积极心理学产生的背景。尤其是尽管我们自己也是经验丰富的临床医生和艺术治疗教育者，但我们常常惊讶于我们对历史、社会、经济、文化和政治因素的认知差距和误解。总体而言，这些因素引领着不同心理学派的发展以及形成了今天的心理健康实践，更不用说在积极心理学领域的贡献了。

积极心理学的定义

积极心理学又称幸福科学，是研究人类潜能和最佳功能的科学。它是一门深入探索个人与社区繁荣和发展的条件与进程的科学（Seligman & Csíkszentmihályi, 2000）。本领域的首次命名是在1998年Martin Seligman（1999）担任美国心理学会主席的时候，他发现虽然我们已经在理解精神疾病和减少痛苦上取得了巨大进步，但在探索我们生活中什么是积极的与有用的方面，我们并没有付出同等的努力。积极心理学家们已经在着手纠正这种不平衡——不是要减少或取代处理和关注病痛和疼痛的重要性，而是要探索健康的适应性功能来进行补充。他们想在心理健康方面建立与精神疾病研究同样的深度和广度、理论和实际应用。不仅因为心理健康和幸福本身值得被探索，而且因为这样做有利于增强韧性，帮助解决困难和预防疾病。

Seligman（1998）在20世纪90年代末之前一直以研究习得性无助而闻名，他观察到心理学作为一个领域主要专注于识别与治疗病理学，而不是理解与建立使生命活得有意义的特质。一个由经验丰富的心理学家和前沿研究人员组成的工作小组制订了《积极心理学宣言》，该宣言呼吁部分心理学家作出新的承诺，即"把注意力集中在心理健康的资源研究上，从而超越以往对疾病与症状的关注"（Sheldon, Frederickson, Rathunde, Csíkszentmihályi, & Haidt, 2000，第一段）。

积极心理学的发展

为了提供探索积极心理学领域的背景，我们汇集了一下历史因素，这些因素被认为促使了积极心理学的产生及其发展。可以肯定的是，这并不是这段历史的唯一版本。例如，我们略过一些正在起作用的经济力量，如资本主义如何影响医疗模式的持续性，以及制药行业在"推广"他们的药物之前的特定诊断方面的规定。另外，我们并没有像我们所希望的那样深入地研究性别角色和文化。相反，我们试图介绍一些概念上的因素，这些因素似乎在整个心理学大背景下对积极心理学序幕的开启起到了至关重要的作用。

19世纪的早期心理学

19世纪后期心理学在其领域开始形成自己独立的专业，成为哲学、神经生物学和人类学的综合体。在此之前，精神失常只能在精神病院得到"治疗"——如果人们表现出精神疾病的迹象，他们基本上就会被社会排斥。在世纪之交，致力于理解和处理人类苦难和异常行为的工作开始出现。关于在意识形态的主观体验与物质世界可观察到的现象之间的二分法的争论出现了。早期的心理学家，如现代美国心理学的先驱之一William James（1890），曾试图研究和定义意识。James强调身体与精神之间的亲密关系。他认为，使我们有别于其他生物的是自由意志——决定我们如何应对环境的力量。

心理动力学理论：第一种流派

关于自我决定和意识作用的讨论被心理动力学理论所掩盖，这一理论通常被称为心理学的第一种流派。心理动力疗法起源于欧洲精神病医师弗洛伊德，他发现他的许多病人在能够谈论他们的忧虑时，他们的症状就会减轻。弗洛伊德注意到他们的许多语言表达都与童年早期的经历有关，尤其是创伤性记忆。起初他认为这些记忆是真实的，但后来他推测这些记忆可能是想象出来的。他的结论是，精神障碍起源于儿童期的关键阶段，在这个阶段，发展的挑战和需求受到阻碍或得不到满足而出现症状。

弗洛伊德（Freud，1957b）提出人类的行为是由两种潜在的冲动驱动的——寻求快乐和逃避死亡。然而，由于这些驱力是原始的，并不为我们的意识所接受，我们才需要与其合作，制定详细的策略从我们的意识中将其掩盖。弗洛伊德认为意识，也就是他所说的精神，是由三个层次组成的，就像一座冰山。在这个地形说的比喻中，意识是浮在水面可见的冰山一角，前意识领域是水面以下的部分，无意识则是水面以下的庞然大物。

精神分析，弗洛伊德的谈话治疗术语，包括揭示无意识的物质，并将其与意识心灵相融合。它包括识别防御机制，如否认、压抑、置换、投射、反向形成与升华，这些虽然有助于保护心灵免受其内外威胁的感知伤害，但也会延续不适宜的应对。根据弗洛伊德的理论，意识到这些防御机制会导致情感宣泄——被压抑的物质释放——洞察力提高，从而解决精神与情绪的困扰。

最初，精神分析也是由医生和精神病学家实施的。改变发生在美国20世纪40年代后期，从战争中归来的退伍军人的高精神症状率（我们现在命名为"创伤后应激障碍"，当时称为"炮弹休克"或"战斗应激反应"）使得退伍军人管理局调动联邦资源来应对这一流行病。退伍军人管理局资助了一项旨在培训心理学家的项目，这些心理学家以前只在实验室工作，从事临床心理治疗实践。与医生和精神病学家的培训项目类似，这些项目将医学研究与督导现场经验相结合，其中大多数实践发生在精神病房里（Frank, 1984）。

此后不久，美国总统杜鲁门签署了《国家精神卫生法案》(*Nathonal Mental Health Act*)，促成了旨在研究和治疗精神障碍的国家精神卫生研究所（National Institute of Mental Health, NIMH）的成立。越来越多的国家意识到精神痛苦需要引起更多的关注，这是一种深刻的认识——它确立了一项普遍的任务，即照顾那些在心理上和情感上面临挑战的人。然而，这些由联邦政府资助的发展项目在心理学领域产生了决定性的影响。心理学从一门致力于探索精神功能的各个方面的哲学与科学的广泛结合，转为一门研究和治疗精神障碍更为受限制的科学。此外，在机构设置中，心理学实践的医疗模式变得愈加根深蒂固。当前它主要集中在确定病理学和治疗症状上面，而很少用于预防精神疾病和探索心理健康与幸福（Gable & Haidt, 2005）。

行为心理学：第二种流派

与此同时，行为运动，也被称为第二种流派，在心理学领域获得了显著地位。行为主义者反对精神分析方法，批评它过于依赖主观的和无形的内部状态的推测——如思想、信念与欲望。Pavlov、Watson 和 Skinner 等行为主义者主张研究可观察到的现象。他们认为，行为是由环境刺激及其所产生的反应之间的相互作用形成的。

DSM 的第一版是在这个时代发布的。*DSM* 于 1952 年由美国精神病学会出版，与 2013 年出版的《内科医生的案头参考》（*Physician's Desk Reference*）非常相似，是为精神病学家和心理学家提供一套诊断与精神疾病相关症状的标准化系统的一项努力。它非常符合行为任务，即提供系统的方法来处理离散的情况和观察对这些干预措施的可测量的反应。

人本主义心理学：第三种流派

20 世纪 50 年代末，作为对决策论人格心理动力和行为理论的回应，人本主义开始重新出现在心理学领域。受早期哲学家如 Aris - totle 和 Plato，以及 19 世纪思想家如 James、Kierkegaard 和 Kant 的启发，人本主义者拒绝接受这样一种观念，即我们只是受原始的潜意识本能的驱使，或被动地受外部影响的控制。人本主义创造了第三种流派，提出我们是由自我实现的趋势所推动的，精神疾病和社会问题是在这些努力的中断下出现的。人本主义者相信人性本善，从根本上讲是由崇高的意图所驱动的。他们主张采用现象学的方法，即假定意识只能通过个体主观体验的视角来理解。

新弗洛伊德主义对人本主义的贡献

新弗洛伊德主义的几位心理学家——他们深受弗洛伊德的影响，但背离了严格的精神分析理论——对人本主义心理学的发展做出了重大贡献。荣格（Jung，1959），弗洛伊德最亲密的信徒，认同他导师的理论，即行为是由个人的潜意识力量所驱动的，但他认为所有的人类都有一个共同的潜意识，它涉及人类更普遍的方面。他尤其被东方的宗教所感动，这些宗教使他得出这样的结论：人类本能地努力寻找形而上的精神目标。

Adler（1979），弗洛伊德的另一个信徒，通过坚持认为我们不仅被性和攻击性所驱使，而且也被获得情感和利他行为的社会兴趣所驱使，从而挑战了后者。Adler还认为，虽然我们生来就有一种自卑感，但我们也被赋予了一个创造性的自我，这个自我可以巧妙地塑造我们的个性和命运。

Otto Rank打破了弗洛伊德的理论，将创造力和意志作为人格发展的核心要素（Lieberman，1985）。Rank还建议治疗师在治疗关系中探索此时此地而不是动态的移情。Karen Horney（1951）反对弗洛伊德的驱力理论，相反，这表明文化和环境会影响人的性格。Horney还反对弗洛伊德理论中的男性偏见，认为女性对阴茎的嫉妒不如对子宫的嫉妒强大——指男性在生理上生长和维持生命的能力。Horney把治疗重点放在患者目前生活中的压力上，而不是儿童早期发展。Henry Stack Sullivan（1953）坚持认为人格和精神障碍的发展源于人际关系，个人不能脱离与他人的联系而被理解。

人本主义

Abraham Maslow（1971）和Carl Rogers（1951）可能是心理学中与人本主义联系最紧密的两个名字。其他人也做出了重大贡献：Victor Frank（1985）关于面对逆境时的意义的著作；Rollo May（1975）关于创造力与爱的著作；Fritz和Laura Perls（1947）关于意识和感知的著作。

Maslow（1971）认为人类有自我实现、成长、发现和改变的基本欲望，而我们对内在需求、情感和能力的挫败感将导致病态。Maslow概述了需求的层次结构，层次代表了对庇护所、安全、爱、归属与自尊的基本需求，为了实现更高层次的成长与自我实现，这些需求必须得到满足。有趣的是，Maslow被认为是第一个提出积极心理学的人（Peterson，2006），积极心理学的重点是促进人类的繁荣。

Rogers（1951），与Maslow同时代的人，创造了"以客户为中心"这一术语，表明治疗师与来访者之间的动态关系更平等——治疗师认为后者更像客户而非患者。Rogers认为，当我们的自我形象与理想自我不一致时，就会出现病态。当我们能够做到真实和真诚时，我们就能充分发挥潜力。

Frankl（1985），一位奥地利精神病学家，在大屠杀期间被关押在集中营。他提出，即使面对极度痛苦与不人道的经历，我们也要寻找生活的意义与理由。经过多年的囚禁生活,他相信真正的自由在于我们对所处环境的态度,以及从中获得的意义。当我们感到生活无意义时,抑郁和疾病就会出现。

May (1975) 同意弗洛伊德的假设,即我们是由原始本能驱动的,但他认为爱和真诚地关心他人是同样强大的动力。May认为孤独、失落、绝望和死亡会引发存在焦虑。这些与不确定性和苦难的尖锐遭遇,为我们提供了一个机会,让我们的生活变得更有意义。他还认为,创造力的出现不是对劣势的一种补偿反应,也不是弗洛伊德理论中普遍存在的假设,而是试图克服局限,发现看待世界的新视角。

Fritz 和 Laura Perls (1947) 被认为是美国格式塔疗法的创始人,他们将整合主义的概念应用于理解人类的行为。他们坚持认为,如果人们不理解他们所处的环境,就不能理解他们。病理来自自我的分裂和两极分化,来自未完成的工作,来自命运整合的经验。格式塔疗法采用动态的语言和非语言技巧来提高自我意识、自我责任和对当下的意识。

人本主义的贡献与批判

20世纪下半叶人本主义心理学受到极大追捧,毫无疑问,它不仅彻底改变了关于人性和治疗师与客户之间关系的基本假设,而且改变了公众对治疗的认知及其在帮助我们享受更有意义的生活中的作用。也许人本主义运动最大的传承是意识到客户是治疗关系和他们生命里的活化剂。人本主义心理学也促进了在个人发展、自我实现、人格责任和充分发挥我们潜能方面的自助式发展。

　　然而，尽管人本主义心理学对大众文化和人类动机的心理学理论产生了巨大的影响，它却因缺乏系统的应用和经验验证而备受诟病。除此之外，从结果来看，它对被主流认可的精神障碍治疗方法的影响要小得多，特别是在结果设置中。相反，这种行为模式依然存在，尽管它逐渐包含了对认知在形成对环境刺激的反应过程中所起作用的更细致的理解。

认知行为疗法

　　严谨的行为方法在20世纪后期失宠了。比如，著名的语言学家Noam Chomsky（1965）对学习行为模型提出了挑战。他指出，儿童对语法的理解是先于教学的。Albert Bandura（1977）的社会学习模型也改变了行为方法。Bandura提出，比起通过与环境的互动来学习，我们更倾向于基于观察他人——他们的行为及其结果，来塑造我们的选择和行为。

　　而对其他人而言，无论是他们的行为还是这些行为的结果，认知方法都打开了认知学的黑盒子。认知学这个术语借用自工程学，用来描述刺激产生和随后观察到的反应之间发生的看不见的过程。认知行为疗法（Cognitive Behavioral Therapy, CBT）就是在这个时期出现的，它特别强调了心理过程在塑造行为中的中介作用的策略（Ellis, 1977；Beck, 1993）。认知行为疗法的实践者提出，行为是由信念和行为之间复杂的相互作用产生的，挑战一些功能失调的假设可能引发改变。虽然认知行为疗法与传统的行为疗法不同，但它符合医疗模式，因为它遵循了一系列旨在纠正错误认知的逻辑步骤。他们认为，由此产生的行为变化可以被观察和复制。

医疗模式的主导地位

医疗模式，围绕着识别症状和根据其解决方案调整治疗，仍然是指导大多数治疗方法的操作范例。医疗模式已经产生了不可否认的积极影响——我们对许多精神疾病、创伤对大脑的影响有了实质性的了解，我们现在可以有效地治疗甚至治愈一些心理疾病 (Seligman & Csíkszentmihályi, 2000)。然而，即使面对这些进步，医疗模式最终也是简化和受限的 (Maddux, 2002)。最终，它并没有让我们更好地预防精神疾病，而且它无法解释一个日益明显的事实：减轻痛苦并不总能带来幸福。幸福是一个超越愤怒、抑郁、疾病和精神情绪痛苦的过程 (Duckworth, Steen, & Seligman, 2005)。

医疗模式和 *DSM*

医疗模式的主导地位也导致了一种短视的、社会性的人类经验观，即患者的思想、情感、行为、生活经历和寻求帮助的理由与症状和诊断相匹配。在这种模式下工作的医疗保健专业人员和临床医生往往在不知不觉中被迫基于 *DSM* 诊断治疗 (APA, 2013; Frances, 2012)。*DSM* 及其各种修订版本为情感和行为问题的概念提供了有效的语言分类。然而，它是在一个疾病的类比中运作的，在这个类比中，心理问题被比作带有离散和可测量症状的物理疾病 (Maddux, 2008)。它往往忽略了情境和文化在症状表现中的相关性，并且在评估过程中没有充分考虑性格优势、社会资源及其假设，即认为情绪和行为动力只存在于人的内部，而不是由复杂的环境和社会文化交互作用造成的。它不承认心理健康和病理模式也是根植于文化价值的社会建构。此外，DSM还被指控将人类经验普遍面向医疗化，从而成为精神症状，例如，将悲伤和担忧定义为抑郁和焦虑（Horwitz & Wakefield, 2007）。

令人更为不安的是，有人暗示，最近修订DSM的一些作者与制药行业存在潜在的利益冲突（Cosgrove, Krismsky, Vijayaraghavan, & Schneider, 2006）。制药行业"通过其对利润的追求和对市场营销的娴熟应用控制科学、传播疾病，已然成为一股强大的驱力……将疾病的范围扩大并鼓励在满足卫生需求之外使用"（Busfield, 2010, p. 940）。

尽管存在这些批评，DSM在心理健康领域的影响仍然如此普遍，以至于几乎所有关于变态心理学的教科书和所有关于评估与治疗心理障碍的指南都围绕着它（Maddux, 2008）。疾病类别已经渗透到大多数正常和异常心理功能的概念中。它导致了对心理学实践的隐含假设，进而延伸到其他心理健康职业，如咨询、社会工作、艺术治疗及类似的范例，以训练他们的从业者。例如，大多数艺术治疗研究生院根据DSM分类来定制评估课程，正如Betts（2012）所指出的，我们的大多数艺术评估都符合诊断标准。

DSM在心理健康领域占据主导地位的后果之一是，心理问题被认为是游离在正常之外的疾病，而不是被视为常见生活压力的夸大变体，它需要独立的理论来理解和应对。这导致了一种病理诊断的倾向——将症状作为一种疾病来诊断——对日常挑战的正常反应 (Horwitz & Wakefield, 2007)。治疗本身被认为与患者生活中其他的有益关系有根本的不同 (Maddux, 2008)。治疗师的角色和其他医疗从业者一样，是评估症状、诊断障碍、推进介入治疗，并提供循证治疗。这可能会加剧关系中的权力差异，而不允许如导师、向导、合作者、参与者、观察者及合作研究员等其他可能更有活力的平等关系。

20世纪70年代后期，心理治疗师像精神病学家一样，获得了从保险公司得到心理服务补偿的机会 (Elkins, 2009)。这当然对他们和他们的客户都有好处。然而，临床医生面临着一个难题——为了涵盖心理治疗，客户必须从 *DSM* 得到一个合格的诊断，他们的症状必须达到一定的严重程度。即使是那些与"以人为中心"的治疗模式紧密结合的治疗师，也会在不经意间将这种医疗模式应用到他们的实践中。David Elkins 写过关于医疗模式的危害，挑衅性地推测了"挑战诊断极限"的伦理含义，如果临床医生被迫给患者贴上诊断标签，治疗费用将由保险报销 (2009, p. 78)。

现在，对过去可能被描述为"支持和指导"的那些试图应对个人挑战或寻求个人成长的词汇，必须在临床术语中表述出来，并给出相应的诊断和循证治疗建议。具有讽刺意味的是，我们可以在自家领地看到这种困境。艺术治疗专业的学生经常渴望自己接受治疗，以便获得第一手经验。尽管在这种情况下，治疗是为了专业发展，如果学生需要让他的健康保险支付这项服务费用，就必须有一个 *DSM* 诊断。乔雅通过她的保险福利接受了5年的心理个案治疗，她想知道自己可能得到什么诊断，才有资格享受这么长时间的保险。

给客户贴上标签有好处也有坏处。一方面，客户不难发现他们的诊断为理解他们的困难提供了一个有用的框架。例如，丽贝卡与一位高功能客户一起工作，她感到不知所措和极度焦虑。当丽贝卡和她一起回顾广泛性焦虑障碍的标准时，她的客户真正意识到她的反应不仅来自工作上高要求的压力，她实际上一生都在经历焦虑。她意识到，她的焦虑非常重要，值得关注，处理它比摆脱她认为造成焦虑的压力更为重要。

另一方面，在诊断患有特定疾病的患者时，有一种危险是他们会将自己的诊断和症状内化，而忽略了自己的优势、应对能力和独特的经历。例如，一个被诊断为边缘性人格障碍的患者可能认为她注定要走向情感极端。这可能使她无法发现，尽管自我毁灭的行为最初可能被用作应对紧张情绪的策略，但从长远来看，它们可能会产生更大的破坏性影响，并可能使她无法发展出其他更有效的应对方式。

在将客户及其呈现的问题归纳到某种诊断类别中，还会出现其他潜在的陷阱。大多数保险公司不仅需要 DSM 的达标诊断来证明服务的报销是合理的，而且他们还要求客户继续表现出受损以使保险继续有效，这可能会使临床医生对症状持续性的判断出现偏差。此外，客户自己可能会感到压力，要强调他们正在进行的斗争，而不是他们的进展。因此，治疗师和客户都可能忽视积极的改变。

最后，绝大多数接受心理治疗的客户实际上是出于其他原因，

如应对日常生活中的挑战而寻求帮助，而不是严重的精神障碍
(Seligman, 2011)。许多客户甚至没有意识到他们本身存在"问
题"——相反，他们在寻找机会。为了提高他们的生活质量，为了
个人的成长，就像训练中的治疗师一样。尽管医疗模式可能为我们
提供观察和治疗精神疾病的高度灵活的方法，但是对于什么是健康
的看法少之又少，对于帮助那些想要增加幸福感和总体福祉的客户
的系统性方法更是稀少。

消极偏见

值得一提的是，医疗模式强调识别和处理疾病，源自同情与崇
高的动机可以理解。当我们看到别人受苦受难时，我们想要帮助他
们。我们也会注意到自己和周围环境的干扰，因为我们的意识不能
把它所有的资源都用来整理淹没我们感知的大量数据，它有选择地
关注那些对我们的生存更重要的消极暗示。这种进化机制被称为
"消极偏见"，提醒我们注意环境和期望中的危险与干扰，然后推动
我们分配资源去应对这些干扰。

这些消极偏见可以比作一个图形/背景的隐喻，例如在一张照
片中，通常积极的人类经验领域形成了一个弥漫的背景，与之相对
的消极经验在此背景下更为突出 (Vaish, Grossmann, & Woodward,
2008)。消极偏见有助于解释为什么医疗模式主导了心理学领域
(Maddux, 2002)。"我们研究生活中的消极情况是为了摆脱它们。"
(Young-Eis-endrath, 2003, p. 171) 然而，由于消极偏见，医疗模式
和对精神疾病研究不成比例的关注，我们清楚地知道什么是错的，

却很少知道什么是对的 (Baumeister, Bratslavsky, Finkenauer, & Vohs, 2001)。

积极心理学作为第四种流派的一部分出现

积极心理学试图纠正这种不平衡。积极心理学如其他方法一样，作为心理学的第四种流派的一部分而出现。虽然这一运动在我们说话的时候似乎都在演变，因此可能很难定义，但它似乎包括反驳疾病简化模型的实践。它的特点是跨学科的、超个人的方法，其中包括整个身心一体化、精神性和生态可持续性。

第四种流派源于人本主义者的实践，如Maslow，他认为灵性和更高的意识状态是人类经验的关键元素，在人类行为科学的研究中被忽视了。他们提倡像超感知、转换潜意识、瑜伽、以身体为中心的疗法，以及舞蹈、音乐、艺术等创造性艺术的实践，以进入其他超个人体验的领域。

伴随日益强调多元性和跨文化意识的更大的社会变革运动，更加凸显了世界各地被压迫人民的力量和适应力。这引导我们愈加关注心理健康体系中的社会正义与人权，包括残疾人的权利和赋予消费者、生存者和住院病人权利 (Morrison, 2013)。

当第四种流派正在发展时，我们还发现了将认知策略与基于客户优势的干预措施相结合的新治疗方法。例如，焦点解决疗法可以平衡"以问题为重点"的方法。这种方法识别出我们生活中已经感到快乐的例外（一切顺利的时候）和领域，并以此作为前进的指南 (De Shazer & Dolan, 2012)。叙事疗法检验我们的社会价值和我们讲述的有关我们生活中故事背后的假设。它帮助人们通过创造最符合他们的优势和赋予他们生命意义的故事来改写他们的个人经历 (White & Epston, 1990)。

其他新兴的认知方法包括正念减压 (Mindfulness-Based Stress Reduction, MBSR) (Kabat-Zinn, 2003)、接纳承诺疗法 (Acceptance and Commitment Therapy, ACT) (Hayes, Strosahl, & Wilson, 1999)、辩证行为疗法 (Dialectical Behavioral Therapy, DBT) (Lineham, 1987) 和眼动脱敏与历程更新 (Eye-Move-Ment Desensitization and Reprocessing, EMDR) (Shapiro & Laliotis, 2010)。这些方法与传统的认知疗法不同，传统的认知疗法是围绕着功能失调的信念的争论，相反，它们注重通过集中注意力来发展更多的心理灵活性，减少和控制负面认知和情绪的尝试，更多的是改变我们与那些内在消耗的关系。MBSR、ACT、DBT融合了来自西方的认知-行为策略和东方的概念，如发展一个观察自我，见证自我的其他部分，这些部分有思想和感觉，避免判断，接纳而不是回避不愉快的经历。EMDR利用双侧刺激（轻拍左膝和右膝等）使患者对创伤性记忆脱敏，并产生积极的认知。

积极心理学与第四种流派并行出现。事实上，许多积极心理学家甚至认为自己是这些疗法的实践者。将积极心理学统一起来的是一项号召，号召人们动员各种资源，从那些有天赋和高功能的人，到那些面临挑战和"精神疾病"的人，以确定构成并促进每个人的健康功能的因素。积极心理学建议我们把更多的注意力、努力、资金、研究和奖学金投入探索幸福及相关的主题上，而这些在过去很少得到关注和机构的支持（Seligman & Csíkszentmihályi, 2000；
Snyder & Lopez, 2002）。我们需要一种致力于修复弱点，同时培养
优势……弥补缺陷，同时创造卓越……和放下那些耗费生命的东
西，同时建立那些使生命有价值的东西（Seligman, Parks, & Steen,
2004, p. 1381）。

积极心理学家认为，构成幸福的因素，如积极的经历、优势、
意义和目标等，在消除痛苦的根源后就不再自动出现（Duckworth,
Steen, & Seligman, 2005）。如果我们想提高幸福感，我们需要更多
地去探索这些因素。另外，因为提高幸福感会自然而然地增强韧
性、减轻痛苦以应对未来的压力，事实上可能作为一个减少痛苦的
副产品而存在（Fredrickson, Tugade, Waugh, & Larkin, 2003）。

一些积极心理学家甚至挑衅性地指出，病理可能来自实现我们
内在力量或幸福和满足的受挫尝试，也可能来自功能失调的童年和
创伤（Seligman, Rashid, & Parks, 2006）。事实上，当人们在生活
中面临或正在面临挑战时，他们的幸福感水平越高，他们的身体机
能就越能达到最佳状态。在积极心理学中，心理健康的组成部分：
自我感觉更佳，感受到更多的爱和连接，发现和发展兴趣与优势，
增加自主性和控制感，拓宽我们的视野，发现意义和目标，发展韧
性——这些才是核心和重点。我们最好给予它们更多的关注，因为
它们是创造有价值生活的因素。

积极心理学家一致认为，一些客户可能确实在与重大的身体和/
或精神挑战作斗争，然而，尽管有时甚至是作为这些缺陷的结果，但

他们可能会应对得很好,并在他们的生活中体验到高水平的满足感:

　　积极心理学认为,即使是最痛苦的人,遭受的远远超过不良习惯、驱力、童年冲突和大脑功能失调的总和,它要求我们更认真地考虑每个人完整的能力、抱负、积极的生活经历和性格优势,以及这些因素如何来对抗症状 (Duckworth, Steen, & Seligman, 2005, p.631)。

我们常常想到客户被效仿的韧性和赋能,比如那些被诊断为癌症,迫使他们接受生命中所有留存的东西,或者那些被药物滥用蹂躏后来却在帮助他人的康复中找到了方向、目标和意义的人。

相反,有些人可能没有严重的问题,但仍然将他们的生活视为失去了快乐、参与感和意义 (Seligman, Rashid, & Parks, 2006)。在这种情况下,我们会想起一些参加组织研讨会的人,或与丽贝卡一起工作的度假客人,他们正处于事业的巅峰,但对自己的生活不再抱有幻想。尽管他们很有钱,很有影响力,但仍在寻找更多的东西。如果我们能始终如一地帮助所有客户,不仅是康复,而且是要超越他们的基准功能,那会是什么样子呢? 或者,如 Seligman 所言,让他们不只是从 -8 到 0,而是从 0 到 8 (Gable & Haidt, 2005)。

积极心理学与人本主义有何不同?

尽管积极心理学聚焦优势的功能明显根植于人本主义原则,但有一些元素又有别于那些前辈。因为它试图纠正一种不平衡,这种不平衡导致一种主要由病理学驱动的人类行为观,它本质上比人本主义更积极。不像人本主义可能被认为是更中立的，积极心理学的主要目标是学习人类经验的积极方面——积极的情绪、积极的意义、优势、积极的关系和最佳功能，甚至是消极经验里的积极部分！积极心理学家试图建立一个包罗万象的框架，并倡导对许多不同领域进行资助和严格的调研，这些领域有助于幸福、心理健康和福祉 (Seligman & Csíkszentmihályi, 2000; Seligman, Rashid, & Parks, 2006)。

积极心理学的批评

具有讽刺意味的是，积极心理学似乎产生了相当多的消极性！积极心理学家遭到了大量的批评，有些是有根据的，有些是被误导的。把注意力集中在积极的方面，这本身就是一种病态的妄想。对此，我们很难作出回应。如果过上高质量的生活并不能给我们带来希望，那么我们就不确定是什么让生活值得继续下去。积极心理学家也被指责太天真，采用盲目乐观的观点，否认生活中消极或不愉快的方面，试图让人们盲目地"快乐" (Lazarus, 2003; Peterson, 2006)。

我们经常遇到这种情况，心存疑虑的同事不以为然地提醒我们，给我们的客户提倡积极性可能会导致学生/临床医生过早地忘记过去的痛苦与创伤。还有一种说法是，采用积极心理学方法的治疗师将其作为一种否认和重组的形式，作为一种避免处理自己的痛苦和丧失的方式。领头的积极心理治疗师解决了这些问题：

我们并没有以任何方式建议要强调积极特性而忽略消极特性，也没有建议消除对消极特性的关注。恰恰相反，我们建议该领域充分整合研究，同等培养积极和消极特性；积极性致力于开发一个更好、更综合的领域，而不是狭隘地专注于生活的单一领域（Wood & Tarrier，2010, p.820）。

有些人警告说，这种方法对新手治疗师来说可能太复杂了。他们可能过分强调积极的一面，因为他们没有处理更深层次痛苦经历的技能。然而，他们认为相较于在临床实践中常见的对痛苦的无情关注，大多数学生和与我们合作过的早期专业人员都渴望这种肯定生命的方法。他们也掌握了同时关注痛苦和促进幸福的微妙平衡。

积极心理学和普通心理学

积极心理学中的"积极"一词一直是该领域的批评者和支持者争论的焦点。它导致了一个不幸但毫无根据的暗示，即积极心理学家认为心理治疗的其余部分是"消极的"。事实上，大多数积极心理学家认为心理学领域是中立的，或者像有些人认为的那样，心理学是普通的（Gable & Haidt, 2005）。积极心理学家对探索幸福感所体验到的兴奋并不意味着他们拒绝传统心理学的理论和实践，也不意味着他们寻求对创造性、幸福感和"积极心理学"出现之前形成的优势进行开创性研究的功劳。积极心理学家不希望贬低那些贬低我们对人性理解的人，而是希望尊重他们。积极心理学是建立在他们的基础性工作之上的。

积极心理学是否只对工作有益？

另一种批评是，积极心理学方法是一种奢侈品，只适用于工作富足/或高功能的人，而不适用于有情感和心理问题或在社会经济挑战中挣扎的人。同样的错误观念认为，只有当客户是稳定的、接受能力强的和自我启动的时候，而不是当他们处于危机和受损的时候，它才有效（Diener & Ryan, 2009）。这不是真的。

虽然收入和生活满意度是相关的，但幸福、目标和意义、参与和心流、成就和连接是普遍的需求，在世界范围内的所有功能和收入水平都一样受到重视（Diener & Biswas-Diener, 2008）。Robert Biswas-Diener（2010）在他的书《社会变迁背景下的积极心理学》（*Positive Psychology as Social Change*）中，概述了积极心理学可以解决紧迫的社会弊病的方法。有趣的是，我们总是发现，这种方法对那些在财务、社会和心理上面临最糟糕挑战的人，与那些处于收入和工作能力最高水平的人一样有效。

另外，关于积极心理学只针对高功能、特殊和有天赋的人的批评也不是没有根据的。积极心理学出现在21世纪初，在"911"事件和2006/2007年全球经济崩溃之前（King, 2011）。那时，将注意力转移到乐观、幸福和繁荣上似乎是正确的。最后，我们可以减少对病理学的关注，更多地致力于追求卓越和天赋、美好的生活和最佳功能！然而，这种关注似乎突然与暴力、恐怖、战争、经济困难、贫富悬殊和政治斗争等21世纪初期的特征格格不入。

讽刺的是，积极心理学关注的是性格优势、韧性及创伤后的成长，可能与艰难的时刻更相关。它呼吁我们重新审视积极心埋学最初的使命——建立在帮助我们生存与发展的"平凡优势与美德"之上（Sheldon & King, 2001, p. 216）。我们想要探索的是什么能让普通人感觉更好，更快乐，过上更有意义的生活，体验更多身体、心理、精神和情感的健康。

你必须采用积极心理学才能使自己快乐吗？

最后，我们还被告知，只有"快乐"的治疗师才能成为积极的心理治疗师；这并不适用于现实主义者或像丽贝卡那样性情乖戾的治疗师，丽贝卡把自己描述成一个忧郁、吹毛求疵、愤世嫉俗的人。相反，这些人能更多地提升他们的福祉，丽贝卡和像Marty Seligman这样天生悲观的人可以证明这一点。因为幸福和健康、改善人际关系和成功相关，所以它很值得学习（Forgeard & Seligman, 2012）。

积极心理学对乔雅这种天性快乐和乐观的人也很有用。即使是最坚强、最快乐的人也能从学习中受益，享受更高质量的生活。此外，我们没有人能幸免于困难与艰难，无论平常的我们多么无忧无虑，还是我们正在与焦虑、抑郁、创伤、痛苦、困惑或其他挑战作斗争。积极心理学帮助我们所有人体验尽可能高质量的生活，而不管我们拥有什么资产、资源、限制和挑战。

积极心理学仍然在继续壮大

有趣的是，当积极心理学首次被概念化时，很多人提出了假

设。比较积极的心理学家推测它会被同化为普通心理学 (Gable &
Haidt, 2005)。他们相信通过引导人们对心理健康和幸福更原始的
探索，更广阔的心理学领域将逐渐变得更加平衡，这种必要性将消
退——它将被认为只是一时的时尚。然而，在积极心理学正式成立
17年之后，它仍然具有重要的实践意义。这也许是因为它的使
命——"发现并促进那些允许个人和社区发展的因素"(Sheldon
et al.，2000) 和关注"心理健康的资源"——这些息息相关的因
素，甚至比2000年更甚。

在过去的几年里，积极心理学在心理学领域获得了进一步的合
法性。它现在被囊括在大多数心理学教科书中。目前，美国、英
国、丹麦、西班牙、南非和澳大利亚的大学经常开设这方面的课
程。几本关于积极心理学的综合手册已经出版，其中有许多学者对
与该领域相关的一系列分支做出了贡献。过去几年，《积极心理学
杂志》(*Journal of Positive Psychology*)、《幸福研究杂志》
(*Journal of Happiness Studies*)、《国际应用积极心理学杂志》
(*International Journal of Applied Positive Psychology*) 和
《生活质量应用研究》(*Applied Research in Quality of Life*) 等
刊物相继出版。活跃的在线论坛也出现了，比如APA的"积极心理
学之友"列表服务，LinkedIn和Facebook上的几个群组，其中包括
一些致力于积极心理学和艺术疗法的群组。

此外，来自约翰·坦普尔顿基金会、罗伯特·伍兹·约翰逊基
金会、国家心理健康研究所和美国陆军等机构的研究经费有所增
加，这些机构等研究领域包括幸福感、性格优势、积极情绪、积极

健康和积极教育等。总体而言，积极心理学已经成为这个更广阔领域的一部分。

尽管有预测说积极心理学会让自己过时，但它似乎仍然很强大。带着这样的想法，我们现在将更深入地探讨幸福和幸福的领域，并与你们分享我们所学到的将积极心理学的科学与艺术疗法的魔力相结合的知识。

问题讨论

1. 你是否对诊断有精神疾病的人感到有压力？
2. 医疗模式是如何影响你的实践的？
3. 你接受过治疗并接受过 *DSM* 诊断吗？那是什么感觉？
4. 你如何看待个人和职业生活中出现的消极偏见？
5. 积极心理学可能在你的工作中扮演什么角色？

第三章 幸福与福祉

当我们参加Lani Gerrity的"幸福挑战"——这是一门介绍积极心理学的在线课程——我们的第一项任务是请在宾夕法尼亚大学的"真正的幸福"网站上留下自我评价部分。在众多关于感恩、坚韧、适应力、乐观和优势等品质问卷调查中，Lani建议我们采用"通往幸福之路"问卷和"真实的幸福"问卷 (Peterson, Park, Steen, & Seligman, 2006)。

"通往幸福之路"问卷包括评价参与者的想法在多大程度上与我们产生了共鸣，如"我的生活有更高的目标"，"喜欢做让我感到兴奋的事情"，"寻找挑战我技能与能力的机会"。研究结果从三个不同方面来衡量幸福感：快乐的生活、充实的生活与有意义的生活。快乐的生活包括我们体验和享受快乐的能力，以及增强这些感觉的正念技巧。充实的生活包括使用我们的独特优势来获得更多的心流。有意义的生活包括利用我们的独特优势为比我们更为伟大的事业服务。Seligman认为，当我们发现这些领域都完全实现时，我们就体验到了完整的人生。

另一份问卷，"真实的幸福"问卷，提供了一个1~5分制的幸福程度选项。每个问题提供了一系列多元的选项，从"在我的生活中有悲伤"到"比起悲伤我拥有更多的快乐"，"我大多数时间感到无聊"到"大多数时间我对我所做的事感到有兴致"，"我对生活目标一无所知"到"我对生活的意义有一个清晰的概念"。

我们的结果很有启发性。它们解释了为什么乔雅会对一份看似理想的工作感到厌倦，为什么丽贝卡生活在天堂里仍感到痛苦。乔雅的总体幸福指数相当高。这对她天生轻松愉快的性格来说是有道理的。此外，因为她从艺术治疗师和家人的相处中获得了很多意义，她在有意义的生活中的得分也很高。然而，她对生活的参与感很低，因为她的工作既不能给她带来挑战，也不能激励她。

丽贝卡，像乔雅一样，在有意义的生活中得分很高——她有强烈的使命感，特别是在利用艺术来帮助他人方面。然而，她对充实的生活提不起兴趣，对快乐的生活也意兴阑珊。她突然意识到，尽管她自称艺术家，但她并不真正喜欢独自在画室里画画。此外，她在总体幸福感和快乐的生活方面都得分较低也就不足为奇了，因为她不仅远离她的家人，而且她天生焦虑，有抑郁症史，还有慢性疼痛症状。

尽管我们都是帮助别人使其感受更好的治疗师，却被这些关于我们自身幸福的洞见所震撼。同样重要的是，我们被推荐使用这个我们从未接触过的寻找幸福的模型。此后不久，乔雅辞掉工作，回到学校攻读博士学位，她发现博士学位更有挑战性，也更有吸引力。丽贝卡将她的努力引向瑜伽、冥想和其他技术，以帮助她提高情绪和身体健康水平。为了离家人更近，她和丈夫也搬回了美国。她和乔雅决定更深入地研究这一幸福的事业。

幸福

幸福很重要。它对我们来说是这样的，我们也可以笃定地推测它对你也是一样的重要，这是大多数人想要的生活。Aristotle说，幸福超越了所有其他的考量，它是生活的最终目标，"因为这是我们选择它的本质而非其他任何原因"（Thomson，1953，p.73）。我们常常想起我们的客户、朋友、家人，甚至我们自己都曾说过"我只想要幸福"。

然而，当我们要求人们描述幸福对他们意味着什么时，他们常常不知所措。虽然我们似乎含蓄地知道是什么使生命变得有价值，但我们中的许多人还没有研究过这到底意味着什么，是内心的平静、卸下负担、拥有能量与活力、感觉、与我们所爱之人相处默契、尝试冒险、有更多乐趣还是感觉我们的人生有所成就？

福祉

在很多方面，我们对幸福的看法往往更加诗意、更加抽象，而不是客观的、可量化的。积极心理学家们没有尝试确定幸福的科学定义，而是选择了更为广阔的福祉概念，他们认为可以更精确地定义和衡量福祉。在接下来的章节中，我们将概述关于福祉的论述，它基本上是由两种理论组成的：主观幸福感（SWB）和心理幸福感（PWB）。我们也检视了Keye的繁荣心理模型与Seligman的幸福模型。

健康是一种在身体上、精神上的完满状态，以及良好的适应力，而不仅仅是没有疾病和衰弱的状态。心理健康定义为"每一个人能够意识到自己的潜能，能够应对日常生活的压力，能够富有成效地工作，能够为他/她的社区做出贡献"（WHO, 2014）。

主观幸福感

主观幸福感最初是由盖洛普研究所的高级研究员 Ed Diener 提出的，他也被称为"幸福博士"。主观幸福感起源于享乐心理学领域（Kahneman, Diener, & Schwartz, 1999），它研究什么使生活愉快和不愉快。它不应该与享乐主义混淆，即一心一意地追求快乐。研究表明，人的积极情绪越强烈（如快乐、希望、好奇、爱），我们拥有的消极情绪就越少（愤怒、恐惧、悲伤），我们就越觉得主观幸福感与"感觉到"幸福有关；不管它是对我们生活中重要领域（如健康、工作和人际关系）的认知评估，还是我们认为自己在这些领域满足欲望与目标的程度（Diener, 2012）。

心理幸福感

心理幸福感，也被称为幸福感，是指在生活中迎接和克服挑战，充分发挥我们的潜力（Ryff, 1989）——有弹性、了解自己、成为最好的自己。心理学家 Carol Ryff 的研究重点是最优的时效，她将这种获得幸福感的方法建立在这样一种观念基础上，即追求快乐似乎只会带来短暂的幸福，却很少能带来持久的幸福。事实上，它似乎经常使人感到不快乐（Oishi, Diener, & Lucas, 2007）。相反，从事那些给我们目标和意义的活动似乎是最令人满足的。

Ryff坚持认为享乐模式——感觉更好或更差——并不能说明优势、意义和美德在幸福中的重要性。成就感和自我提升比一时的快乐更有价值。此外，人们常常对所做之事感到不满意和感觉付出了巨大的牺牲（那些知道抚养孩子的乐趣和磨难的父母们恰好可以证实这一点）。相反，有些东西，比如富含糖和脂肪的食物，它们看似令人愉快，可能对我们的健康有害。

Ryff（1989）将她的幸福方法归功于Marie Jahoda（1958）的开创性工作，Marie Jahoda是一位社会心理学家，20世纪50年代末受美国国家心理健康研究所委托，研究美国的心理健康需求。回想一下，第二次世界大战后，旨在解决退伍军人和公众心理健康的《1947年国民心理健康法案》获得批准。Jahoda是第一个建议需要像关注心理疾病一样关注福祉的人之一。鉴于这种想法，她开始阐述那些有助于积极心理健康的变量。

Rtff使用Jahoda的框架来实施心理幸福感。它包括：（1）找到生命的意义、目标和方向；（2）有自主性和个性化标准来指导我们；（3）注重个人成长，发挥个人特长；（4）与他人建立有意义的联系；（5）掌握生活的复杂性并了解、接受自己。

关于哪一种幸福方法最准确地表达了主观幸福感和心理幸福感的含义，还存在一些争论。主观幸福感的倡导者认为，主观幸福感模型中没有列出心理幸福感的组成部分——自主性、积极的关系、对环境的掌控等——而它们是很重要的。然而，他们认为这是因为它们带来了对生活的满意度和积极的满足感与幸福感，它们是通向终极幸福的途径。由于我们的主观幸福感与我们生活的情感品质密切相关，人们自然会用它来评估他们的总体幸福感。从这个角度来看，心理幸福感可以被视为幸福加上意义 (McGregor & Little, 1998；Ryan & Deci, 2001)，我们将在关于意义的第十章和第十一章中更详尽地探讨这个概念。

这两种方法都有让人信服的论据，它们并不相互排斥，两者都提供了客观地衡量幸福感的方法。随着研究揭示幸福感在帮助人们从单纯的努力生存到走向繁荣方面的重要性，幸福感就变得越来越重要。

繁荣与衰弱

Corey Keyes (2007)，一位与Ryff合作的心理学家，他是第一个充分阐释繁荣的人之一——这是一种结合了主观幸福感和心理健康感的要素及社会功能具体标准的最佳状态。Keyes也受到了Jahoda工作的影响，尤其是受她的"心理健康和精神疾病都不能由对方的缺失或存在来加以定义"结论的影响。他指出，例如，没有妄想症并不一定有对现实的健康感知；没有沮丧与冷漠并不意味着拥有快乐和目标。

Keyes (2007) 对精神疾病的运动——心理健康和精神疾病属于同一序列的结论提出了挑战。他也倡导心理健康像精神疾病一样，可以经由评估"症状"来进行诊断。当一个人的精神疾病程度下降时，一个人的心理健康水平就会提高，反之亦然。换句话说，

正如我们使用 *DSM* 来检视在职业、教育、社会功能的不同维度与受损程度的系列症状一样，我们也可以通过测量快感"症状"和积极功能来确定某人是否心理健康，或者精神富足。

例如，就抑郁而言，需要超过两周的时间，持续有低落的情绪/无法感受快乐/失去了日常兴趣等9个症状指标中的5个；如睡眠紊乱、体重变化、疲劳或者能量不足、注意力难以集中、想到死亡或者自杀。为了获得成功，一个人会持续地呈现高水平的主观幸福感（更多积极的情感，更少消极的情感，以及对生活的满意度）和至少达到心理健康标准11条中的6条高水平，如自我接纳、接纳他人、自我觉察、生活目标和积极的社会关系。那些在生活中抑制低水平的积极影响，并且在至少6项积极功能测试中得分较低的人被认为是衰弱的——他们可能没有精神疾病，但也没有蓬勃发展。

Keyes（2007）认为，精神衰弱和精神疾病一样有害。尽管精神衰弱的人可能没有任何精神障碍的迹象，但他们经常描述他们的生活是"空虚的"，他们可能不符合精神疾病诊断的标准，但他们仍然表现出功能受损。例如，他们更容易患上慢性疾病，工作表现不佳，人际关系紧张。

毫不奇怪，Keyes（2007）发现，生活蓬勃发展和没有精神疾病的人都能体验高水平的幸福感。他还发现，精神障碍患者，不管他们经常面临的挑战是什么，常常显示出蓬勃发展的指标——体验显著的情感、心理和社会福祉。值得注意的是，虽然确诊（精神障碍）后精神状态良好的人和没有确诊但日渐衰弱的人都表现出健康缺陷和工作障碍，但他们的不同之处在于，确诊后精神状态良好的人比后者表现出更高水平的心理社会功能。换句话说，尽管被诊断为健康的人仍然面临挑战，但他们的关系质量更好。当我们考虑到社会联系和支持对幸福的重要性时，这一点尤为重要。

Seligman关于蓬勃发展与幸福的PERMA模型

人们越来越认识到人际关系在蓬勃发展中扮演的重要角色，这也影响了Seligman的幸福之路。如前所述，Seligman最初将幸福定义为快乐的生活、充实的生活和有意义的生活三个主要方面的集合。然而，他认识到这三条路径并不能充分说明人际关系对幸福的重要性。换句话说，当人们描述他们喜欢什么使得他们感觉良好、什么吸引他们、什么对他们有意义时，几乎总是包括人——家人、朋友、爱人、病人、同事等等。

Seligman还意识到，"幸福"本身是一个站不住脚的概念，它过于强调"感觉良好"，而不是弹性、韧性，以及追求那些可能不太令人愉快，但能带来全面成就感和归属感的活动。他将自己的注意力从幸福转向健康——概述了PERMA模型，该模型是他认为对幸福贡献最大的五个要素的首字母：积极情绪、参与、关系、意义和成就（Seligman, 2011）。

Seligman（2011）认为PERMA结合了主观幸福感的情感成分和心理幸福感的关键元素。参与的需要，最大化我们的优势，发挥我们最大的潜力，找到意义与目标，体验自主感和成就感。Seligman认为，PERMA模型的应用超出了积极心理学的范畴。例如，他提倡积极的教育和健康，他认为这不仅带来个人的福祉，也会带来全球的福祉。

所有关于幸福的描述——主观幸福感、心理幸福感、蓬勃发展——都有明显的价值。在本书中，我们将逐一回顾。然而，总体而言，我们发现Seligman的PERMA对我们的目标来说，是阐释积极心理学和艺术疗法相结合来改善幸福感的最有效框架。因此，我们把积极情绪、参与、关系、意义和成就作为本书的结构。在更深入地研究这些领域之前，我们首先概述一下在探究幸福感时值得考虑的变量。

影响幸福和被幸福影响的因素

文化

在研究不同的幸福模式时，我们必须承认文化在我们对幸福的假设中所扮演的角色。Christopher（1999）指出，由于它没有像精神病理学那样被明确地概念化，我们常常不加批判地依赖关于幸福感的"常识"假设，而这些假设实际上比我们意识到的更受文化的约束。例如，在西方文化中，高度的自尊、自主性、独立性和个人成就更重要；然而在东方文化中，社会接纳、和谐、公众认同更加重要（Diener, Oishi, & Lucas, 2003；Fulmer et al., 2010）。

Christopher（1999）认为，幸福的主流模型大多起源于西方人本主义。在这些范式中，个人被认为是独立的个体，而社会则是其他类似自主和自我定义的存在的集合，这些存在拥有自己的需求、兴趣和欲望。

例如，心理健康的标志：自主性、自我表达、高度自尊和个人成长，可能反映了对个人主义的偏见。此外，在衡量主观幸福感时，集体主义社会中的人可能不太关心他们对生活的个人满意度，而更关心他/她是否对一个有组织的社会秩序做出贡献（Diener, 2012）。不仅如此，对积极和消极情感的衡量是基于这样一个假设，即情感是个体主观经历的，而这并不能很好地解释他们的人际关系本质。

在追求幸福的过程中，我们需要像在处理关于病理学、痛苦及精神疾病的假设时一样，运用心理学中的敏感性。Christopher（1999）认为，我们建议培养对文化嵌入性的意识，这种意识自然地阻止了我们在诸如我们的身份如此重要的事情上保持的中立。这种偏见本质上并不是不健康的。然而，它需要被探索，以便我们能够识别出我们采用的幸福模型所固有的盲点。此外，通过检验我们自己对幸福的假设，我们能够更好地帮助我们的客户做到这一点。

社会经济的影响

社会经济对幸福有所影响，同样的，幸福对社会经济地位也是有影响的。Keyes（2007）发现，由于衰弱与医疗保健使用率的增加高度相关，因此，它对医疗保健系统的压力与精神疾病一样大。在美国，尽管只有50%的人将会经历心理障碍的症状，只有23%的人会表现出全面的精神疾病，只有不到20%的美国成年人在蓬勃发展——但是相反，超过80%的人在衰弱。

Keyes感叹说，鉴于50多年前Jahoda的建议，我们注重精神疾病和积极心理健康，却在引导资源以建立改善心理健康的因素方面投入的努力非常少，心理健康仍然是"善意无能的口号"（Keyes，2002, p.208）。公共政策和资金仍然主要用于研究和治疗精神疾病，而不是用于研究促进心理健康和福祉。

按照这些思路，Seligman和Diener（2012）发现，尽管美国的国内生产总值（GDP）在过去50年里增长了两倍，但生活满意度并没有增长。事实上，有关抑郁、焦虑和自杀行为的统计数据是有所增加的。他们认为，由于蓬勃发展带来的下游效应——改善健康、提高生产力、促进国内和平——我们需要衡量并制定有关福祉和生活质量的政策，而不仅仅是经济增长。Seligman指出，尤其是在美国，对衡量金融政策的关注形成了我们的政策，以确保我们获得财富。因此，如果我们更多地关注衡量生活满意度和心理健康的政策，那么政策也会改变，以涵盖这些方面的福祉。

全球福祉

应该指出在这个领域是有希望的。例如，盖普洛研究所、世界幸福报告、幸福星球指数等机构正在收集衡量美国和世界各地的幸福感和主观幸福感的数据。世界幸福报告列出了6个似乎对不同国家的幸福水平影响最大的因素。这些因素包括人均GDP、社会支持、健康预期寿命、做出生活选择的自由、慷慨及对腐败的看法。他们的研究显示，2015年，瑞士的幸福指数最高，其次是冰岛、丹麦和挪威。美国排在墨西哥之后，仅排在第15位。最低的是阿富汗、卢旺达、贝宁、叙利亚、布隆迪和多哥（Diener，2012）。这些地方不仅存在严重的贫困，还存在战争和政治动荡。

这种类型的数据在全球舞台上越来越引人关注。例如,联合国正在通过可持续发展目标,从只注重经济目标转变为把社会和环境方面的目标作为增长的衡量标准。有人建议将幸福指数,如主观幸福感纳入衡量这些目标进展情况的工具中。Seligman于2012年在费城举行的第一届积极心理学世界大会上提出了一个大胆的远景,这可能是个好兆头。他认为,到2051年,世界上51%的人将生活富足。

福祉和幸福的益处

除了本身的回报外,幸福还与我们身心健康的所有领域相关或有因果关系。幸福感的提高会带来更好的健康身体、更强的免疫功能、更长的寿命、更好的人际关系、更高的收入和更出色的工作表现。他们体验到更多的创造力、能量和心流。他们有更强的自我调节能力,他们更有可能获得婚姻 (Diener, 2012),更少可能离异 (Harker & Keltner, 2001) 和更加满意他们的婚姻 (Ruvolo, 1998)。幸福也与韧性高度相关:从逆境中恢复的能力,以及预防的能力以缓冲未来的压力 (Fredrickson et al., 2003)。

关于幸福的因果箭头有一些争论 (Myers & Diener, 1996)。一个经典的例子是,更快乐的人倾向于向慈善机构捐赠更多的钱,同样,向慈善机构捐款会使人们更快乐 (Diener, 2012)。一般来说,那些天生快乐的人更容易表现出幸福的标志——他们更健康,对生活更满意,更乐观,有更高的自尊,更果断和合作,且在工作中表现更好。另外,感觉更好、参与提高幸福感的活动会让人更快乐 (Myers & Diener, 1996)。

设置值或设置范围

有证据表明，我们从遗传上倾向于一个固定的幸福点（Lykken & Tellegen，1996）——一个我们自然倾向的总体幸福水平。Diener、Lucas 和 Scollon（2006）认为，由于我们的设置值可能会有一点波动，甚至会随着时间的推移而有所改善，因此将其称为设置范围可能更有用。不出所料，当我们遇到负面事件时，我们会更慢地回到这个基线。但令人意想不到的是，遇到积极事件时，我们会更迅速地回到这个基线。

快乐水车

快乐水车（Lykken & Tellegen，1996）指的是我们适应环境变化的趋势。与此相关的是，我们倾向于高估我们认为会使我们快乐的东西——我们常常自觉或不自觉地相信，如果我们中了彩票，得到了晋升，找到了完美的工作、完美的伴侣等，那么我们就会幸福（Wilson & Gilbert，2003）。虽然当这些事情发生时，我们通常会感到更快乐，但我们也会"很快地调整"，并恢复到之前的快乐水平。

我们也可能会表现出适应层面的现象，即我们根据过去的经验来判断当前的情况（Myers & Diener，1996）。积极的事件，特别是那些能产生欣快感和兴奋感的事件，可能会创造一个新的"正常"，与随后的经历进行比较。然后，因为我们的中性水平提高了，我们可能需要更多的东西来让自己感觉更好，并对过去令人满意的事物感到失落。

我们的所想会使我们不快乐

正如之前提到的，从遗传上来说，我们倾向于在适应外部环境后，回归到一系列的积极情绪。尽管我们的基线可能会受到创伤和丧失的永久性影响，我们与生俱来的性情和应对方式似乎比事件本身更能决定我们的反应。例如，虽然失明或瘫痪的人不能完全恢复到他们的基线，但他们可以适应，即使这个过程需要一段时间（Diener, Lucas, & Scollon, 2006）。积极事件对我们生活的影响要小得多。中奖的人在第一年内的幸福感会有一个最初的提升，但之后通常会回到最初的设置值。

我们也容易错误判断什么会让我们不快乐。尽管如此，可以理解的是，我们想象着失去和创伤会让我们崩溃。当糟糕的事情发生时，我们确实会感到痛苦，我们中的大多数人实际上会恢复过来，处理得比我们预期的要好得多（Gilbert, 2009；Lyubomirsky, Sheldon, & Schkade, 2005）。事实上，尽管大多数人肯定不会因为所遇到的困难而说他们"更快乐"，但他们经常报告说，由于这些挑战，他们的生活质量更高了。他们会在优先考虑的事情上有所转变，更加欣赏生活，更有个人力量感，更丰富的精神生活和更有意义的关系——一种被称为创伤后成长的现象（Tedeschi & Calhoun, 1996）。似乎能帮助人们从消极经验中恢复过来的是他们的应对能力（Diener, Lucas, & Scollon, 2006），以及在他们的经历中获得某种意义的能力，也被称为寻找益处（Tedeschi & Calhoun, 2006）。我们将在第十章和第十一章中更详细地探讨这些概念。

是什么让我们更快乐

最后，我们往往低估了真正让我们快乐的因素。正如之前提到的，我们通常更关注我们认为能让我们快乐的东西（财富、浪漫、成功及物质财产），而没有意识到外围因素——我们的健康、我们的日常经验、我们人际关系的质量——对我们的幸福有更大的影响（Gilbert，2009）："与其说幸福来自偶尔发生的好运，不如说来自每天都有的小确幸"（Benjamin Franklin, in Myers & Diener, 1996, p.17）。

情绪

体验更多积极情绪和较少消极情绪的人往往有较高的主观幸福感（Diener, 2012）。研究还表明，积极情绪出现的频率越高，效果越好。虽然感觉更积极的情绪通常是好的，但也有一个临界点。拥有太多积极情绪与冒险和降低实现目标的努力有关——换句话说，太快乐的人可能是躁狂或过于乐观；他们可能缺乏判断力和积极性去改变他们的生活（Diener, Oishi, & Lucas, 2003; Gruber, Mauss, & Tamier, 2011）。

消极情绪对我们的生存至关重要，因为它们为我们提供了重要的反馈，反映了我们的关系质量，什么对我们是重要的，我们的价值，以及我们的安全。而且，正如治疗师所了解的，压抑消极情绪对幸福是有害的。看来，能有效调节情绪的能力最有益于健康。我们将在本书中回到这一重点上来。

人格和性格

人格在幸福体验中起着举足轻重的作用，特别是在人格的五因素模型中列出了形成核心人格的5个基本人格特质：经验的开放性、尽责性、外向性、宜人性和神经质。神经质即焦虑、不自在、紧张和自我挫败的倾向，是消极情绪、悲观思维和较低心理幸福感的一个强有力的预测因子（Sharpe, Martin, & Roth, 2011）。在其他人格特质中，外向性、尽责性和宜人性似乎是积极影响的最强预测因子，但只有前两种与心理健康密切相关。经验的开放性似乎与满意度高度相关，但与积极情绪和主观幸福感的相关性较小。

那些性格更乐观、更有希望感的人似乎也更快乐，他们也更有可能更健康，且从医疗干预中恢复得更快。此外，当他们生病时，他们往往会更快地恢复到以前的活动水平，而且他们似乎也能更好地应对压力（Scheier & Carver, 1993）。对那些表现出成长型思维而不是固定型思维的人来说，类似的好处也会出现（Dweck, 2006）。成长型思维认为智力与学习都是不断尝试、试错的结果，而不是一种与生俱来的固定品质。几十年的研究表明，具有成长型思维的人往往更有韧性，更容易克服障碍，能体验到更强的自尊（Dweck, 2006）。

关系

如上所述，相互支持的关系是幸福的基础。不出所料，那些经历过安全依恋的人会更快乐。此外，关系的质量比数量更重要。结婚的人似乎更快乐，部分原因是婚姻提供的支持与陪伴，也因为它通常会增加社会经济上的安全感。另外，单身女性似乎拥有更高程度的自主权和个人成长水平。离婚似乎与幸福呈负相关。单身和丧偶的女性似乎比单身和丧偶的男性更快乐（Ryff，2014）。

家庭联系和家庭仪式对幸福有积极的影响，尽管养育孩子通常被认为是具有挑战性的事，但总的来说，它能提高幸福感。然而，如果父母感到他们的孩子在挣扎，就会受到影响。某些特定的丧失会对健康产生重大影响——失去孩子会影响未来几年甚至几十年的健康，童年时期失去父母也会导致幸福感下降。此外，照顾有高需求的家庭成员会对幸福感产生负面影响（Ryff，2014）。

金钱与成功

金钱对幸福的影响是耐人寻味的——有些是可以预见的，有些则令人惊讶。不出所料，变得更富有具有显著的益处——获得更多的医疗资源和教育资源、更安全的生活条件、更好的健康与营养、更强的安全感、自主性和控制力。这些优势有助于缓冲逆境，这本身就是一种益处。此外，更富有的人对生活的总体满意度更高。然而，更富有对日常经验的影响要小得多。一旦我们超越了维持生计的水平，财富对幸福的影响就微乎其微了（Myers & Diener，1996）。

关于金钱的一个重要警告——尽管幸福感的增加与收入的增加在一个临界点后趋于稳定（大约75 000美元/年），但贫困似乎会对幸福感产生负面影响。这可能是因为它对健康、压力、自主性和为社区做出有意义贡献的能力有负面影响。此外，在过去的半个世纪里，世界上许多地方的经济不平等加剧了，在贫富差距较大的地方，人们的预期寿命较低，犯罪率、肥胖率、吸毒酗酒率和焦虑发生率较高，所有这些都会降低幸福感 (Diener & Ryan, 2009)。

似乎当我们被金钱、财富和地位"占据"时，我们就不那么快乐了，尤其是当我们用金钱来证明自己或获得权力的时候。这可能因为它导致人们更关注物质目标，而不是个人成长或心理健康。这也可能是参与向上的社会比较的结果，即我们与他人进行不利的比较（他们有更大的房子、更好的车等），在面对这些不平等时，我们感到自己的不足和无能为力 (Ryff, 2014)。如果我们认为自己不像我们认为的同龄人那样成功，我们也会感觉更糟。例如，如果我们的同事挣4万美元，我们对挣5万美元的感觉比同事挣15万美元时我们挣10万美元的感觉要好 (Myers & Diener, 1996)。

如果我们把钱花在经历上而不是拥有上，我们似乎会更快乐 (Dunn, Gilbert, & Wilson, 2011)。而且，虽然与我们天性中更自私的部分相悖，但从根本上被重视。在大多数精神范式中，我们似乎通过把钱花在别人身上而不是自己身上来获得更多的快乐。换句话说，如果我们把钱用于基本的心理需求，比如，有意义的联系、自主性和个人成长上，我们就更有可能快乐。此外，当我们进行向下的社会比较时，即将我们的注意力集中在比我们更糟糕的人身上，我们可能在看待我们的拥有时会经历一个感激的转变："我以为我很难过，但至少我有一个工作，拥有健康……那个人被解雇了，失去了家人，被诊断出患了可怕的疾病，等等。"

社会比较

正如前面提到的，社会比较对我们的幸福感是有影响的

(Suls, Martin, & Wheeler, 2002)。社会比较是为我们自己设定期望的一种方式，即我们应该如何与我们认为的同龄人——与我们同年龄的人、我们的邻居、我们的社交网络或与我们从事相同职业的人进行比较（Festinger, 1954）。一方面，向上的社会比较会增加自卑感，特别是当我们的自尊心较低或者最近遭受了挑战自我概念的挫折时。另一方面，向上的社会比较也可以作为提高自我的动力。向下的社会比较可以通过使我们对环境感觉更好来增强我们的自尊。例如，那些在艰难困苦中挣扎的人，比如癌症患者，当他们察觉到别人比他们遭受更多痛苦时，他们会更积极地评估自己的处境（Wood, Taylor, & Lichtman, 1985）。应该指出的是，癌症患者比那些更幸运的人更喜欢向上比较，因为这给了他们希望。

Diener (2012) 曾雄心勃勃地试图探索世界各地的幸福。他警告说，由于电视和社交媒体的全球普及，社会比较不再只局限于同辈群体。因此，一些最富有的国家所制定的成功和幸福的世界标准可能会导致不真实和不利的比较，并对幸福产生负面影响。

工作

尽管我们有时渴望过一种休闲的生活，但实际上人们在工作时感觉更好。工作提供了专注、目标、个人身份、支持网络、自豪感和归属感。此外，快乐的人更喜欢工作，他们似乎也能获得更多的面试机会，得到雇主更积极的评价，挣得更多，工作更努力，工作效率更高，精力更充沛（Diener & Ryan, 2009）。失业，即使是短期的失业，已经被证实会对幸福产生重大和持久的负面影响。然而，当每个人的失业率都很高时，影响就会减弱，大概是因为它使这种经历正常化了 (Diener, 2012; Ryab & Deci, 2001)。

宗教与灵性

有宗教信仰的人会更快乐，更健康，更不易受到抑郁、吸毒、酗酒、犯罪、离婚和自杀的伤害 (Myers & Diener, 1996)。他们似乎也能更好地应对逆境。宗教活动与人际关系健康、人生目标和个人成长呈正相关，但与自主性关系不大。另外，一般灵性与幸福的各个方面都相关 (Ryff, 2014)。

帮助他人

志愿服务似乎能让人更快乐，尤其是在晚年。相反，快乐的人往往会做更多的志愿活动。志愿服务似乎有多种功能——它是亲社会性的、有吸引力的，它可以涉及向下的社会比较。此外，它可以为那些正在与疾病或抑郁等挑战作斗争的人提供科学地转移注意力的方法。

年龄

一般来说，随着人们年龄的增长，他们会体验到更多的幸福感，这是由更低的情绪唤起和更成熟的情绪调节的——他们体验到的积极和消极情绪越来越少。如果人们觉得自己比实际年龄年轻，他们的幸福感就会更高。但如果他们希望自己比实际年龄更年轻，他们就会感到不太快乐 (Diener, Ryan, 2009)。换句话说，那些对自己年龄抱有更少幻想和更现实的人往往会过得更好 (Ryff, 2014)。

健康，锻炼和睡眠

幸福感越高的人，慢性健康问题越少，生物调节能力越强（如较低的应激激素和较少的炎症），生理反应越少，医疗保健使用率越低 (Ryff, 2014)。Ryan 和 Frederick (1997) 发现，更快乐的人感觉自己更精力充沛，这表明身体活力与健康息息相关。毋庸置疑，锻炼和身体健康似乎对健康有多重积极影响。比如，释放内啡肽，改善免疫功能，排除毒素，改善睡眠，增强自尊和成就感。此外，拥有高质量睡眠的人也会在各个方面都很健康。相反，患有失眠症的人虽然生活意义没有减少，却减少了生活的乐趣 (Ryff, 2014)。我们的身体健康也会影响我们的情感健康和我们的感知，我们将在第十一章中更详细地讨论这个话题。

想要快乐

在研究幸福的过程中出现了一个矛盾的发现，那些太过于专注追求快乐的人往往不那么快乐 (Gruber, Mauss, & Tamir, 2011)。当别人告诉我们应该快乐时，我们就不快乐了。试图快乐似乎会让我们更加孤独，更专注自己。这似乎也会导致不利的比较——我们可能会认为我们应该比现在更幸福，并体验到一种我们没有那么幸福的失望感。如果我们的设置范围较低，或者我们天生就比较焦虑，这就特别成问题。因为我们的期望或许与我们能够合理实现的目标不一致。如果我们努力让自己更快乐，包括避免不快乐或感觉不好，情况也是如此。如果我们少关注如何变得快乐，多关注如何构建幸福，似乎才是最有帮助的。

长期幸福水平和有意识的活动

Lyubomirsky, Sheldon 和 Schkade（2005）认为以下因素按如下比率对幸福起着重要的作用：设置值50%，环境10%，有意识的活动40%。后两个数字是最重要的。他们认为，尽管我们倾向于把自己的幸福大部分归功于我们的个人经历和外部变量，但事实上，它们只占实际幸福的60%。虽然这很重要，但剩下的40%，我们可以利用控制的策略帮助我们应付设置值、环境因素和暴露于逆境中。我们将进一步探索，我们可以有意识地提高自己的幸福感和福祉，而不管那些来自我们天生的遗传或生活中遇到的挑战。

提升幸福感与福祉的实践应用

我们可以从幸福感的操作理论中看到，许多因素对幸福感有贡献，也受到幸福感的影响。有时，它似乎令人生畏，以找到系统的概念化方法并将其用于治疗中。在尝试这么做之前，我们首先要注意的是，几十年的研究治疗已经确定，由于治疗本身是建立在共情与支持性人际关系的基础上的，因此不管采用什么方法，治疗都是有效的（Lambert & Barley, 2001）。

此外，正如我们这些作者最初接受的一种特定的临床范例培训一样，阅读这本书的大多数从业者，无论是艺术治疗师还是其他心理健康专业人士，无疑也通过他们自己的定位——无论是心理动力学的、格式塔的、焦点解决的、以客户为中心的方法，还是其他方法的兼收并蓄的混合——来指导。他们还可能在特定的干预治疗方面接受进一步的训练——眼动脱敏与历程更新、认知行为疗法、辩证行为疗法、正念减压等。我们更建议将积极心理学等方法看作一种建立在现有理论基础上的方法，通过补充策略来探索和增加幸福与福祉，而不是反驳这些训练及背景。考虑到这一点，积极心理学可以通过焦点和方法来加以区分 (Biswas-Diener, 2013)。

正如积极心理学家James Pawelski所指出的，积极心理学积极地着眼于最佳功能，而心理学一如既往地关注识别和解决问题，减轻痛苦，并使人们恢复正常功能 (Biswas-Diener, 2013)。重要的是要注意，减轻痛苦和帮助我们的客户应对挑战是至关重要的治疗过程。在实际的实践中，积极心理学和普通心理学并不是相互排斥的，也许永远也不应该相互排斥。我们可以在任何时候交替地解决问题，提高幸福感，做其中一件事自然会影响到另一件事。

另外，有人提出，积极心理学干预在适当的时机恰当地实施，在减少痛苦和帮助人们应对方面，可能与传统的"以问题为中心"的策略一样成功，甚至更成功 (Seligman, Rashid, & Parks, 2006)。例如，Seligman观察到，虽然治疗关系的治疗性现在已经被人们含蓄地理解了，但是在训练临床医生系统地培养促进这一关键联盟的技能方面，关注太少。这些包括使客户对治疗过程产生热情并参与其中，灌输希望、普遍性和利他主义 (Yalom, 1995)，并确定帮助客户生存下来的优势和资源 (De Shazer, 1985)。它们还包括利用积极情绪的抵消效应——比如爱、同情、感激、好奇甚至娱乐等情感的力量来帮助人们应对困难,并更快地从压力和消极事件中恢复过来 (Fredrickson et al., 2003)。

积极的干预也利用积极情绪的能力来帮助人们体验观念的转变,并在他们遇到的困难中找到积极的意义。这增强了韧性,从而缓冲了未来的压力 (Fredrickson et al., 2003)。此外,从一个问题取向的范式转向一个更关注积极经验、积极意义和积极关系的范式,通常会默认因此减少了压力、创伤和痛苦对我们生活的束缚。这并不是困难和问题消失了,也不是疾病和精神障碍被治愈了,而是它们的重要性被降低了,从而看到了其他的可能性:"积极心理学的目标是开始促进心理学重心的转变,从只专注于修复生活中最糟糕的事情到同时建立积极的品质 (Seligman & Csíkszentmihá lyi, 2000, p.5)。现在我们将从对积极心理学、幸福、福祉的更广泛的调查,过渡到这些概念和艺术疗法之间的具体的相互作用。正如我们前面提到的,我们将主要使用Seligman (2011) 的PERMA模型作为实现这一目标的框架。据我们估计,这部分是因为PERMA模型——积极情绪、参与、关系、意义和成就,有效地解释了主观幸福感和心理幸福感的组成部分。此外,PERMA模型似乎提供了最好的平台,不仅展示了积极心理学与艺术疗法的相关性,更让我们这些艺术治疗师感到兴奋的是,它展示了艺术治疗给积极心理学带来的独特好处。

问题讨论

1. 在访问了宾夕法尼亚大学的"真实的幸福"网站并做了"通往幸福之路"问卷和"真实的幸福"问卷调查之后，你对自己的快乐和幸福有何认识？

2. 什么因素对你的幸福和福祉贡献最大？

3. 什么文化因素影响了你对幸福和福祉的信念？

4. 当你想到与你一起工作的客户时，什么因素对他们的幸福和福祉起着最大的作用？

第四章　积极艺术疗法的出现

从我们第一次学习积极心理学的那一刻起，它不仅永远地改变了我们的个人生活，也永远地改变了我们如何看待自己是艺术学院的学生、如何与客户合作，以及如何看待我们所在领域与其他职业的区别。我们被这个转变的工作所鼓舞，我们的使命是把我们正在学习的关于积极心理学的东西带到艺术治疗的社区，反过来，又把艺术治疗的魔力带到积极心理学的世界。

积极艺术治疗和PERMA

当我们最初概念化"积极艺术治疗"（Chilton & Wilkinson, 2009）时，我们采用了Seligman（2002）的真实幸福模型，没有太多批判性思考。幸福的三条路径——积极情绪（快乐的生活）、参与（充实的生活）、意义（有意义的生活），似乎与我们将积极心理学的原则应用到艺术疗法的理论、研究和实践的努力相吻合（Chilton Wilkinson, 2009）。

当Seligman用PERMA取代真正的幸福时，我们意识到我们需要重新开始，确定哪一种幸福的方法可以作为一种更新版本的积极艺术疗法的概念化的最佳框架。主观幸福感？心理幸福感？还是蓬勃发展？当我们潜心研究积极心理学并认识到幸福涉及的概念广度后，这一点尤其重要：积极情绪，感激，正念，压力管理，希望理论，创造性，优势，心流，积极的人际关系，目标和意义感知，消极偏见，快乐水车，设置值，创伤后成长，积极心态，积极评价，乐观/悲观，自我决定理论，成就，积极的组织发展，感激询问（Appreciative Inquiry，AI），同情心满足和积极伦理。唷！

当弄清楚如何呈现所有这些与艺术治疗领域相关的概念后，我们发现它似乎是势不可当的。在星巴克进行的许多项目研讨会上，我们论述了如何组织我们熟悉的各种材料。我们需要一个新的框架和更多的咖啡！那时候星巴克的咖啡师已经知道我们要点的咖啡了，他们很乐意在需要的时候为我们提供大杯的香草拿铁咖啡和三倍浓缩焦糖玛奇朵咖啡。最后，丽贝卡几乎打翻了她的杯子，大声说："PERMA！——这一切都符合PERMA！"

正如在这段旅程的开始，我们自然而然地被PERMA的三条路径所吸引，意识到这是更能体现幸福的模型——PERMA——为我们更新积极心理学和艺术疗法之间的相互作用的方法提供了最有用的框架。PERMA包括五条路径——积极情绪、参与、关系、意义和成就——似乎既能反映主观幸福感的情感成分，又能反映心理幸福感的最佳功能特征。它似乎提供了一种结构，在这个结构中，艺术治疗领域可以连贯地叠加在一起，以说明后者如何提高幸福感。

在这本书中，我们将探索PERMA与艺术治疗领域的相关性，以及艺术治疗如何独特地有助于提升幸福感。尽管我们把PERMA的范畴当作离散域来研究,但事实上,它们每一个元素都有影响,并且常常是不可分割的。例如,简单的艺术创作往往会带来积极的情绪和参与感,尤其是当我们把艺术创作和艺术治疗的过程结合在一起的时候。除了满足、骄傲和成就感外,与他人一起创作艺术,并让他人欣赏,也有助于建立联系和积极的关系。这些经历有助于转变观念,并带来更广泛的意义和可能性。

艺术治疗和积极心理学在演变中的相似之处

当我们在更广泛的背景下研究积极心理学的出现时,我们在艺术治疗领域的演变中发现了相似之处。由于艺术疗法深深根植于心理学,它反映了后者的许多理论发展,同时也反映了许多同样的限制和挑战。在接下来的简要介绍中,我们将对比这些历史发展。这里有许多资源供我们更深入地回顾艺术治疗的 (Vick, 2003; Rubin, 1999) 发展。我们从这里开始。

艺术治疗的基础

艺术治疗起源于许多传统。它整合了心理学领域之外的各种资源,如艺术教育、艺术史、域外艺术、原生艺术和民间艺术 (Lowenfeld, 1957; Malchiodi, 2006; Rubin, 1999)。

人类学家Dissanayake (2003) 发现,我们的创造冲动是由人类的核心动机演变而来的,如交流的需要、形成社会凝聚力和"与众不同"的需要 (p. 95)。她指出,在全球范围内发现的4万多年前的洞穴壁画形象生动地说明了我们首次有记录的历史，并通过行动体现了人类的特征之一——希望通过艺术来纪念我们的经历。所有的创造性和艺术实践的文化中都留存着证据，它们有助于促进社会繁荣并将这种经验保留下来。

艺术治疗的精神分析传统

诚然，早在20世纪40年代和50年代艺术治疗作为专业出现之前，早期心理学家就已经探索了艺术和创作过程的心理关联。例如，弗洛伊德（Freud，1930）认为艺术表达是一种升华的表现，是为数不多的防御机制之一，相对于其他反映神经官能症的压迫和置换机制，它能带来更好的心理调节。他认为创造性表达是最有价值的升华形式之一，因为它允许艺术家将潜意识的力比多冲动引导到生产活动中，使它们不仅为社会所接受，而且受到高度重视。他还认为，艺术来源于心灵的无意识领域，就像可以通过自由联想的过程诠释梦境一样，它也能通过艺术作品来确定艺术家的精神状态。更具体地说，艺术作品可以揭示艺术家内心的冲突和压抑的焦虑（Kofman，1988）。

新弗洛伊德主义和人本主义对艺术治疗的影响

弗洛伊德经常与意大利当代艺术家Roberto Assagioli（1959）就艺术与创造力在人类发展中的作用进行对话。Assagioli对艺术持一种更为欣赏的观点，在他的心理整合理论中得到了最好的表达，这是一种支持人性积极方面的整体方法，如灵性、智慧和创造力。Assagioli（1942）受到东方习俗的影响，引导他得出这样一种结论:如果我们能过上一种精神生活,就能克服"灵魂的黑夜",到达涅槃,一种超越喜悦的状态 (p. 168)。Assagioli 运用艺术创作、舞动、视觉化、活跃的想象力、角色扮演和创造性写作与自我的冲突部分进行对话和整合。

荣格也相信艺术是将无意识材料带到意识的一种途径。和弗洛伊德一样,荣格也经常鼓励他的病人去画他们的梦——用从意象中得到的意义来应对创伤和情绪困扰。然而,荣格认为艺术是通向意识不同面向的大门——它代表了艺术的外在世界与主观内在世界的整合。荣格写道:"为了公平地评价一件艺术作品,分析心理学必须完全摆脱医学偏见,因为一件艺术品不是一种疾病,所以需要一种不同于医学的方法 (Jung, 1966/2014, p. 71)。

荣格确信,创造力是由一种"超越创造者个人关注"的"超个人力量"驱动的 (Jung, 1966/2014, p. 71)。荣格认为艺术意象揭示了超越个体,源于人类普遍经验领域的、集体潜意识的原型符号 (Guttman & Dafna, 2004)。荣格的整个一生都在将艺术作为一种方法来探索他的内心世界和克服个人危机时刻,现在我们能有幸地从《红书》(The Red Book) 里看到这些例子 (Jung, 2009)。

Winnicott (1971) 也受弗洛伊德的影响,但他认为后者太过强调无意识进程的分析,而没有对关系的重要性同等关注。温尼科特观察到,在婴儿早期表现出来的游戏行为有助于创造过渡性空间,让发展中的孩子将他们的内部世界和外部世界联系起来。艺术创作提供了一种在这种过渡性领域具有创造性又能安全地"玩"的方式,由此产生的艺术作品可以作为一个过渡对象、一座自我与他人之间的安慰桥梁。与荣格一样，温尼科特认为艺术作品中的符号是受文化限制的，因此可以通过直接观察理解的方式与他人进行交流。他发展了一种"涂鸦绘画"技术——从涂鸦中寻找并发展出一幅图像，作为一种让孩子们对绘画过程产生兴趣并从中提取无意识材料的方法。

美国的艺术治疗

艺术治疗在 20 世纪中期形成了自己的专业领域，Margaret Naumburg 和 Edith Kramer 在他们的著作中阐述了这一点。这些先驱者是心理学第一种流派的一部分。他们都深受弗洛伊德精神分析理论的影响，都相信潜意识的力量在艺术创作过程中发挥了作用。然而，他们以不同的方式应用了弗洛伊德的原理。Naumburg（1966）提出艺术允许发现和外化无意识材料。在她的方法中，动力取向的艺术治疗、艺术作品和艺术创作主要作为一种象征性话语的形式，其内容可以促进精神分析的进程。在 Kramer（1958）的方法里面，艺术是一种精神疗法，艺术创作促进了不可接受的无意识材料的升华。她坚持认为，它允许混乱的、初级的过程材料被引导到建设性的和有序的经验中去。

行为主义，20 世纪早期的第二种流派，对艺术疗法发展影响较小。行为主义者使用科学的方法来研究可观察到的现象——他们对不可观察和测量的精神事件不感兴趣，如想象、记忆和潜意识（Roediger, 2004）。这些过程，以及艺术固有的其他元素：如创造力、视觉象征及参与艺术创作的治愈性，在当时都不属于行为科学的范畴。同时,这些特征引发了基础艺术治疗学家的极大兴趣。他们通常是艺术教育工作者或艺术家,而不是治疗学家,他们不是在实验室工作,而是在学校、机构和医院工作。

例如,在美国,堪萨斯州的美术教师和美术学院的竖琴师Mary Huntoon从20世纪30年代到50年代一直在工作室里与精神病患者和"二战"老兵一起工作,专注于将艺术表达作为一种治疗过程(Wix,2000)。在东海岸,Cliff Joseph,Myra Levick和Edith Kramer在1967年帮助建立了美国艺术疗法(Joseph,2006)。Joseph在普拉特学院任教,这是1970年发起的第一个艺术治疗项目。Joseph是一名民权活动家,在促进多元文化背景下的艺术治疗实践方面很有影响力(Riley-Hiscox,1997)。

英国的艺术治疗

英国的艺术治疗也出现在草根阶层,在艺术家Adrian Hill和Edward Adamson的合著作品中可以看到。虽然他们都不被认为是艺术治疗师,但他们都拥护艺术创作的治愈作用,Hill(1945)被认为是"艺术治疗"的提倡者。Hill曾利用艺术帮助人们从疾病中恢复过来,他教授艺术课程,并在医院和机构组织艺术展览,也帮助其他人这样做。Adamson看到了Hill的工作,并受到启发,在精神病机构中创建工作室,给病人机会用艺术表达自己(Guttman & Regev,2004)。Adamson反对将病人的艺术作品用作精神分析——相反,他采用了更多的人本主义信念,例如,拥有机会在一个安全且鼓舞人心的环境里创造艺术本身就是治愈的。

人本主义与艺术治疗

人本主义也在艺术治疗的实践演变中出现了。例如，Mala Betensky（1977）将艺术疗法与现象学相结合——潜意识的个体主观体验的研究。Betensky认为，心理动力艺术疗法与艺术本身作为治疗方法并不能充分地解释创作过程。Betensky从线条形式、颜色、形状和符号的构成要素出发，将艺术表达概述为，从我们的基本需要出发，不仅要用手做东西，而且要在作品的图案中寻找更深层次的意义，并将其转达给他人。通过视觉感知，艺术治疗可以启发各种自我探索，从而实现内部世界与外部真实世界的整合（Betensky，1977，p. 179）。

Janie Rhyne，另一个有影响力的人本主义艺术治疗师，专注于她所谓的格式塔艺术体验。她将Rudolf Arnheim的同构原理——她认为艺术作品中的视觉元素可以直接与艺术家的内部经验相连接。她运用视觉思维帮助客户感知图像，使客户看到的是整件艺术作品，而不是艺术元素。Rhyne通过简单的绘画活动来提升自我觉察，比如"从你所在的地方开始，让你自己与你的所思所感直接连接"，预示了当前对正念的关注（Rhyne，1973，p. 102）。

艺术治疗教育家Bruce Moon（2009）阐述了一种艺术治疗的存在主义方法，强调"人类存在的终极关注点"——意义、孤独、痛苦、自我、生命的目的和死亡。他认为，艺术允许表达存在的焦虑，并有助于弥合我们与他人之间的隔阂。Moon鼓励艺术治疗师和客户一起创作艺术作品，不仅是为了见证和致敬他们的痛苦，也是为了参与共同的艺术之旅。

Sliverstone（1997）发展了以人为中心的艺术治疗，这种疗法应用了Rogers的准则——真实连接与无条件地积极关注艺术治疗。许多艺术治疗师自然地被这种方法所吸引。他们敏锐地意识到,艺术创作在本质上向我们展示了创造性和自我实现的美德,并在与客户打交道时采用了以客户为中心的方法。其他艺术治疗师在他们的工作中融入了人本主义的方法。例如,Rogers的女儿Natalie Rogers(1993)将她父亲以客户为中心的方法与舞曲、艺术和诗歌相结合。Shaun McNiff(1992),另一位艺术疗法的先驱,采用了一种多模式的方法来"创造一种想象疗法"。

艺术治疗的发展模式

在20世纪50年代末,艺术教育家Viktor Lowenfeld(1957)的工作建立在Jean Piaget的儿童发展理论基础上,该理论认为,儿童只有在经过认知发展的特定阶段时才能完成某些任务。Lowenfeld发现,孩子们在艺术发展方面也经历了同样的阶段。例如,孩子们首先涂鸦,然后,随着精细化和大肌肉运动技能的发展,涂鸦变得更加可控和精细化,直到可识别的代表性意象出现。随着时间的推移,孩子们的审美、社交、身体、智力和情感的成长会促使他们形成越来越复杂的想象。

Rhoda Kellogg(1967/2007)进行了有关儿童艺术发展的研究,收集了近百万幅儿童绘画作品。像Lowenfeld、Kellogg确定了具体的视觉元素,如涂鸦、图表、放射状图、曼荼罗图案、人类和动物之类的事物出现的各个阶段(参见儿童艺术收藏网站)。

Rawley Silver(2001)观察到,语言缺陷常常会掩盖智力,而意象可以帮助评估和发展认知技能。Silver使用了一系列刺激图画来确定孩子的智力发展水平。这包括一系列的练习，这些练习测量了在不相关的物体之间建立想象关系的能力，重建视觉安排（按照特定的顺序画出形状），以及按照顺序投射变化（从吸管中如何啜饮会减少玻璃杯中的液体）。

由Kagin和Lusebrink（1978）开发的表达性治疗架构（Expressive Therapies Continuum, ETC），将图形和认知发展纳入我们对大脑功能和信息处理的理解中。这个基本结构描述了从自发的自由形式活动到思想、感觉表达的不同层次的视觉表达。ETC为我们提供了一个指南，帮助我们理解媒介的选择如何反映大脑的处理水平，以及如何影响我们作为艺术治疗师，有意识和直觉地为客户选择媒介和方向（Hinz, 2009）。

艺术疗法的认知行为取向

Marcia Rosal可能是与艺术疗法的认知行为取向（CBAT）最相关的艺术治疗教育家。Rosal（2016）观察到，虽然大多数艺术治疗师不认可认知行为疗法，但如果他们正在教授减压、问题解决、情绪调节、转变观念和提高自我效能的策略，他们可能会直觉地使用认知行为疗法。Rosal认为，CBAT的核心是将压力和创伤性思想、行为和事件形象化并重新构建。

Rosal（2016）发现认知行为策略在艺术治疗中的应用有多种方式：从困惑和不正常的想法与感觉中发展出有组织的图式，经由探索和分析产生感觉的个人构念来调节情绪反应，通过处理刻板的认知构念产生的刻板反应来管理愤怒；解决问题和应对问题的方法包括改变不正常的思维方式、塑造亲社会行为的模型、换位思考、放松、形象化、压力管理和对创伤记忆的系统脱敏。

Malchiodi 和 Loth Rozum（2011）也探索了认知行为策略在艺术疗法中的应用。他们认为，艺术可以帮助识别潜藏在消极思想背后的图式，重新建构消极体验，并体验更多的积极假设。Czamanski-Cohen 和他的同事（Czamanski-Cohen, Sarid, Huss, Ifergane, Niego, & Cwikel, 2014）对 CBAT 进行了研究，研究对象是遭受疼痛、焦虑困扰和抑郁的女性，让她们先聚焦于症状进行艺术创作，然后结合心理教育策略来获得修改她们作品的应对资源，以使图像更具适应性，症状更加易于管理。

艺术疗法的其他发展

艺术疗法是伴随着心理健康领域的其他发展而产生的。Kwiat-kowska（1967）阐述了一种家庭艺术治疗的系统方法，Landgarten（1981）在她与家庭的工作中结合了心理动力学和系统理论。许多艺术治疗师都在网上写过申请。艺术治疗的理论适用于特定的人群和多样的环境——发育迟缓的人、精神病患者、饮食失调的人、有行为问题和学习障碍的孩子、药物滥用者、认知与身体状况退行的客户、垂死的病人、囚犯等等，不胜枚举。

艺术疗法和医疗模式

尽管我们有不同的跨学科根源，但艺术治疗作为一种职业已经逐渐向医疗模式靠拢。艺术治疗师 Randy Vick 观察到医疗设施"长期以来一直作为艺术治疗领域的重要孵化器"(2003, p. 6)。他还说,"无论是好是坏,如诊断、疾病、治疗等医疗模式,对西方心理治疗中的大多数学派的发展产生了重大影响,包括艺术治疗"(2003, p. 6)。

正如咨询、社会工作、心理学和其他心理健康领域的大多数培训都围绕着医疗模式展开,现在大多数艺术治疗研究生项目也是如此。例如,由于我们的领域试图在管理式护理和心理健康的文化中保持相关性,我们现在的大多数研究生项目包括评估和诊断。此外,与治疗计划相关的培训通常是基于识别客户症状的问题、功能障碍和人际冲突。

艺术治疗评估,如绘画组诊断(DDS)(Cohen, Mills, & Kijak, 1994)和艺术治疗形式元素量表(FEATS)(Gantt, 2009),大多呈现他们的贡献或与 *DSM* 的诊断相关的能力。甚至画画任务的标题听起来也有更少的临床性和更多的隐喻性,如"鸟巢绘画测验"(Kaiser, 1996),"摘苹果行为评估"(PPAT)(Gantt, 1990),"桥梁绘画测验"(Hays & Lyons, 1981),或者"道路图绘画测验"(Hanes, 1995),主要用来评估功能障碍和病理。

此外,艺术疗法教育家 Sarah Deaver 观察到这一领域大多数研究都集中在偏离正常的绘画方面,这些方面被认为代表了失调、损伤和干扰,而不是在正常的基础上(2009, pp. 4-5)。近来,艺术治疗研究人员已经开始尝试建立儿童艺术作品的"正常"基线(Bucciarclli, 2011)。

Congdon建议我们从关注精神疾病转向发展艺术治疗理论，这一理论承认"标准化地解决问题"（1990, p. 19）。我们可能会说，艺术治疗一如既往地就像心理学一样，可能会因为过于关注精神疾病和症状学而受到批评，以至于忽视了"正常"的含义，却还要与日常生活的挑战作斗争。此外，由于"正常"和"健康"并不总是相同的，艺术疗法也可能超越建立标准，发展出明确和系统的心理健康和幸福指标（Chilton & Wilkinson, 2009; Betts, 2012）。

艺术治疗一直努力保持其独特的身份，同时试图在医疗模式和专业市场中开辟一个可操作的领域。尽管艺术治疗师受雇于各种各样的场所——精神类部门、学校、诊所、流浪者收容所、社区卫生机构和美术领域——但他们有时会发现自己不太适合这些场所，艺术疗法对机构来说常常是一个局外人，难以管理——它不是严格意义上的口头心理治疗、艺术指导或娱乐。在这些环境中为职位谈判的艺术治疗师已经被误认为是顾问、活动治疗师、职业治疗师和艺术导师。他们独特的技能组合——一半是艺术专家，一半是治疗专家，常常处于一种两难的境地。

我们是谁？

艺术治疗固有的跨学科性质，自其最早形成以来，在我们的职业发展过程中创造了一个有趣的动态。艺术治疗先驱Elinor Ulman（2001）认为，艺术治疗师通过平衡艺术创作和心理治疗，创造了一种简化心理治疗过程的综合体。她解释说，尽管艺术治疗师可能在任何时候牺牲艺术成就来换取洞察力，反之亦然，但他们的技能在于不偏离这两者太远，以免失去效力。

Judith Rubin在20世纪60年代的早期作品中以"艺术女士"的身份出现在电视节目《罗杰斯先生的邻居》(*Mister Rogers' Neighborhood*) 中，这让她在主流文化中获得了持久的地位，她的职业生涯的大部分时间都在以通俗易懂的方式解释艺术治疗的过程。在1982年发表的一篇名为《它是什么和不是什么》的文章中，Kubin巧妙地提出了艺术疗法的挑战——因为从表面上看，艺术疗法很像出于教育与娱乐目的的艺术，所以很容易被混淆。然而，正是这一阶段的主流意图决定了治疗性艺术与其他艺术的区别，这是许多人都忽略的细微差别。

Kubin (2011) 认为结合艺术部分和治疗部分的协同作用使得艺术治疗与单独的这两个部分要复杂得多。在这两者之间所需的延伸培训，很少被该领域之外的从业者所理解和欣赏。尽管他们常常"懂得"艺术治疗的有效性，但他们不懂得艺术治疗所需要的微妙平衡。

像Pat Allen (1992) 这样的艺术治疗师指出，社会和经济上的压力导致这个领域集群化，而这是以牺牲它的独特性为代价的。此外，由于执行许可问题，许多艺术治疗师不得不在咨询或者其他领域进行交叉培训，如婚姻和家庭治疗，经常需要参加额外的课程来满足国家认证的要求。这可能需要重复研究生艺术治疗培训中包含的内容，如诊断、评估、伦理学，甚至是基本的咨询——但都是在艺术疗法的保护伞下教授的。

例如，弗吉尼亚没有艺术治疗师的执照。因此，乔雅为了在弗吉尼亚的一个药物和酒精治疗中心做一名艺术治疗师，不得不成为一个注册药物滥用顾问。尽管她有一个创意艺术疗法的博士学位，是一个全国注册和协会认证的艺术治疗师，且拥有马里兰州艺术治疗师执照，她还是不得不参加额外的课程和综合考试，更不用说完成继续教育需要的时间和费用，获得额外的督导和维护其他这类认证所缴的年费。

相反，推动执业许可和循证治疗实践的好处之一是，今天接受艺术治疗培训的学生与20世纪90年代或之前接受过培训的学生，对该领域有更深入的研究理解。此外，他们也没有经历艺术心理治疗和艺术本身作为治疗方法之间的冲突，也就是说，艺术的象征性交流能力与艺术过程中内在治愈性之间的冲突，这正是令许多早期艺术治疗师纠结的。值得庆幸的是，当前的研究证实了这两种方法的有效性（Hartz & Thick, 2005; Wadeson, 2002）。

在艺术治疗过程中，我们也对神经科学和身心作用有了更多的理解（Chapman et al., 2001; Chilton, 2013; Belkofer & Konopka, 2008; McNamee, 2005; Hass-Cohen, Kaplan, & Carr, 2008; Lusebrink, 2004）。例如，Perry（2009）发现创造性的艺术可以积极地调节大脑的核心功能，从而影响心率、血压和体温。我们对艺术过程本身的治疗性也有了更丰富的认识，即艺术创作不仅引导好斗的冲动，更多的是将其升华。相反，它现在被认为有多种可测量的治疗效果，如减少焦虑、诱发放松反应、促进表达、培养创造力、诱发心流、提升专注与反思的能力，促进多元化思考和意义形成，并产生掌控感（Czamanski-Cohen, 2016）。

积极艺术治疗作为第四种流派的艺术治疗的一部分出现

回想一下，我们似乎正处于第四种流派的中间，这是一个跨学科、超越个人的时代，它以更广泛的身心整合挑战了医疗模式的还原论。我们在艺术治疗领域也看到了这种趋势。例如，Michael Franklin 和他的同事将超个人心理学和传统的智慧融入艺术治疗的实践和培训中 (Franklin, 2016, 2010; Franklin, Farrelly-Hansen, Marek, Swan-Foster, & Wallingford, 2000)。Farrelly-Hansen (2001) 编辑的名为《灵性和艺术治疗：生活的联系》(*Spirituality and Art Therapy: Living the Connection*) 一书，书中介绍了许多我们所知道和喜爱的艺术治疗师的贡献。

此外，随着东方的精神实践逐渐进入更广泛的心理学领域，类似的实践也出现在艺术治疗领域。例如，艺术治疗师将正念技能与艺术疗法相结合，以增加对消极情绪、情绪调节和冲动控制的耐受力 (Monti et al., 2006; Peterson, 2013; Heckwolf, Bergland, & Mouratidis, 2014; Huckvale & Learmonth, 2009)。Laury Rappaport (2013) 编辑了《正念与艺术疗法》(*Mindfulness and the Arts Therapies*) 一书，概述了当前这一领域的工作。Rappaport (2008) 也发展了聚焦-取向艺术疗法 (Focus-Oriented Art Therapy, FOAT)，它包括关注感觉，即通过身体的感觉来了解我们的感觉和认知，从而绕过认知思维的局限。

艺术疗法已经与其他新兴疗法相结合。例如，Shirley Riley (2013) 将社会建构主义理论应用到叙事艺术治疗中，观察到艺术在创造"旧剧本的新解决方案"中特别有用 (p. 284)。Mooney

（2000）也这样做了，将焦点解决干预融入艺术治疗。Mcnamee
（2005）、Talwar（2007）、Tripp（2007）等将艺术疗法与眼动脱敏
与历程更新（EMDR）相结合，通过将双侧刺激与正负向认知、艺术
创作相结合来整合创伤性记忆。

不仅我们，包括艺术治疗师都在艺术治疗中提升社会公正，并
提高文化影响在塑造我们的交叉性方面的认知能力（Gipson，2015；
Hocoy，2005；Junge, Alvarez, Kellogg, & Volker，1993；Potash，
2011，2005；Talwar, 2010；Talwar, Moon, Timm-Bottos, & Kapitan，
2015）。我们注意到，社会公正是一种人格力量，它与艺术治疗师
的情感是天然一致的。他们中的许多人默默地（或大声地）坚持主
张拥护那些经常被忽视的、遗漏的和未被充分关注的人的需求。另
外，艺术治疗师们知道，即使他们心爱的客户的声音不一定总能被
听到，但他们的作品给了他们一个可以被看见的机会。

在某种程度上，作为第四种流派的艺术治疗反映了一个多元化
职业仍然在寻找一个内部工作的方式，但也在颠覆与吸收医疗模
式。积极艺术疗法就是在这种环境下应运而生的。我们注意到，学
生、从业者和研究人员都对幸福感和积极心理学的科学如何与艺术
疗法的研究和实践交叉、合作和支持非常感兴趣。例如，Rubin最
新出版的《艺术治疗的方法：理论与技术》（*Approaches to Art
Therapy: Theory and Technique*）和Gussak与Rosal合编的《威利
的艺术疗法手册》（*The Wiley Handbook of Art Therapy*）是该领域
最具开创性的教科书，都包含积极艺术疗法的章节（Chilton &
Wilkinson，2016；Isis, 2015）。

积极艺术疗法的学术研究

此外，艺术疗法的学术研究也在不断发展，它涉及很多 PERMA 和幸福元素。例如，使用积极的心理工具，如生活质量测量，证明艺术疗法对癌症患者健康的总体影响 (Nainis et al., 2006; Öster et al., 2006; Puig, Lee, Goodwin, & Sherrard, 2006; Svensk et al., 2009)。Delue (1999) 对学龄儿童进行了研究，验证了绘制曼荼罗会诱发放松反应。研究还表明，艺术可以修复情绪，增加积极情绪 (Babouchkina & Robbins, 2015; Bell & Robbins, 2007; Kimport & Robbins, 2012; Smolarski, Leone, & Robbins, 2015)。积极的艺术创作似乎会产生更多积极情绪 (Dalebroux, Goldstein, & Winner, 2008; De Petrillo & Winner, 2005; Henderson, Rosen, Sotirova-Kohli, & Stephenson, 2009; Manheim, 1998)。

艺术治疗和艺术创作也与健康的其他方面紧密联系。例如，Visser 和 Op't Hoog (2008) 在对癌症患者的研究中发现，创造性的艺术疗法促进了积极的社会互动和应对技能。Trauger-Qwerry 和 Haghighi (1999) 坚信艺术疗法能帮助癌症患者减轻痛苦，并帮助他们在面对癌症导致的死亡挑战时感到更加平静。Reynolds 和 Prior (2003) 还发现，艺术疗法有助于转移癌症患者对疼痛的注意力，有助于恢复自我形象，恢复对未来的规划能力，填补职业空白，并给他们提供一种选择感和掌控感。

Öster 和同事 (Öster et al., 2006; Öster, Magnusson, Thyme, Lindh, & Åström, 2007) 证实艺术疗法改善了女性癌症患者的自我形象、生活质量和应对技能，特别是在社会支持方面。Svensk 和同事（2009）报告说，艺术治疗干预提升了治疗中的乳腺癌患者的身心健康、自我形象和未来目标感。Czamanski-Cohen（2012）和Czamanski-Cohen及其同事（2014）发现艺术疗法能帮助慢性病患者更好地应对他们的症状，管理困扰，在治疗中作出努力的决定，以及调和他们对过去所做的治疗选择的矛盾感受。

积极心理学联合创始人Mihaly Csíkszentmihályi（1991）对心流的研究也为艺术治疗师所学习（Kaplan，2000；Malchiodi，2006；Lee，2009，2013；Chilton，2013；Burkewitz，2014；Hovick，2014）。例如，Voytilla（2006）发现，在开放式工作室的艺术环境中，参与者在艺术创作过程中体验到可测量的心流。Hovick（2014）认为，使用Cane（1951）的手势动作——比如手臂的动作，让参与者对艺术过程产生热情，能增强心流状态的内在价值。心流会带来参与感、掌控感和成就感，这些因素在艺术治疗中都是非常重要的（Kramer，1971）。

其他艺术治疗师也在讨论与PERMA有关的话题。例如，Darewych（2013，2014）修改了评估乌克兰孤儿和英国、加拿大大学生的希望和生活意义的"桥梁绘画测验"（BDP）。她发现，让人们画一座有路的桥，并讲述他们所做的事情，是探索人生意义和目标的有效工具。与"意义存在"得分较低的参与者相比，得分较高的参与者在他们的想象中画出了更多的资源-生活-意义的道路（如关系、职业和灵性）。

Betts（2012）提倡积极的艺术疗法评估，包括利用优势和评估过程来建立治疗联盟。在专业发展领域，Hinz（2011）激发了艺术学院的艺术家们采取积极伦理决策方法，从基于恐惧的风险管理视角转向更有抱负的追求伦理卓越。Riddle夫妇（2007），在与男性艺术治疗师的研究中，他们使用行为价值观问卷，得出的结论是，除了其他优势外，他们还拥有"对美好和卓越的欣赏"和"对世界的好奇心和兴趣"。Riddle夫妇推测，所有艺术治疗师都有这些优点。

在接下来的章节中，我们将更详尽地探讨这些问题，就在我们写这本书的时候，我们期待着对幸福、积极心理学、创造力和艺术疗法之间相互作用的兴趣、学术和研究持续增长。

积极心理学家认识到创造性艺术疗法的价值

当我们继续概念化积极艺术治疗时，我们的目的不仅是说明艺术治疗师如何能从学习更多关于幸福的科学中受益，也是阐明艺术治疗如何独特地有助于改善心理健康和幸福。

因为艺术治疗是一个很小的领域，其研究基础也很有限，它还没有得到积极心理学领域的广泛认可。然而，不像在更广泛领域的心理健康艺术治疗，常被认为是"真实"疗法的次要或辅助手段。在积极心理疗法中有一个广泛的假设，即创造力和艺术在我们的幸福生活中具有重要作用。例如，Peterson和Seligman观察到"创造力通常被视为心理健康和情感状态的标志。事实上，各种艺术和音乐疗法的出现，提高创造性地表达以促进精神状态的调节和改善"（2004，p. 96）。例如，当我们参加2009年的IPPA大会时，我们参与了艺术治疗师/教练Poppy Spencer的艺术治疗焦点小组。在这个会议上，澳大利亚心理学家Dianne Vella-Broderick (2009) 发现，大多数研究积极心理学的干预措施已经集中在口头和书面活动中，而非语言干预可能对某些群体更有用。最近，艺术和音乐疗法已出现在《积极心理学实践》(*Positive Psychology in Practice*) 教科书里康复心理学的那一章里面 (Peter, Geyh, Ehde, Muller, & Jensen, 2015)。

积极心理学家Barbara Fredrickson (2009) 建议建立作品集或剪贴簿，包括照片、图片、诗歌和鼓舞人心的信息，以觉察和庆祝那些启发与激励我们的事物。Michael Steger阐述了接纳承诺疗法与积极心理学之间的交叉，他建议，作为一种从客户那里激发"成长叙事"的方式，他们应该成为"摄影记者"，记录"是什么让他们的生活有意义"(Steger, Sheline, Merriman, & Kashdan, 2013, p. 235)。Michael Frish发展了生活质量疗法，将创造性自我表达定义为每个来访者幸福"炖汤"的一味主要原料 (2006, p. 281)。

此外，Diner和Ryan (2009) 发现，许多有效的积极心理学干预是基于认知行为疗法和活动理论的结合。他们以心流理论为依据，提出旨在改善幸福感的干预措施，如果与本身具有吸引力和回报的活动结合起来是最有效的。他们注意到许多积极心理学家，如Lyubomirsky、Frisch、Seligman、Rashid和Parks均建议将促进积极思考和改善情绪的策略与相关的令人愉快活动结合起来。艺术自然属于这一类。事实上，研究发现，参与艺术活动可以增加心理治疗的留存率，仅仅因为它是令人愉快的 (Pizarro, 2004)。

积极艺术治疗实践

在过去的10年里，我们接触了许多将艺术治疗和积极心理学相结合的艺术治疗师。例如，当我们对积极艺术疗法有自己的想法时，横跨地球的澳大利亚艺术治疗师 Megan Boothh 和心理学家 Jane Sleeman 已经对此议题形成了自己的观点。他们开发了"优势盒子"，这是一个由150张漂亮的优势卡组成的集合，我们经常用这些优势卡来帮助客户识别性格优势（Booth，2007）。我们有机会在第二届 IPPA 大会上见到 Megan，但遗憾的是，Jane 已逝于癌症。Megan 仍然在践行她们的使命，把创造力和艺术带到积极心理学的实践中来。

两位法裔加拿大艺术治疗师，Jacinthe Lambert 和 Diane Ranger（2009），还将他们的方法记录在《艺术治疗和心理学》（*L'art therapie et la Psychologie positive*）中。在美国，Patricia Isis（2015）将积极艺术疗法与正念融入她对青少年的实践中，Cathy Malchiodi 在普雷斯科特学院的研究生创造性艺术项目中教授积极心理学和艺术疗法。

在田纳西州，艺术治疗师 Paige Scheinberg 结合了她"对艺术治疗、积极心理学、幸福、艺术、设计、探索与生活的热爱！"开发了健康艺术项目，正如我们所看到的，Paige 观察到，在她工作的所有机构中，都把重点放在"人们有什么问题，他们有什么标签，以及我们如何与他们合作以减少他们的症状"（在人际交往中）上。从那时起，她把倡导与教育艺术疗法和积极心理学实践作为自己的使命。

> 对我来说，积极心理学和（积极）艺术疗法已经成为一种生活方式……在我的人际关系中，在我的目标中，在我的日常生活中，我努力去体验快乐和幸福的科学。而且，我越投入其中，越享受生活，我就越快乐，越"成功"！（个人交流，2016）

我们的学生也教我们如何将积极的精神分析世界观融入我们的生活中。例如，乔治·华盛顿大学艺术治疗专业的毕业生Amelia Zakour写信给我们说：

> 积极心理学与艺术疗法完美地结合在一起，因为这两个领域本质上都以优势为中心、以客户为导向。在我与病魔打交道的过程中，艺术创作本身就是一种力量、一种收获。通常情况下，客户躺在床上无所事事或被动地看电视剧。因此，当客户感到有足够的力量选择一种材料时，我就把它看作一种优势。个体优势的发掘与肯定对每一个成年客户同样重要。我们生活在这样一种文化中，它经常要求我们审视自己的缺点，却很少让我们赞美自己的优点。当我问我的客户她的优势时，她连一个都想不出来。因此，我们一直在通过诸如优势之石和写下积极肯定的指示来探索这一点。这些肯定从简单地确认她当天做得好或享受的一件小事开始。（个人交流，2016年3月5日）

尽管许多书都强调如何将积极艺术疗法应用在我们的客户身上，但最后觉得最重要的是思考如何将它直接应用到我们自己的生活中。探索积极艺术治疗领域，它不只是一种智力练习，而且是一种心理、身体和精神的完全沉浸。这意味着我们会体验到更多的积极情绪，我们会发现我们从消极情绪中得到的好处，我们学会了调节消极情绪，或者像艺术治疗师Tiffanie Brumfield所说的："感受消极情绪里的积极。"这意味着我们需要更多的创造力和心流；我们认识到并更多地参与到我们的激励优势中来，我们成为优势的发现者，我们赞美我们在这个领域与他人分享的独特优势。

把积极艺术治疗带到我们的生活中，也意味着我们找到了给我们的生活带来激情、目标和意义的东西。这意味着我们用艺术的过程来审视我们对这个世界的预设和信念，来讲述我们的故事。如果需要的话，我们会把这些故事转换成更有积极意义，从我们所遭遇的逆境中体验成长和韧性。

这意味着我们将艺术治疗的过程作为我们胜利的见证。它意味着我们能从自己创作的艺术作品和我们的工作中找到一种成就感和自豪感。最后，因为实践积极艺术治疗的路径提高了我们的生活质量，我们体验到更多的满意和更享受我们的工作。这将使它更具有可持续性，使我们能够更好地帮助我们的客户、我们的社区和整个人类。

在接下来的章节中，我们将概述积极艺术治疗的理论和实践。如前所述，我们将使用PERMA模型来建构这个内容。在此之前，我们先向大家介绍一下《积极艺术治疗宣言》，它强调了我们对积极心理学的想象是如何对艺术疗法产生积极影响的，同样，它也展示了艺术疗法给积极心理学领域带来的独特优势。

问题讨论

1. 与你交往的人/机构如何看待艺术疗法？与你工作场所的其他职业有何区别？

2. 你有看到医疗模式是怎样影响你的艺术治疗实践的吗？

3. 经济压力和执照要求是如何影响你作为一个艺术治疗师的实践能力和专业选择的呢？

4. 当你对积极心理学有所了解时，你或其他人可能已经在实践积极心理学的哪些方法呢？

插曲：积极艺术治疗宣言

如何用积极心理学改造艺术治疗

- 应用：

  ①在治疗的各个阶段为不同能力/残疾的客户提供服务

  ②在治疗的所有阶段

  ③在任何情况下

- 确认但不要停留在问题和创伤史上

- 引导积极情绪，如希望和普遍性的感觉：

  ①使客户对治疗过程感到温暖

  ②培养他们参与需要努力和/或风险的行为的意愿

  ③增加对治疗的投入

- 为客户赋能：

  ①当他们感觉更好的时候发现例外

  ②想象一下体验更多的幸福是什么样子

  ③探索幸福和福祉对他们意味着什么

  ④认识到帮助他们坚持不懈的优势和资源

  ⑤确定可能导致功能失调的行为背后的积极动机

- 教导客户，让他们知道哪些因素会影响幸福和福祉

- 教导客户积极情绪和消极情绪的益处
- 提供策略来调节积极情绪和消极情绪：

  ①对所有的情绪更加留心

  ②控制消极情绪——减少但不是消灭消极情绪

  ③增加积极情绪对消极情绪的比例
- 通过使用积极关注的指令来改善情绪
- 通过激发积极情绪来提升创造力
- 通过提升创造力来促进心流的治愈效果
- 教导客户了解相关优势：

  ①确认和发展优势

  ②分清激励与消耗之间的区别

  ③与他人合作，管理弱点并完成让人精疲力尽的活动

  ④发展优势的技能——发现他人的优势
- 探索意义、目标、价值、愿景、使命、兴趣和激情
- 要认识到，与面对创伤后压力的挑战相比，客户更喜欢体验创伤后成长
- 通过提升积极情绪，增加创造力，体验心流，以及关注优势、信念、世界观和意义目标来转换感知
- 找到积极意义，促进创伤后成长，通过转变观念来增强韧性，体验感激、欣赏、洞察、改善关系、赋能、可能性和积极改变的感觉
- 增加我们自己的幸福：

  ①探索我们关于幸福的概念

②确定将我们带向艺术治疗的独特优势、价值和信念

③通过发展优势创造我们工作中的可持续性来激励我们、重振我们的信心，并将我们带进心流

④尽量减少消耗我们的学习优势

⑤发现什么带给我们生活的激情、目标和意义

⑥找到我们面对困境时的积极意义

⑦增加我们工作中的同情满意度、成就感和自豪感

- 建立积极的道德规范，确立我们的道德标准的价值观和愿望，而不是采取一种旨在避免违反道德的风险管理方法
- 运用督导来探索我们工作的道德层面，而不是坐等解决道德困境
- 为我们的先驱者、领导者和组织庆祝他们为推进艺术治疗领域所做出的贡献
- 与积极心理学和其他领域的研究人员合作，研究艺术创作、艺术治疗和幸福感之间的相互作用
- 庆祝艺术疗法给心理健康行业带来的独特优势
- 利用这些优势解决紧迫的社会需求，帮助我们的合作机构、艺术治疗领域、我们生活的社区及促进整个世界的繁荣昌盛

艺术疗法如何改变积极心理学

艺术疗法

- 通过提供艺术材料和创作场所来加速治疗联盟；

- 通过视觉刺激和感觉运动、艺术品的动觉操作，安全地促进情感交流和情感联系；

- 通过视觉化和阐述积极的状态，来促进未来导向、希望和乐观思维；

- 鼓励好奇心、创造力、游戏和实验；

- 诱导积极的情绪（享受、兴趣、娱乐）来参与游戏行为；

- 积极分散身体疼痛和情绪困扰；

- 通过并参与愉快的艺术活动或通过合作艺术创作（壁画、马赛克、集体曼荼罗等）来培养团队的凝聚力；

- 通过指令和艺术媒体提升心流，以优化技能/挑战平衡；

- 通过专注地参与和心流体验来引发放松反应；

- 为群体的心流体验提供亲社会的渠道；

- 通过检索部分意识、内隐和外显的思想、感觉和其他方式无法获得的记忆，提供一种高效的信息处理形式；

- 通过促进不受审查的外部化和内部过程的表达——从本我到自我、从自我到他人的信息——来创造沟通的捷径；

- 同时唤起并提供机会来调节强烈的情绪；

- 鼓励更细致地表达思想和情绪，包括积极的和消极的；

- 促进对思想和感觉（正念）的意识和距离，以及更客观地反映它们的机会；

- 提供一种视觉特征，无论多么简单/原始，都是独特的，并有助于提高意识：

  ①同一性

②人格

③趋向积极/消极的情绪

④身体条件

⑤信仰/世界观

⑥记忆

⑦价值、激情、目标和生活的意义

⑧内部/外部资源

⑨性格优势

⑩他人的优势（治疗关系的内部和外部）

⑪人际动力

⑫韧性

⑬动机

⑭目标

⑮归因的解释风格（乐观的/悲观的）

⑯成长型/固定型思维

⑰对媒介的感觉

⑱通向目标的信念

⑲知觉模式、认知偏见和洞察力

⑳与幸福息息相关的信念

㉑成就感

- 通过作为一个完形—统一的整体看到自我同一性的不同方面，来有机地改变感知；

- 通过在艺术作品制作过程中出现的比较与对比的隐喻，促

进对意义和感知的复杂探索:

①制作艺术品的过程

②可视化元素

③艺术作品的意向

④与之相关的语言联系

- 通过揭露部分自我、记忆和经由视觉意象的意识来提高积极性,寻找益处和创伤后成长;
- 改变"故事",创作新的叙事,包括更多力量感知,特别是那些创伤和丧失的体验;
- 通过接受和挑战消极信念的细微差异来培养乐观主义和"关注好的方面";
- 通过描述我们之前未见的人际关系的动态和优势(爱、欣赏、感激、同理心、激情和宽恕)来提高积极性;
- 通过举例说明在高度个性化的视觉语言中什么是重要的和相关的,将愿望可视化,并完成更加和谐的目标;
- 阐述潜在的障碍;
- 提供"虚拟"探索的机会和众多可能性和解决方案的实验;
- 自由地完成些什么——艺术创作!
- 鼓励冲动控制、技能建构,尝试新的行为,自治;
- 提升自我效能感、自豪感和对结构的掌控感;
- 为治疗进程提供一份看得见的记录;
- 揭露反映自我核心部分的反复出现的视觉和隐喻主题;
- 列出需要持续关注的问题和需要更多关注与额外资源的领域;

- 为治疗的发展提供具体的证据：显示一致性并突出变化；

- 提供"价值化"的机会——庆祝进步；

- 在团队中，通过观察其他成员的作品，并见证他们探索其视觉内容和隐喻，以增强团队凝聚力，培养对他人长处的欣赏和同理心；

- 通过制作响应艺术，帮助治疗师更多地了解他们的客户和治疗联盟的主体间动态；

- 通过分享响应艺术，与客户共同参与艺术创作，深化治疗联盟；

- 鼓励对更广泛元素的新感知，如审美感、灵性，在世俗中发现神圣；

- 超越并挑战医疗模式的简化论者，通过提供复杂和个性化的信息来关注问题、症状和诊断；

- 通过我们工作的独特视角，来丰富督导与咨询：
  ①职业认同和职业抱负
  ②和客户、同事、主管、工作场所和其他机构的关系
  ③伦理维度和伦理困境

- 增加艺术、艺术治疗和健康的认知基础；

- 采用研究方法，例如基于艺术的研究，这符合我们的独特优势，使参与者能够发现难以通过其他方法获得的知识；

- 建立社区并为社会行动提供新的方法；

- 让世界更美好！

第五章　积极情绪和情绪调节

　　我们大多数的研讨会都以一个简单的练习来开始："想三件今天早上进展顺利的事情或三件你很感激的事情"（Seligman, Steen, Park, & Peterson, 2005）。一些小小的幸福常常被提及："我在附近找到了一个停车位"或"我喝了一杯美味的咖啡"，更有分量的想法也会出现："我感谢我的丈夫和孩子"，"我能走路和说话"，"我有能力工作养家"，尽管我们中的大多数人在被问及具体问题时，都能很容易地辨别出生活中什么是正常的、好的事情，但因为消极偏见，我们往往更容易被问题困扰，更容易偏离事情"应该"的方向。

　　换句话说，我们的大部分经历都是积极的——也就是说，我们可以散步、聊天、吃饭、工作和玩耍。当某些东西破坏了这条基线时，它自然会吸引我们的注意力。这是有意义的——它意味着有可能需要管理我们的关注点。回到照片的比喻，你可以说好的事情充当了背景，它框定了画面，但它不那么明显，甚至可能被忽视；然而，困难，就像主体一样，在画面的前景中显得更加鲜明。所以，我们用"三件好事"的练习，把积极的整体背景带到面前来，去注意那些已经很好的事情。

　　但是，如果我们很自然地倾向于注意有问题的东西，又何必费心呢？因为专注于生活中美好的东西会让我们更有希望，让我们放松，让我们更能接受他人和各种可能性，让我们不把事情想得理所当然，还能消除消极情绪。换句话说，它让我们感觉更好，当我们感觉更好的时候，我们会更好地处理我们面对的困难，并感到更有能力处理我们面对的困难。

PERMA中的"P"

积极情绪的"P"出现在首位并非偶然。Seligman认为它是"幸福理论的基石"（2011, p.16）。正如我们知道的，快乐和幸福具有强烈的情感成分，即更多的如希望、爱、娱乐和满意等积极情绪，而较少的如歉疚、愤怒、担忧等消极情绪（Diener, Suh, Lucas, & Smith, 1999）。例如，当我们问客户："如果你的情况有所改善，什么会更好？"他们的回复常常会用情绪语言："我不会再感到如此悲伤、孤独和焦虑"，"我会更快乐、更平静和更有活力与快乐。"

积极情绪在幸福感中所扮演的重要角色是有直觉意义的。然而，直到最近，积极情绪的进化功能还没有像消极情绪那样被清楚地理解。通过进化论的视角，人们认为所有情绪的表达和调节都能增强适应功能（Turner, 2000）。然而，消极情绪被认为对当下生存更重要。例如，恐惧、愤怒和焦虑等情绪不仅能提醒我们应对问题，还能激发我们的冲动，使我们能够对感知到的环境威胁作出快速反应。恐惧激发了战斗/逃跑/冻结反应，愤怒激发了出击的冲动等。虽然我们可能没有必要按照这些冲动行事，但它们具有进化价值,因为它们能让我们在需要时迅速采取行动,因此更有可能使我们生存下来 (Fredrickson, 1998)。

积极情绪很难适应这种进化框架。积极情绪被认为能促进接近行为并引发持续的行动("哇,这太令人愉快了,我要继续做下去")。接近行为鼓励参与和与他人合作,持续的行动能促进生产力和目标的实现。换句话说,积极情绪鼓励我们走出自我,与他人互动,并在这个世界上做一些事情。虽然这些行为可能起到进化的作用,但它们似乎与任何特定的倾向都没有关联。相反,它们似乎产生了模糊的倾向——想要"做任何事或什么都不做"的普遍冲动。这最初导致了一种假设,即积极情绪与进化的相关性较小。然而,Barbara Fredrickson (1998) 的研究为我们理解积极情绪在我们的生存中所扮演的关键角色提供了一个框架。

积极情绪的益处:积极情绪的拓展-构建理论

Fredrickson (1998) 提出积极情绪有助于拓宽我们的思维,建立持久的心理的、社会的和身体的资源。消极情绪被认为会降低注意力,引发快速、果断的行动,而积极情绪则会拓展感知,扩大选择范围。它们提高了你接受新信息的能力、参与创造性思维方式的能力、感知到多种选择的能力及尝试新行为的能力。

积极情绪,如喜悦和兴趣,会促进玩耍,这是一种有充分证据证明可以增加身体和心理灵活性与反应能力的活动 (Burdette & Whitaker, 2005)。积极情绪状态有助于更快地认知处理,增强直觉、创造性和适应性思维。像感激和爱等情绪能建立社会资本和社区；当人们自我感觉良好时，它们更能主动联系他人，更有好奇心和更受欢迎，更倾向于表达情感，而所有这些会增强社会联结（Wood, Froh, & Geraghty, 2010）。这些联结往往比激发他们的积极体验更持久。如希望和平静等积极情绪能增强我们的免疫系统，帮助我们从疾病中更快地恢复（Davidson, Mostofsky, & Whang, 2010）。

积极情绪的抵消效应

积极情绪的拓展性和构建性也可以"消除"那些挥之不去的消极情绪的影响（Fredrickson, 1998）。消极偏见导致我们更多地关注消极情绪，因为它们很强烈，并表明在一个人当前环境中存在的潜在威胁（Vaish, Grossmann, & Woodward, 2008）。在适当的引导下，积极情绪可以帮助解除消极情绪的控制。例如当我们悲伤的时候，我们看见一个朋友做着有趣的滑稽动作，逗得我们哈哈大笑，能让我们暂时缓解悲伤。

当我们体验积极情绪时，那些暴露在消极事件中的人（伴随该事件产生的相关生化唤起）似乎能更快地回到他们的基准心率和血压。积极情绪似乎也能改善免疫功能，降低皮质醇，对心脏的迷走神经张力有良好的影响，迷走神经调节自主神经系统的副交感神经分支。迷走神经张力能预测和响应积极的情绪和友好的关系（Kok et al., 2013）。这种身心联系解释了为什么积极情绪与长寿相关——感觉更好的人往往寿命更长（Diener & Chan, 2011; Xu & Roberts, 2010）。

积极情绪的螺旋上升

积极的情绪、感知的扩展及身体、社会、心理资源的建立，在本质上似乎是反射性的，能很好地应对逆境。换句话说，最初的积极情绪体验扩展了意识，促进了新的思维，促进了亲社会行为，而亲社会行为反过来又可以增长知识，扩展能力，建立社会联系，改善身体健康 (Fredrickson, 1998)。这有助于我们应对负面经历合并从中恢复过来。建立和加强应对资源与管理压力的能力，可以促进形成更大的韧性，这自然会引发更积极的体验和情绪。这种周期产生积极情绪的上升螺旋，与通常表现为抑郁、绝望和悲观思想的下降螺旋相反 (Garland et al., 2010)。

当我们能够在遇到的困难中找到积极意义时，积极情绪对韧性的有益影响表现得尤为显著。这种积极的重新评估过程并不意味着我们将损失最小化，而是能够从我们所经历的事情中提取一些积极的东西 (Sears, Stanton, & Danoff-Burg, 2003)。在挑战中发现积极的意义 (Reynolds, & Tomich, 2006)，也被称为积极的发现，和积极的情绪之间的关系似乎是相互的——发现积极的意义会引发更多的积极情绪，从而拓展思维，激发对事件更多积极的感知。我们将在第十一章"意义创造与感知"中更全面地探讨这一关键动态。

情绪是什么?

在我们继续讨论积极情绪之前，我们可以先退一步，花点时间来思考一下情绪是什么? 单词"emotion"的词源可以追溯到古法语和拉丁语，意思是"移动"，甚至"跳舞"！这是有道理的。因为我们大多数人的情绪都是在身体上体验的——从恐惧时心跳加速的感觉，到喜悦时脚步跳跃的感觉、悲伤时催人泪下的感觉，再到满足与宁静时安详呼气的感觉。这也说得通，因为我们的情绪经常驱使我们采取行动，激励我们去做事情。

情绪也像天气一样，瞬息万变。心境表示长期的经历，而情绪被认为是短暂和暂时的（Scherer, 2005）。在西方科学中，情绪往往被认为是理性思维的敌人。Plato（1992）认为，我们必须驯服自己的情绪，以免它们像脱缰野马一样把我们带走。然而，将情绪从思想中分离出来是一种误导。我们的思想和信仰决定了我们对所经历的事情的感受，但反过来，我们的感受也决定了我们的感知和思想。

情绪似乎有多种功能——它们让我们对环境作出反应，促进我们思考和作决定，为我们提供内部经验和外部环境之间一致性的信息，帮助我们评估某件事"是好还是坏"。情绪也服务于社会目标——它们影响和塑造社会交往，给我们关于他人意图的信息，并通过帮助我们与他人建立共情联系来促进道德行为（Pham, 2007）。

什么是积极情绪？

积极情绪是那些被视为渴求的、主观感觉良好的情感。它们包括但不限于诸如爱、真诚、喜乐，兴趣、敬畏、激动、惊喜、满意和希望等情感。过去的积极情绪包括宽恕与感激；当下的积极情绪包括乐享当下、幽默，或当我们看到一些鼓舞人心的事情时会被深深的敬畏所感动；关于未来的积极情绪包括希望、乐观和信念(Seligman, 2002a, 2011)。

什么是消极情绪?

消极情绪是那些我们觉得困难并令我们不愉快的感觉。正如我们所知，它们对生存至关重要——它们提示我们环境中的障碍，让我们重视并采取行动。它们也扮演着一个重要的发展角色。例如，Bowlby (1988) 认为，只有孩子经历恐惧和焦虑，安全依恋才会形成，而这些恐惧和焦虑又被主要照顾者的安慰所缓解。内疚告诉我们，我们已经对我们的价值观妥协，愤怒的边界（我们的和其他人的）被侵犯了，恐惧我们处于危险之中，悲伤我们所失去的那些重要的东西。

适当和不适当的消极性

让我们明确一点——消极情绪是必不可少的。它们不应该被忽视或压制。此外，当我们经历适当的消极情绪时，它实际上促进了发展。例如，像内疚这样的消极情绪不仅会提醒我们做错了什么，还会引导我们不去做或重复那些可能危及信任的行为。愤怒可以成为一种有用的催化剂，激励我们采取行动。例如，愤怒可以帮助人们在竞争环境中表现得更好，帮助我们面对那些我们认为是错误的人 (Tamir, 2009)。

消极情绪可以让我们更贴近现实、更贴近这个世界。没有它们，我们可能会感到轻飘飘的。有反社会倾向的人表现出消极情绪的缺失，尤其是焦虑和恐惧。有躁狂倾向的人通常会经历过多的积极情绪，而缺少可能抑制冒险行为的补偿性消极情绪 (Gruber, 2011)。

体验消极情绪不仅重要而且有用。我们还需要表达它们。有大量的数据表明，压抑消极情绪对我们的健康有害 (Gross & Levenson, 1993)。它降低了我们的免疫功能，激活了交感神经系统。恰当地表达情绪不仅有助于我们体验消极情绪，而且有助于我们向他人转达重要信息。例如，皱眉表示不高兴和阻止人们靠近，眼泪表达悲伤和可能需要安慰。如果适当地交流，不管积极情绪还是消极情绪，情绪的表达都是社会生产力。

持续的消极情绪

另一方面，经历持续的消极情绪对我们的健康有害 (Salovey, Rothman, Detweiler, & Steward, 2000)。当我们长期经历焦虑、恐惧、愤怒和悲伤时，会对我们的精神、身体和心理造成伤害。持续的消极情绪会导致注意力难以集中，思绪纷飞，思考和判断力差，我们可能还会产生一些症状，如感觉不知所措、易怒、孤独和抑郁。身体症状也可能出现，如头痛、恶心、心跳加速、慢性疼痛、炎症和免疫功能下降。我们也可能表现出行为上的变化，如焦虑、食欲增加或减少、睡眠障碍、退缩和孤立及成瘾行为 (Kiecolt-Glaser, McGuire, Robles, & Glaser, 2002; Smith, Glazer, Ruiz, & Gallo, 2004)。

破坏性的消极情绪

此外，诸如厌恶、蔑视或羞耻等具有破坏性的消极情绪似乎对人的内心和人际关系都是有害的。积极心理学家认为，消极情绪在有时间限制的情况下是适宜的，它们可以对特定的情况提供有用的反馈；而不适当的消极情绪在慢性抑郁和焦虑中很常见，是没有益处的，因为它控制了一个人的生活，阻碍了有效应对内部和外部压力的能力 (Fredrickson & Kurtz, 2011)。换句话说，问题不在于我们是否会体验积极或消极的情绪及体验的频率，而在于我们体验这些情绪的深度、持续时间，以及我们如何应对它们。而且，当我们在讨论意义和感知时将会进一步探讨，我们对情感价值的信念通常在情感和认知领域都是至关重要的。

情绪敏感度和情绪调节

情绪敏感度和情绪调节是任何关于积极和消极情绪讨论的关键 (Gross & Thompson, 2007)。情感敏感度是描述我们进入一种情绪状态的容易程度和速度，以及我们对情绪体验的深度。情绪调节决定了我们如何管理/或离开那个状态。有时，这可能是自然发生的，如当我们在环境威胁下本能地紧张起来，但当我们意识到自己是安全的时候，我们的身体又会下意识地放松下来。其他时候，情绪调节可能来自有意识的动机，如在焦虑时提醒自己呼吸。

我们有能力调节情绪，我们的情绪高度集中在感觉良好或不好、精力充沛或疲惫不堪的状态。看起来，那些自然体验更多积极情绪的人不仅更少地体验消极情绪的影响，也能更有效地阻断消极情绪（Larsen，2009）。那些受消极情绪影响的人看起来更容易对消极状态产生回应。如果他们也试图避开这种状态，这种情况可能需要更加重视。

人格特质，特别是在五因素模型中所提及的那些（Digman，1990），被认为与情绪感觉特别相关。OCEAN是五个最常见的因素特征的首字母的缩写：开放性、尽责性、外向性、宜人性和神经质。表现得外向的人（精力充沛、性格外向）和随和的人（友好合作）似乎能体验到更多的积极情绪，如希望和喜乐。那些表现神经质的人（敏感和紧张）对焦虑与恐惧易感性更强。那些高外向性的人更充满活力和开朗（McCrea & Costa，2003）。

情绪调节通常是为了防止痛苦和促进快乐——也就是说，少一点难受，多一点快乐。然而，我们可以使用一些情绪调节策略来做相反的事情，如激发愤怒去诱发注意力。情绪调节包括一系列策略，这些策略或多或少地具有功能性。例如，高外向性的人更有可能关注和寻求积极经验。神经质程度高的人更有可能会投入资源来避免引起焦虑的刺激（Derryberry，Reed & pilkenton-Taylor，2003）。换句话说，我们的气质会影响我们是更关注积极的体验，还是更回避消极的体验。

积极比率

Fredrickson（2009）等人认为我们不能也不想去消除消极情绪。然而，由于消极偏见和消极体验大于积极体验的事实，它们的影响权重应该与更高比例的积极情绪相抵消。消极的经历会立即在我们的情绪记忆中记录下来，而积极的经历则需要我们保持5~20秒的意识，同样的经历才会出现（Hanson，2009）。我们适应消极事件的速度比积极事件要慢得多。我们的身体从负面影响中恢复的速度比正面影响慢。我们也会把更多的注意力放在消极事件上，而消极的内部数据比积极的信息更容易获得。

积极比率与那些正在遭受痛苦的人尤其相关，因为他们倾向于经历一个明显更高的消极对积极的比率。我们知道，对那些经历过的丧失或创伤或患有抑郁症的客户来说，情况确实如此。它包括那些普遍焦虑、悲观和情绪敏感的人。另外，Fredrickson（2009）指出，即使是功能良好的人也可能没有体验足够多的积极情绪。

Fredrickson认为，要从萎靡不振走向蓬勃发展——在这一过程中，我们会体验到更广阔、更有创造力和更大的成长——我们需要至少3∶1的积极情绪体验和消极情绪体验。虽然对于积极情绪的确切数量有一些争议（Brown，Sokal，& Friedman，2013），Fredrickson认为即使积极情绪是消极情绪的两倍也不够。需要注意的是，正如我们前面提到的，这个比率可能有一个上限。超过12∶1可能与超负荷和危险行为有关，导致负面后果，如在双相障碍的躁狂阶段（Gruber，2011）。

简单来说，我们现在认为情绪是复杂的、短暂的、具体化的状态，与我们的思想有关，也影响着我们的思想。我们知道，消极情绪如生气、悲伤和内疚是有用和必要的。也有证据支持拓展-构建理论（Fredrickson，1998）关于积极情绪的进化有效性。因为相对于体验消极情绪，体验相对积极的情绪会让我们感觉更好，我们的目标应该是减少不适当的消极情绪，帮助评估和调节适当的消极情绪，并增加积极情绪时刻。

临床实践中的积极性

积极情绪在临床实践中的重要性可能是我们从积极心理学中学到的最重要的东西。由于它们有引发希望和减少孤立感的能力，能使人们对治疗过程感到温暖，促进更有效地应对，并建立关系。我们在治疗一开始就策略性地引入它们（Rashid, 2014）。众所周知，不管治疗师采用何种治疗方法，治疗联盟始终是有效治疗中最显著的变量（Lambert & Barley, 2001）。积极情绪可能是建立这种联盟的最有效工具。在探讨如何将积极情绪与艺术治疗相结合之前，我们将先描述艺术治疗与一般情绪之间的联系。

艺术治疗与情绪

我们都知道，一般来说，积极的、消极的或任何一种情绪的表达都是心理成长的关键部分。我们也知道压抑情绪，尤其是消极情绪，是有害的。表达诸如恐惧、羞耻、悲伤和愤怒等消极情绪是学习如何区分和处理情绪的关键（Pascual-Leone & Greenberg, 2007）。在治疗联盟的安全范围内探索情绪体验与改善治疗结果呈正相关（Coombs, Coleman, & Jones, 2002）。

艺术治疗最为人所知的可能是它通过艺术促进表达的能力，我们将感受带入艺术，并将它们塑造成有形的形式（Langer, 1957）。通过艺术，我们可以表达比语言更广泛和更丰富多彩的情感。虽然艺术创作有时令人沮丧，但我们也了解那种纠结的情绪赋予形式所带来的深深的满足感。这个过程和产生的作品也帮助我们理清情感，发现新的见解。艺术治疗师支持这种努力，提供富有同情心的关照和艺术技巧来促进表达和沉思。

在艺术治疗中，而不是在其他背景下的艺术创作，艺术治疗师（通常是其他小组成员）的独特支持有力地增加了艺术自我表达的治疗价值。正如我们将在关于关系的第九章更多地讨论的那样，艺术治疗联盟增加了体验的深度，从而增加了其关联性。通过在一个支持性的环境中探索情感，个体可以"展现"他们经验的本质，这使得他们能够识别和组织它们（Rimé, 2009, p.81）。

人们也倾向于发现创造艺术是一种乐趣。越来越多的研究表明，艺术创作活动可以在短期内修复和改善情绪，增加积极情绪（Babouchkina & Robbins, 2015; Bell & Robbins, 2007; Smolarski, Leone, & Robbins, 2015）。例如，研究人员发现，艺术创作对情绪有积极的影响，而完成一项简单但有趣的任务——做一个谜题——却不会有此影响（De Perillo & Winner, 2005）。

关于积极情绪和艺术治疗的研究越来越多，只是触及了艺术治疗过程中发生的事情的表面。例如，在一项针对癌症患者的研究中，艺术疗法与积极情绪的增加有关——也就是说，自我报告中关于幸福、消极情绪、希望和寻找益处得到了改善（Shapiro, McCue, Heymanm, Dey, & Haller, 2010）。在接受艺术治疗的癌症患者中也

发现了幸福感的改善、焦虑和整体痛苦的减轻（Thyme et al.,
2009；Nainis et al.，2006）。Reynolds 和 Prior（2006）在对有疾
病的女性的研究中确定，艺术可以作为一种积极的干预，作为一种
体验心流和自发性的方式。Davis（2010）在一项针对国际学生的
研究中，探索了艺术疗法是如何用来表达情绪和组织思想的，他发
现艺术创作将原本混乱的情绪转化为更易于管理的情绪体验，如平
静的感觉。

艺术疗法如何调动情绪并改善情绪

- 使客户对治疗过程感到温暖；

- 提供健康的干预；

- 享受艺术创作过程的愉悦而引发积极情绪；

- 缓解急性痛苦，诱发放松反应；

- 促进情绪外化、表达和调节；

- 提供距离和机会，用心观察压倒性的感觉；

- 将复杂的情感转化为象征性的视觉交流；

- 帮助"消除"消极情绪的影响；

- 帮助想象和体验更多的积极情绪；

- 培养自豪、自尊和控制力；

- 提升希望、连接、友情和爱的小确幸时刻；

- 促进创造性和发散性思维。

我们如何在积极艺术治疗中使用积极情绪

正因为积极情绪的潜力在不断扩大，所以我们在所有工作中有策略地使用它们。在许多方面，它们构成了积极艺术治疗方法的基础。毫无疑问，它们在我们参与的所有治疗互动中起着主要媒介作用。借用心理剧领域的说法，我们认为积极情绪是我们所做的所有后续工作的"热身"。它有助于减少由新的或不愉快的情况引起的焦虑，并鼓励对熟悉的情况作出新的反应。

治疗早期的阳性反应

如果参与者在身体上、情感上和精神上都做好了准备，那么治疗性会面就会更加有效。热身包括社会和心理上的觉醒与专注。热身帮助标记一个心理空间的形成，鼓励信任和"此时此地的自发地响应——使参与者能够连接、行动并参与其中，因此最终结果是个人自由、发现、创造性表达和一个对现实的新认识"（Weiner & Sacks, 1969, p. 85）。

一般来说，积极情绪是使人们对治疗产生热情的理想方法，尤其是艺术治疗。它们促进了内在动机——当人们感觉更好时，他们更有可能参与其中。也有证据表明，积极情绪能促进社会行为的参与和群体凝聚力——当人们感觉良好时，他们更有可能倾听、参与和支持他们的团队成员。此外，当他们体验积极情绪时，他们更容易接受，也更有能力处理负面信息（Linnenbrink-Garcia, Rogat, & Koskey, 2011; Bramesfeld & Gasper, 2008）。

在艺术治疗中，当客户（和治疗师们）看到艺术作品时，也会通过视觉刺激进行热身。通常，不管他们对治疗的前景感到兴奋或焦虑（这可能会因为创作艺术的期望而提高或降低），他们通常会挑选艺术材料进行试验。即使他们不接触艺术材料，只要看到它们，参与者的感官就会被调动起来，他们就会开始有意识或无意识地思考艺术创作。易于使用的艺术材料可以减少焦虑，增加好奇心、兴趣和灵感。

我们应该清楚，积极情绪的策略性使用是为了创造一个安全的环境，促进参与和勇于冒险的意愿。它不是为了避免不愉快的影响。事实上，当人们感到安全时，消极情绪很容易出现，能够自由地表达它们是良好治疗关系的标志 (Hill, Thompson, & Corbett, 1922)。我们认为，内容的深度，包括消极的感觉和经历，很可能在人们适当地热身和参与时更容易出现。积极情绪将促进这个过程。

正如上面提到的，客户经常因为出现问题而寻求帮助，这让他们很苦恼。很明显，重要的是收集一些信息，了解他们如何看待自己的处境，并承认他们所面临的挑战。例如，在精神病学环境中，我们要求人们简单地分享任何他们觉得舒服的事情，关于是什么把他们带到医院的，无论他们是否自愿。即使最初接触的不是主要客户，例如他们的父母/配偶/老师，这也适用。它为客户和相关方面提供机会来表达他们所经历的痛苦和不适，并获得对其造成的痛苦的承认和支持。这种交流对建立信任关系至关重要。然而，一开始就收集广泛的生物-社会心理历史和疾病的详细资料是没有必要的

(Molnar & de Shazer, 1987)。

事实上，更重要的是寻找例外时间——他们经历了一些问题的缓冲，让他们感觉更好，和/或他们能从容地应对一些状况（Molnar & de Shazer, 1987）。发现例外，就其本身而言，常常能产生积极的感觉，带出发散性思维和积极向上的螺旋（Fredrickson, 1998）。同样地，Resnick, Warmoth 和 Serlin（2001）认为，仅仅关注客户的痛苦、焦虑、内疚和耻辱是不够的，我们还需要关注他们感觉更好、生活中更快乐、更平静的时刻。

因此，尽管我们很小心地验证客户对我们的关注，但我们希望寻找例外情况，并询问"我们的合作是否最有效，会有什么不同呢？"很多时候，客户很难清楚地表达情况好转是什么样子，但他们非常清楚情况没有好转会是什么样子！我们经常让客户比较和对比，"什么时候好，什么时候不好"，以及"怎么使它更好"。通常，对于"不好"，他们会一口气说出一大堆词——焦虑、悲伤、孤独、沮丧、担心等等。识别"不好"反而让他们更喜欢"好的"，也就是说，清楚地表达他们一直在挣扎的消极情绪，为他们识别它们的对立面提供了跳板。

可视化积极情绪

帮助客户概念化如果问题解决了会是什么样子，通常会产生一种情感上的转变（Carter, 2006）——想象积极情绪会引发这些感觉。我们也可以提供一些积极情绪的列表，并经常询问他们更愿意感受哪种情绪。在他们的情感愿景背景下，将治疗概念化——想要

"更放松""更少焦虑"或"更加愉悦"——可以激发或维持动机。

在与有药物滥用和依赖问题的客户工作中，乔雅经常使用这个指令来描述一种他们更愿意体验的积极情绪。Lamont是她的一位客户，他的灵感来自一种宁静的感觉。在柔软的蓝色纸上，通过精致的标记和细腻的曲线，他描绘了一幅抚慰人心的风景画（图5.1）。当想象自己看着流动的海浪时，他实际上进入了那种体验，即使只是一瞬间，也能体验到喜悦。。

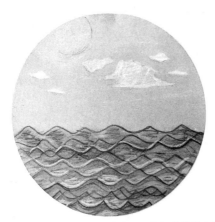

图5.1 客户描述了一种他们希望能经常感受且能视觉化的积极情绪。例如，通过描述宁静，一位有物质依赖的客户Lamont，能够获得"低调喜悦"的感觉。

另一个客户Kristin决定专注于爱情（图5.2）。她先在一张4.5英寸的圆形小纸上画了一个心形，再用明亮的白色颜料把它圈起来。然后，她把这幅画贴在一张更大的纸上，画出了从心脏放射出来的生动的线条。这种情绪的扩张性使她不仅使用了更流畅、更有表现力的媒介，而且从字面上扩展了图像—— 扩大和构建的表现。

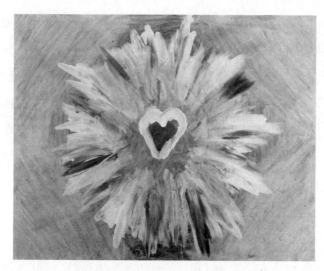

图5.2 另一位有物质依赖的客户 Kristin 画了一个小心脏，用油彩来说明"爱"。将创作过程与形象化结合，使她有了更流畅的媒介，并将发自内心的辐射线延伸到更大的纸上，从字面上说明了积极情绪的"扩大和构建"效果。

　　唤起积极情绪，如希望和与他人联系的感觉，都被认为是治疗中必不可少的因素（Yalom, 1995）——在治疗开始时是至关重要的，因为孤立的感觉往往很明显，对改变可能性的信念可能很微弱。在团队中，积极情绪，如同情，也可以暂时缓解客户的焦虑和沮丧。这种情况经常发生在危机状况下和接受住院治疗的精神病患者身上。他们经常被自己的痛苦吞噬，但当他们看到其他人也有同样的困境或更糟的情况时，他们往往会产生一种自发的同情心，这种同情心会暂时压倒他们自己的痛苦，带给他们一种共享人性的感觉（Rashid, 2014; Yalom, 1995）。

在治疗其他阶段的积极情绪

希望

在治疗的各个阶段，希望都是至关重要的，特别是当客户在治疗过程中遇到挫折或经历沮丧的时候。当我们考虑绝望带来的普遍衰弱性影响时，这一点尤为重要。Farran 和他的同事们将希望进一步描述为"一种微妙的平衡，体验艰难生活经历的痛苦。感知与他人相互联系，利用一个人的精神或超然的本质，并保持理性或正念的方法来应对痛苦的生活体验"（Farran, Wilken, & Popovich, 1992, p.7）。

Farran 和他的同事（1992）发现，希望涉及四个过程：经验/感觉，精神，认知和关系。除此之外，希望不仅是一种应对策略，也是应对策略的发起和结果。Scheinberg（2012）为增加狼疮患者的希望开发了一项艺术治疗方案，该方案改进了护理教育家 Herth（2001）对癌症患者进行的为期八周的希望干预治疗方案。Herth 在她的项目中涵盖了艺术活动——例如，艺术为病人提供了独特的方式来表达他们的感受，讲述他们的故事，并将积极的结果可视化。Scheinberg 的方案还包括其他的艺术治疗指令，如制作希望工具箱/盒子来保存那些给他们的生活带来希望和欢乐的东西的符号，以及制作壁画，代表他们想要与那些正在经历挣扎的人们分享的希望信息。

感恩

感恩帮助客户注意到他们生活中的积极因素，这些积极因素在他们面临挑战时仍然存在。有很多促进感恩的指令，例如，可视化感恩日志——记录我们感觉良好或值得感恩的事件或经历——以及对生命中的神圣事物的感激（Malchiodi, 2002）。灵感可能会给他们带来新的动力——想想他们崇拜的人或他们曾经目睹过的让他们感动和敬畏的事物（一个地方或一个事件）。宽恕，关注如果冲突的关系得到更好地解决会是什么样子，可能会帮助客户从创伤和怨恨中得到一些缓解。

幽默

在治疗的任何阶段，幽默都可以作为一种受欢迎的令人放松（Pomeroy & Weatherall, 2014；Yalom, 1995）娱乐和愉悦的方式，可以促进进一步的联系、亲密和倾诉。最好的幽默能使我们经历的令人不舒服的事实、尴尬或痛苦体验变得更感同身受。幽默通过提醒我们人性的共性来建立社会联系。众所周知，笑可以增强我们的免疫系统，增加情绪幸福感，提高生活满意度（Hasan & Hasan, 2009）。心理治疗中的幽默可以减少焦虑和恐惧，并促进自发性、趣味性、亲密性、信任和希望。

艺术疗法是一个可以轻松看待生活的绝佳场所。参与者可能会发现幽默或讽刺的图像最初是用来代表一些非常具有挑战性的东西的。他们可能会制作有趣的漫画或愚蠢的漫画，并以幽默的方式描绘自己或他人。幽默可以温和地修正过分严肃的态度，捍卫自己的信念（Franzini, 2001）。它通常出现在客户经历自我认知的转变和拥有一个有效的治疗联盟的时候（Fitzpatrick & Stalikas, 2008）。

品味

应用品味或积极的追述来回忆和享受生命中最美好的时刻是激发积极情绪的另一种方法。在品味的过程中，一个人会有意地把注意力放在愉快的经历上。促进品味的艺术指令可以包括创作关于积极记忆的艺术作品、赞美大自然和他人的美，专注于感到舒适的感觉。

聚焦积极的艺术

使用积极关注的干预措施所带来的好处已经得到了研究的支持，如我们上面列出的那些。例如，Henderson（2012）实践的一项研究，359名本科学生被随机分配到四个体验组，其中包括一组参与者在指令为"想象一个体验，在那里你感受到爱、被接纳、奇异恩典、感激、持久的快乐、谦卑、同情、善良、幸福和希望"时画出曼荼罗（p. 68）。那些把注意力集中在爱和喜悦上的参与者比那些只画他们当时想法和情绪的参与者感受到了更多的积极影响。

研究比较了艺术创作聚焦于积极与消极事件的效果，Curl（2008）发现，与那些被要求专注于某件有压力的事情的人相比，那些被要求直接创作艺术作品的大学生在面对某件发生在他们身上的积极事情时，压力减轻的幅度更大。也有研究表明，通过艺术来发泄负面情绪虽然有帮助，但在改善情绪方面的效果不如把注意力放在更积极的事情上（Dalebroux, Godlstein, & Winner, 2008; Smolarski, Leone, & Robbins, 2015）。

在乔雅以艺术为基础的质性研究中，她观察了创作关于一般情绪和积极情绪的艺术作品的过程。她要求参与者创作关于"你此时此刻的感受"的艺术作品,讨论他们的艺术作品是否能帮助他们表达任何情绪。然后,她让他们制作一幅后续的艺术作品,以进一步表达第一幅作品中可能出现的任何积极情绪。据一个参与者Gretchen K. 描述,创作第一件关于她的整体感觉艺术作品是令人愉悦的,因为这帮助她"更深入地洞察自己的情绪……所以现在对于它是什么,就更有组织性了 (Chilton, 2014, p. 134)。她说接下来的那件作品进一步提升了她的积极情绪。"制作一件只关注积极情绪的作品感觉很好;它使情绪变得更强烈、更真实" (p. 155, 图5.3)。

我们常常使用这种序列表达,然后转移到一个积极的焦点——住院治疗。它让处于危机中的客户可以表达自己的想法,然后再转换到其他方面,使他们从痛苦中得到一些解脱。如 Laura,一个有儿童期性虐待史的年轻女士,用一个红黑相间的潦草线条围着一个火柴人来表达她所经历的压抑和痛苦 (图5.4)。她解释说,从这个"壳"上弹下来的黄色箭头表明,"没有什么好的东西可以进出"。当被问及"如果有好的东西进来"会是什么样子时,Laura 重新制作了图像,让黑色和红色标记"让好的东西流进来"。当她这么做的时候,她变得更有活力了,小组成员发现她看起来更明媚了,她讲的话听起来也更有希望了。

积极心理干预研究被证实确实增加了积极影响 (Layous, Chancellor, Lyubomirsky, Wang, & Doraiswamy, 2011; Sin & Lyubomirsky, 2009),也可以应用于艺术治疗。这些活动包括"最好的生活"的练习,利用性格优势、爱-仁慈的冥想等。"最好的生活"(King, 2001) 涉及想象我们年事已高,并回顾我们的生活——

如果事情像我们想象的那样发展，会是什么样子，会发生什么？正如我们将在第八章中更多探讨的那样，利用性格优势，包括发展那些最能激励我们的东西。在爱-仁慈的冥想中，我们将同情与仁慈导向自己与他人。我们将在第九章更详细地探讨爱，这一章的重点是关系。

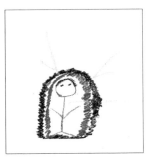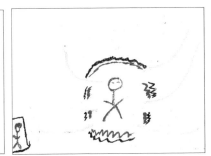

图5.3和图5.4　Laura，一个有儿童期性虐待史的女人，自发地用一个红色与黑色的潦草线条包围的火柴人呈现了她当时苦苦与之斗争的抑郁和痛苦（5.3）。她解释说，从这个"壳"上弹下来的黄色箭头意味着："没有什么好的东西可以进出。"当被问及"如果有好的东西进来"，Laura重新制作了图像（5.4），使用了黑色与红色标记"让好东西流进"。

积极和消极情绪的心理教育

除了增加积极情绪，我们也想教育我们自己和我们的客户关于所有情绪的益处，包括积极的和消极，以及它们在我们生活中所扮演的角色。这有助于区分我们个人对某些情绪的体验与其他人对它们的体验。我们还可以探讨积极和消极情绪的主要益处和后果——对其中一种或另一种体验得过少或过多意味着什么。例如，高度焦虑的人不仅能从缓解焦虑中受益，也能从认清焦虑在他们生活中的作用中受益。它是否让他们保持警惕,为痛苦和丧失做好准备?他们可以探索如何更有策略地使用它。那些患有双相情感障碍的人可能会探索躁狂狂喜的危险,并尝试发展更多平静、低调的喜悦。

对消极偏见和消极情绪的力量进行教育也同样重要。人们通常认为消极情绪是不好的,可能会导致压抑和焦虑。要知道消极情绪系统对环境的反应和回应更加强烈。消极情绪需要更长时间来代谢,它们需要我们更多的认知资源——"坏的比好的更强大"——通常帮助人们对他们的消极情绪体验感到更少的压抑和更多的平静(Baumeister, Bratslavsky, Finkenauer, & Vohs, 2001)。

培养情绪意识和情绪调节的策略

提高我们对情绪的理解,部分在于提高我们对情绪的意识和调节能力。第一部分包括我们上面列出的内容,学习更多关于情感的知识。第二部分是帮助我们的客户发展和提高他们对自己情绪的认识,这样他们就不会被这些情绪压垮或受其摆布。这包括学会容忍那些他们可能觉得不愉快但有治疗作用的情绪,比如悲伤,它让我们得以表达和管理愤怒与丧失,提醒我们不公平。它还包括辨别他们在哪里以及如何体验他们的情绪——他们在身体的什么地方定位他们的情绪,这种感觉是什么?使用曼荼罗或图形的轮廓可以促进这个过程。培养对这些情绪的更多意识,并在体验自我和观察自我之间创造一些距离,往往会提高容忍不愉快感觉的能力。

艺术创作在其他方面有助于调节情绪。它能从一种不愉快感觉中分散注意力 (Drake, Coleman, & Winner, 2011; Drake, Winner,

2012)。艺术创作，如绘画，使用曼荼罗，或用黏土工作也可以减少痛苦和焦虑 (Kimport & Hartzell, 2015; Kongkasuwan et al., 2015; Sandmire et al., 2015, Cohen, Barnes, & Rankin, 1995)。身体指标支持这一发现，例如，对儿童的研究证实，绘制曼荼罗可引起放松反应，还能降低心率和周围皮肤的温度 (DeLue, 1999)。表达性活动也平衡了艺术媒介生动的感官特质引起的兴奋。大脑中奖赏回路的激活允许同时表达和调节强烈的情感 (Hass-Cohen, 2016; Czamanski-Cohen & Weihs, 2016)。

正念

艺术疗法也与正念相结合，这是一种既能产生积极影响，又能减少情绪反应的方法 (Monti et al., 2006; Peterson, 2013; Rappaport, 2013)。正念是从佛教传统中培养一个不加评判与思考的觉察的自我。Jon Kabat-Zinn (1991) 和 Richard Davidson (2010) 被认为是翻译和应用正念最多的西方心理学家。

培养正念包括注意我们身体上、情感上、精神上所经历的事情（比如身体上的感觉、感受和想法），以及我们从环境中获得的任何输入（如声音、温度和气味）。虽然一个人被教导不做判断地参与其中，但它们往往还是会出现。当他们这样做的时候，一个人被指示去注意，然后温柔地把它们放在一边，回到观照的状态，以此类推。正念的总体目标是培养一个善于观察的自我，既能保持关注，又能对输入保持中立的态度，不管是积极的还是消极的。正念练习可以帮助客户管理压力和忍受不愉快的影响。也有研究表明，它可以显著降低情绪反应性，增加平静的感觉 (Victorson et al., 2015)。

正念在辩证行为疗法 (Dialetical Behavioral Treatment, DBT) 中特别有效，辩证行为疗法是一种寻求调节压倒性影响的方法 (Lineham, 1993)。将艺术疗法与辩证行为疗法相结合有助于在情绪调节服务中促进对消极情绪状态的识别和接受 (Heckwolf, Bergland, & Mouratidis, 2014; Huckvale & Learmonth, 2009), Drass 创建了一个辩证行为疗法艺术治疗项目，使用的活动如制作"智慧思维书籍"和"抗抑郁篮子" (2015, p.169)。

积极的重新评价

其他的技巧也可以帮助你更好地控制自己的情感体验。例如，积极的重新评价是一种应对策略，它可以改变我们对情况的理解，从而减少消极情绪的影响 (Sears, Stanton, & Danoff-Burg, 2003)。例如，在有压力的情况下采取积极的态度。它既受到积极情绪的影响，也产生积极情绪——由认知的扩展和转化所得。当我们评价感觉、知觉和信念之间的相互作用时，我们将在其他地方进一步探讨这个问题。

积极情绪和艺术治疗过程的协同效应也出现在PERMA模型的其他地方，我们将在接下来的章节中探讨。例如，它们能培养创造力，产生一种参与感，从而产生一种掌控感、自豪感和成就感。正如我们所提到的，积极情绪有助于促进社会互动、信任、社会资源和情感资本的建立。这促进了对成功治疗工作非常必要的初始连接和联盟。艺术创作可以培养同理心。积极情绪和艺术创作的共同作用促进了治疗过程中更深层次的参与，并在更长的时间内致力于这一过程。换句话说，它让人们不断回到游戏中！

艺术创作强调突出优势，并提供更多理解弱点和挑战的方法，这进一步培养了积极情绪。它有助于改变认知和意义，使消极和积极的体验不再两极分化，而是探索它们的细微差别和相互依存的复杂性。

艺术和积极情绪也能改变我们的认知过程，使我们更适应那些我们没有意识到的东西。艺术和积极情绪能帮助我们管理压倒性的消极情绪，使我们更快地从创伤和丧失中恢复，并更好地应对。艺术和积极情绪帮助我们在困难中发现积极的意义，它们使我们更加留意和关注那些美好的事物，尽管我们的时代正面临着巨大的挑战，但这些美好的事物在这个世界上依然存在。

我们现在将深入 PERMA 的第二个领域，即参与。我们将从创造性的探索开始——这既因为它是艺术治疗过程中固有的，也因为它是从艺术治疗固有的表达、积极情绪和关系的协同效应中流畅地涌现出来的。

问题讨论

1. 在治疗初期你看到了什么积极情绪？后来呢？

2. 在你所体验的消极情绪中，你觉得有什么好处？

3. 你用什么工具来帮助你自己和你的客户调节他们的情绪？

4. 你的积极比率是多少？

第六章　创造力

当我们询问已经预约了我们创意幸福工作坊的客户，他们希望从这次经历中得到什么时，不出所料，他们经常说他们想要"更有创意"。同样常见的是，当我们问及他们那是什么样子时，他们对创造力的含义有一个相当模糊的概念。通常他们想要"更自由"和"更有艺术感"，因为他们认为自己太过"左脑化"和"传统化"。

到底什么是创造力？我们或多或少被赋予的某种天生的才能或智力吗？创建原始的东西？更多地使用我们的"右脑"？跳出思维定式？更有艺术感，还是更有自发性或想象力？

虽然创造力被认为是艺术治疗的核心动力，但我们自己也意识到，我们并没有一个很好的答案来回答这个基本问题——创造力是什么？与我们的客户一样，我们对这个基本问题的大多数假设都是凭直觉作出的。尽管我们是艺术治疗师和实践艺术家，但我们对如何定义和描述创造力及其在艺术治疗过程中的作用知之甚少。我们意识到，我们真的需要更好地使用创造力，特别是因为，从优势视角来看，它可能是艺术治疗师用来疗愈的最强大的工具之一。

创造力将是另一个未解的富有挑战性的课题，因为它是如此庞大又错综复杂地交织在文明的各个方面。你甚至可以说它定义了文明！你可以在世界各地的大学获得"创造力研究"的硕士学位。这是一个完整的、跨领域的创造力研究和学习，它整合了艺术、科学、技术、教育、政治、商业、医疗等。我们所做的每一件事几乎都涉及人类发明和创造的工具、技术设备或用于处理人类生活复杂性的系统。

什么是创造力？

我们通常认为创造力是创造一些"新的"东西——想象、生产或设计一些以前不存在的东西。创造力也被定义为独创性、创新和原创。弗洛伊德（1957a）开创的精神分析理论本身就是创造性的典范，他将创造性活动与儿童游戏联系起来，并强调了两者对健康的心理功能的重要性，艺术被认为是一种把不可接受的想法转化为社会可接受的想法的方式。他认为艺术家利用创造力先逃离现实，然后找到一个回到现实的办法。"通过利用他的特殊天赋，将他的幻想转化为一种新的真理，这种真理被人们视为现实的宝贵反映"（Freud, 1955, p. 224）。

温尼科特（1971），一名儿科医生和精神分析学家，他倡导游戏在心理健康中的重要性，认为创造力出现在婴儿期的形成阶段。安全感和幸福感满足了我们的进步需求，也就是所谓的"抱持性环境"，为孩子提供一个过渡空间，让他们开始与母亲分离，安全地体验这个世界。温尼科特描述了玩具是如何成为过渡性客体的，一个孩子在他们的第　个创造性行为中注入了一个可靠的母亲形象的安慰联想。

与过渡性客体游戏能帮助婴儿学习如何区分自我和他人。"从过渡现象到游戏，从游戏到共同游戏，再从游戏到文化体验，这是一个直接的发展过程"（Winnicott, 1971, p.51）。艺术、文学和仪式都来自充满想象力的游戏领域。

像Rollo May这样的人文主义者也对创造力感兴趣。May认为，创造力是"正常人实现自我行为"的一种表达，它代表了"最高程度的情绪健康"（1975, p.40）。Maslow认为，培养创造力可以产生"一种新的人，这种人能适应变化，享受变化，能即兴发挥，能以信心、优势和勇气来面对新情况"（1971, p.58）。

积极心理学中的创造力

创造力是神经生理、认知和动机过程的复杂相互作用（Baas et al., 2008）。在积极心理学领域，它被认为产生适应和适合环境的原创思想或探究的能力（Peterson & Seligma, 2004）。创造力包括认知的流畅性、灵活性和发散性思维，这些会产生新奇的、和文化相关的想法，有时还伴随着顿悟的时刻和"我找到了"的惊叹（Csíkszentmihályi, 1996; Dietrich, 2004b）。我们都能想到许多令人着迷的创造性天才，如Einstein、Austin、Carver、Kahlo、Jobs等等。然而，就我们的目的而言，我们对日常创意最感兴趣——那种诙谐的交谈，Instagram上引人注目的快照，儿童富有想象力的角色扮演游戏，蛋糕上的装饰糖衣，做一件时髦的衣服，打造时尚组合，或巧妙地修理一下坏了的家用电器。

环境中的创造力

环境中的创造力很重要——人们可能会想到一些原创的想法，但这些想法对当时的情况并不适合或没有帮助。这方面的一个极端的体现是精神病患者所表达的离题思想——尽管他们说出了词语的独特组合，但这些词语的含义如此独特，以至于让人无法理解。我们通常不认为这些"原始的"联想是有创造力的，因为它们是如此独特。然而，如果这些想法能融入一些可以接受和理解的文化，如艺术作品，我们会直觉地知道，虽然它可能是奇怪的，但它是可接近的，甚至可能是有趣的和有吸引力的。因此，创造力在某种意义上是文化建构的（Abuhamdeh & Csíkszentmihályi，2014）。

创造力和发展

研究表明，创造力在我们一生中不断演化（Csíkszentmihályi，1996；Simonton，1990）。例如，大多数艺术教育家和艺术治疗师都熟悉 Viktor Lowenfeld 的作品。在一本影响深远的教科书中，Lowenfeld（1957）描述了儿童艺术发展的各个阶段，从最早的自发涂鸦到青少年时期特有的图形风格。跨文化研究证实了这一进展。只是不同于 Lowenfeld 描述的确切阶段（Alter-Muri，2002）。另一些人讨论了老年人的创造力，他们发现尽管在人的一生中认知能力有明显的衰退，但创造力实际上可以促进老年人的功能，有些人经历了天鹅之歌现象，即晚年创造力的复苏（Simonton，1990）。

积极情绪和创造力

正如我们在第五章中所讨论的,拥有更多积极情绪的显著好处之一——感觉更好,体验更多的爱、感恩、幽默和快乐——正是它们激发了创造力。Bass, DeDreu和Nistad (2008) 进行了多元影响分析,其涵盖了25年的创造力研究,共有7 000多名研究参与者。他们发现积极情绪和情感实际上会激发新的想法,也就是说,创造力会因为快乐而得以增强。值得注意的是,研究人员发现,消极情绪与较低的创造力和较低的认知灵活性有关。

积极情绪,如喜悦和兴趣能促进游戏,这就增加了和谐性和反应性 (Burdette & Whitaker, 2005)。Syder和Lopez (2002) 认为,正体验积极情绪的人通常采用启发式思维和全局应对方式。换句话说,心情好的人更能拥有更丰富的联想,在他们已有的想法之间建立更多的联想,使他们的思维更具直觉力、灵活、广阔、发散和新颖 (Isen, 2004; Lyubomirsky, King, & Diener, 2005)。这种认知拓展正是通向创造力的大门。这些结果支持了一些关于创造力的人文主义理论,比如由Maslow (1971) 和Rogers (1951) 证明的那些理论,他们认为爱、快乐和其他积极情绪与创造力的增加有关。

> 一幅新画作、一首新诗歌、一项科学成就或一种新哲学的出现,都会增加未知海洋中可见岛屿的数目。这些新的岛屿最终形成了那些鳞次栉比的群岛,这些群岛就是我们的各种文化 (Arieti, 1976, p. 5)。

创造力与心流

当然，在心流状态中发现的内在动机，即对我们正在做的事情全身心投入和参与，也会产生积极情绪。这就是为什么人们喜欢艺术创作和手工制作，以及其他创造性活动 (Collier, 2011)。Csíkszentmihályi写道，创造力拥有内在的奖励机制，比如"发现的兴奋，解决问题的满足感，以及将声音、文字或颜色塑造成新形式的喜悦（2014, p. 240）"。艺术治疗师想要与他人分享这种经验——那种完全专注于我们所做事情的感觉。我们将在下一章更深入地探讨这种参与的因素。

创造力与PERMA

创造力以多种方式与PERMA领域联系在一起。积极情绪 (P) 培养创造性思维，这常常导向参与和心流 (E)，当产生了想法和实际的艺术作品时，就提升了成就感和自豪感 (A)，这就导向了意义和目标 (M)、动机和成就 (M)，当我们去分享和见证别人时 (R) 会导向更积极的情绪 (P) 等。所以，让我们来探索创作的过程，并参观Arieti描述的如此富有诗意的"岛屿"。

创造的过程

Ernst kris (1952, cited by Arieti, 1976) 认为创造力的过程包括回归到为自我服务。从本质上讲，有意识的心智塑造了从无意识内容中挖掘出来的物质——虽然内容并不在一个人的心智的最前端，但很容易获得。Arieti将创作过程定义为与非理性的碰撞，然后通过一系列不可思议的转变，一个新的创造性产品就产生了。他把这个过程称为"神奇融合"。

瓦拉斯的创造力模型：准备，孵化，启发，验证

准备

Wallas（1926）是最早概括出产生创造力的炼金术阶段的人之一：准备，孵化，启发和验证。在准备阶段，我们通过接收信息和热身来开始工作。在操作层面，准备阶段包括收集艺术材料和组织整理一个工作空间。你可以把这想象成拉伸画布或削尖铅笔等。但是，准备工作也包括心理上接受尝试新事物、热身、接受新思想和新观点的能力，允许模糊的印象和半成形的思想在应对艺术挑战或艺术治疗进展时涌现出来。

孵化

孵化阶段的名字很好听——有时我们需要适当地筑巢和孵化才能产生新的东西！孵化是指滋养和保护一个想法的微小种子。尽管孵化的情况可能不像外人看起来的那样好，但它很重要，因为我们这样做时，我们会变得更加投入。这个非语言的、不同的融入阶段允许思想在我们的潜意识中渗透。虽然这看起来像是拖延症或闲逛——在一个重视生产力的文化中，这种行为并不总是受欢迎的——但Biswas-Piener认为，这实际上可能是在孵化（个人交流）！

客户有时需要在艺术工作室里"浸泡"，让创意的汁液渗透进来，并为治疗活动增添趣味性。这在更多的以工作室为基础的艺术

治疗体验中尤其重要，但我们可以认为它在所有的艺术治疗场合中都是相关的。让思维在工作室发散，以一种放松的方式摆弄艺术材料、翻阅杂志是孵化的关键部分，并让发散思维在潜意识里发生。"脱离了理性的方向，思想可以以各种方式相互碰撞、融合"（Csíkszentmihályi, 1996, p.102）。

启发

在启发阶段，在我们摆弄了一些艺术作品之后，突然一个想法从这片肥沃的土地上冒了出来。许多有创造力的人都知道，这是非常令人满意的"啊哈"时刻。一个想法就像魔法一样出现了，或者我们看到一个构图在我们的艺术作品中形成了。这发生在"当思想之间的潜意识联想非常契合，它被强制弹出到意识中，就像软木塞在水下被拔掉后暴露到空气中一样"（Csíkszentmihályi, 1996, p.104）。在这个阶段，艺术治疗师可能会使用他们的培训技术来提供艺术媒介指导——使用什么类型的黏合剂，如何混合颜色而不使一切变成泥浆，或如何支撑雕塑的延伸部分。

> 我也没有概念。想法只是起点。我很难把它们记下来。只要我一开始工作，它们就在我的钢笔下出现了。要想知道你要画什么，你就必须开始创作……当我发现自己面对的是一张白纸时，我的脑海里总是浮现出这张白纸。那些我不由自主地捕捉到的东西比我自己的思想更能使我感兴趣。（Picasso引自Brassaï, 1999）。

验证

最后，验证阶段是我们适时完成作品的阶段——我们可能会修剪一些边缘，回顾我们的艺术作品，完善一些细节，或者编辑一份手稿。这个阶段需要演绎推理，因为它是供修正和改变的地方。在验证的过程中，趋同思维使选择和辅助识别能力变弱，而最后的艺术选择和修改完成，会使事情变得刚刚好。在这里，我们正好把我们的新想法融合在一起。我们从字面上和象征性上"建构"的艺术作品。

验证涉及社会各方面——来自同辈对作品的响应和反馈。在艺术世界中，这个可能是在评论或画廊展览期间完成的，将创意产品置于更大的文化背景中。在艺术治疗中，我们通常有一些应对时间——一些"展示和讲述的变化"，在这个过程中作品被观看和反馈，这个过程我们将在其他章节重新讨论。下面，我们为艺术治疗师（或任何人）提供了一些建议，以促进其创作过程的各个阶段，让创造力的神奇融合得以展开。

在创作过程的每个阶段培养创造力的技巧

准备

- 提供一个有序和丰富的工作室空间，用刺激的图像和想法来激发想象力。
- 将艺术用品摆放在显眼的地方，以引起视觉刺激，吸引客户。
- 如果可能，为客户提供准备艺术材料的机会。
- 提供热身运动，可以启动积极性和创造力的状态。
- 支持开放的态度，对新想法、发散思维和图像的探索。

孵化

- 倡导提供睡眠和沉思的时间，以允许做梦和白日梦的发生。
- 给非语言思维提供机会，允许涂鸦出现在餐巾纸的背面及笔记本里。
- 散步，或做一些简单的伸展运动来激活具象的知识。
- 利用材料来体验。

启发

- 必要时，给予鼓励、指导和物质来克服技术困难。
- 热烈祝贺！当创作过程进展顺利时给予事情不顺利时一样多的关注。
- 条件允许时，多多提问，表现出对细节的兴趣。

验证

- 提供方法，以供字面建构或筹划工作。
- 如果条件合适，创造展示艺术作品的机会，让艺术家考虑标题、灯光和视觉环境等问题。
- 进行小组讨论，以便产生新的想法，并鼓励对最后部分进行细微的修改。

艺术治疗与创造力

在艺术治疗中，治疗师的一部分工作包括帮助人们参与和经历创造性过程的各个阶段（Hinz，2009；Lusebrink，1990）。据了解，艺术治疗师应该全面了解不同媒介的特性，这样他们才能有策略地利用那些最有可能促进创造力的媒介。我们建议参考Lisa Hinz（2009）对表达性治疗架构的精彩总结，以深入探讨特定艺术媒介和艺术治疗干预对创造性表达的影响和促进。

为创造性工作搭建舞台——不管是在医院的病床上，还是在精神病房里，在学校里，在退休活动室或社区工作室，甚至是在户外，艺术治疗师也要创造一个温馨且支持性的情绪空间——创造一个自由的框架，Judy Rubin（1978）如是说。这个物理和心理的空间是开始创作过程和治疗工作必不可少的。艺术治疗师应尽力使这个框架能匹配客户的需要，具有适当的层次结构和包容度，这样表达就能自由绽放。

和大多数艺术治疗师一样，我们通过提升心理安全感和舒适度来为创造力设定框架。此外，由于创作艺术作品的想法所引发的焦虑往往会延缓准备阶段和孵化阶段，并妨碍创造性魔力的出现。大多数艺术治疗师都知道，他们需要向客户表达他们并不是在上艺术课。因为没有分数，他们的工作不会用传统的标准来评判，如果他们遇到困难，我们会帮助他们。我们也让客户知道，他们不需要成为艺术家或拥有任何特殊的艺术技能，这是一个实验的过程，也是一个新的、了解自己的机会。快速展示一下如何使用不同的材料，并让客户探索他们最感兴趣的材料，通常会帮助他们更加开放地去探索。

成长型与固定型思维

为了获得我们的最佳创造性思维，我们要乐于探索，接受新的思想，欢迎发散思维。简而言之，我们希望拥有一种欢迎创造力的心态。Carol Dweck（2006）是一位著名的积极心理学家，她提出了思维的概念。她解释说，我们对智力和才干的信念影响着我们的学习方式。我们是相信自己天生聪明，还是通过努力工作变得聪明？如果我们认为智力和才干是固定属性——不管你是否拥有它们，即我们与生俱来的智力和才干不可改变，那么我们就倾向于假定只要事情具有挑战性或我们犯了错误，那就肯定意味着我们不聪明。当我们拥有这种固定型思维时，即我们相信失败是不好的，我们应该不惜一切代价去避免。

另一方面，如果我们拥有一种成长型思维，我们更有韧性去面对失败，当我们遭遇挫折时，我们会坚持。我们知道奋斗是过程的一部分，也就是说，不一定要容易才值得奋斗，犯错误是允许的，智力不是一个固定属性，而是通过毅力和勇气来发展的（Dweck，2006）。鼓励成长型思维模式可以培养参与一些活动的意愿，这些活动不一定能保证"成功"，但会提供学习的机会，并为创造性的体验铺平道路。

创造力的热身

我们可以从一开始就通过增加积极情绪的干预来促进成长型思维，就像我们在前一章中讨论的那样。培养积极情绪可以启动创造过程的准备阶段，它可以提供参与活动的意愿（而不是选择被动地观察），以及帮助克服做一些新的、可能不熟悉的事情时的焦虑或创作一些"漂亮"的东西的压力。这可以包括热身活动，如"三件好事"的练习，品味日常经历，回忆我们感到快乐或平静的"黄金"时刻，或者期待我们所期待的事情。

热身活动旨在促进积极情绪和培养创造性的过程，可以根据客户的特殊需求进行定制。如果我们有更多的时间，有一个开放的工作室或扩展的工作坊，就能提供更多的机会让你进入创作过程的准备和孵化阶段，以提升创造力。我们可以鼓励参与者在工作室里漫步，翻阅文件，挑选艺术材料，或整理杂志图片或模板。真正欢迎这个沉思的时间，允许一个温和的热身以使他们适应环境、艺术材料与艺术过程。

鼓励体验与"犯错误"也是促进参与的有效方式，帮助他们进入被称为"心流"的沉浸状态。我们将在下一章中讨论，心流通过使人们更放松、更开阔来进一步促进创造力。当人们处于心流状态时，他们自然地从准备阶段进入创造力的孵化阶段。

我们还建议利用客户的独特优势来提升创造力，例如，如果一些客户的优势包括内心的善良和慷慨，那么让他们对艺术产生热情的方法就是让他们创造一些亲社会的东西，如一件礼物。通过这种方式，我们利用他们的优势，让他们轻松地进入创作过程。

创造力的其他热身活动

我们也使用简单的结构化的仪式来帮助我们从不活跃转向充满活力。这些都是非常基本的，有非常具体和切实的目标。正如艺术治疗师所深知的那样，有时，仅仅是在这个过程中玩得开心比创作一件作品更重要。如果对活动的结果没有一个高程度的重要性或价值期待，可能会更有帮助。减轻创作的压力往往会帮助人们这样去做，这是与直觉相反的。

我们经常在"开始"之前让他们测试材料。我们有一些废纸让人们尝试不同的媒介。如果做雕塑或塑形，我们有一些其他材料，哪怕只是少量的，从一开始就可以让他们触摸和操作。这可以作为触觉热身。

我们还提供了一些简单的写作提示，如一份简单的感恩清单、自由或随意写的东西，客户可以在这些提示中写下任何在他们大脑里不间断的三分钟里出现的东西（我们会说："如果你不知道要写什么，就写'我不知道写什么，这太愚蠢了，这个治疗师简直是疯了！'等，直到最终有所作为——这个想法就是一直写下去，让手的运动唤醒你的大脑"）。然后，我们可能会看到他们写一些他们崇拜的人，或者对他们的生活产生影响的人。我们使用过的其他热身练习，包括拿一张纸，使用各种颜色的记号笔、钢笔或水彩画，从重复的线条或形状中形成一个图案。我们还使用Elinor Ulman的技术，将手臂摆成夸张的圆圈，就像一个人在一张大纸或画布上画画一样 (Ulman & Dachinger, 1996) ——用荧光棒和电火花也很有趣。运动和音乐总是有帮助的，因为它们能调动其他感官。另一个热身活动是让客户"把你喜欢的东西拼贴起来，然后画一幅你的拼贴画"。我们也会用着色板，复制两到三次，然后用不同的艺术材料或不同的标记和颜料给它们上色。

涂色有创造性吗？

涂色书被批评为预先包装好的"刻板"形象——用最糟糕的话说就是"精巧"。因为图像不是来自艺术家的想象，所以不被认为是创造性的或"自我表达"。事实上，有人认为它会扼杀创造力。

然而，正如杂志拼贴画或模板不是"原创的图像"，但它们的组合方式涉及艺术选择，所以着色图像也提供了个性化表达的机会。这不仅包括所有图像的选择，还包括材料的选择及颜色的使用、对比、阴影、线条质量、纹理、强调等的使用——所有这些都是艺术品的元素。

这可以从接受长期精神治疗的两个客户——Carmela 和 Edmund的图像中看出。他们都使用了《反涂色书》中的同一页 (Striker & Kimmel, 1984)，该书结合了预先绘制的图像和提示，并邀请玩家创造性地回应。他们选择了一张仙女教母的图片，图片的标题是"你需要仙女教母为你做什么？"他们在内容和风格上的不同反应无须太多解释 (Carmela图6.1, Edmund 图6.2)。

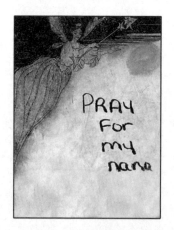 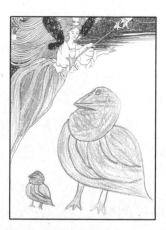

图6.1和图6.2 彩色图像为焦虑、激动、躁狂，精神病和/或混乱的客户提供了面向现实和基础的具体结构与机会。例如，在接受长期精神病治疗的两名客户中，Carmela（图6.1）和Edmund（图6.2）在一个开放工作坊艺术治疗小组中选择了相同的颜色清单。他们对同一个仙女教母形象的创造性回应的差异不是很明显。

　　我们认为涂色图片只是另一种"媒介"，它位于表达性治疗架构中更可控的一端。例如，我们经常为精神病患者和那些从具体的、以现实为导向的任务中受益的人提供彩色图像作为选择，或者是那些非常焦虑的人，发现它包容与放松，或者是那些躁狂的人，需要一些非常结构化的东西来集中注意力。他们选择的图像、他们强调的视觉元素，以及他们的语言联想通常和其他艺术媒介一样丰富。

　　客户通常对他们的涂色图片非常满意，并自豪地向他人展示，或者把它们挂起来，因为这些画面让人感到安慰和充满希望。例如，同样接受长期精神治疗的David，小心翼翼地给一张简单的豹纹图（图6.3）涂上了闪光剂。他非常喜欢它，把它挂在自己的房间里，以让自己心情愉快。

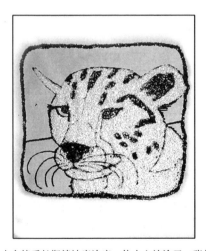

图6.3　David，也在接受长期精神病治疗。他小心地涂了一张闪闪发光的美洲豹的填色纸。每个发光片下的胶水需要在另一个贴上去前晾干，这就需要耐心与计划。他对他的图片很满意，于是把它挂在房间里，以振奋他的精神。

在企业工作坊和继续教育中的热身

在企业工作坊与继续教育研讨会上,我们经常通过简单的具象认知活动来热身,以吸引客户的积极关注。例如,我们可以分发关于优势、积极情绪或价值的书面描述,并让他们检视自己认同的内容。虽然这个活动包括写作,看起来似乎更"有认知性",但它的内容是具有情感唤起的,正如我们所注意到,当把艺术作品策略性地、唤起性地放在桌子上时,热身活动就已经开始了。

通常情况下,当参与者带着反映焦虑或兴奋的评论进入会场时,他们会注意到这些材料("哦,多么有趣啊"或"我们又回到幼儿园了,我们会被评分吗?")。在仔细阅读和检查他们的清单后,我们提供4.5英寸的圆形小纸或4×2英寸的运装标签,并建议制作一个能引起他们共鸣的优势/价值象征,或一种他们希望在工作中体验更多的积极情绪。

在我们开始艺术创作之前,我们可能会提供一个大多数人都理解的价值/优势/感觉的例子。例如,灵性或爱,并让他们报告他们想到那种品质时脑海中出现的颜色和形状/符号。这激活了大脑的视觉中心,也激活了高级过程符号思维。对于灵性,我们经常得到黄色和紫色,表示十字架、阴阳、大卫之星、圆圈和云彩的图像。然而,我们也可能听到褐色代表大地,绿色代表生长,或者黑色代表超凡的夜空。对于爱,我们通常会听到红色和粉红色,以及心形、手形、连在一起的戒指和圆圈。但是,我们也可能会听到一些联想,如橙色代表动态的温暖或者一棵树代表他们的家庭。

我们还提供多种颜色的塑料模板(逼真的人物、动物、交通工具、形状、植物、字母等），可以用作绘画的辅助。即使他们不使用它们，与模板的触觉接触和观看图像的视觉刺激也可以作为进一步的热身。对那些熟悉 Kagin 和 Lusebrink（1978）在媒介属性和任务指导方面工作的人来说，你可能已经认识到我们正在通过更有组织的活动和受控的媒介来让人们变得更有创造力。在企业环境中，客户通常需要控制认知符号任务和材料，这些任务和材料更倾向于媒介属性连续体的阻力端，如记号笔、铅笔和模板，从而为他们的创造过程热身。

正如在短期的临床环境中一样，在有限的工作空间内，更多的是以工作坊为基础的项目，如使用油画、胶水、闪光剂、黏土的项目基本是不可能的。另外，与临床环境不同的是，参与者处于职业关系里面，在这种关系里保持某种边界是很重要的，对那种高度情感脆弱者可能是不适合的。然而，令人惊讶的是，如果客户适当地热身，即使在这些短暂的、充满潜在压力的会面中，他们也会变得比他们认为的更有表现力，他们能够展示自己的一部分，否则他们可能会避免分享。这有助于在同事之间建立更多的信任和承诺（我们将在关于关系的第九章中进一步探讨）。

我们注意到，因为这些并不是高强度的小组，比如，沉浸式工作坊，旨在戏剧性地让客户敞开心扉以开展深入的工作，所以我们需要制订干预措施，并将重点放在参与者的职业身份上（Huet，2011）。这包括巧妙地提醒他们，尽管我们所做的工作能唤起个人联想，有时还能唤起强烈的情感，但他们是在和自己的同行（也许是他们的上司）一起工作。正如我们将在第十三章讨论的，我们使用治疗培训来容纳分享，这样参与者就不会过度暴露或情绪失控。

创造力的天敌：内心的批评家

有时，即使我们很有创造力和艺术感，我们也会觉得受阻或停滞不前。我们就是不能开始，我们中的许多人也在与一个内心的声音作斗争，它喋喋不休地说着一些消极、令人沮丧的话语，这些声音抑制了我们的创造力。对有些人来说，它可能只是与他们的创造性努力有关，但对另一些人来说，它一直在运行。在创造力的世界里，这种声音被命名为"内心的批评家"（Hunt，2004），但我们也听到过其他能引起共鸣的名字，比如邪恶女巫，它抓住了这种性格的本质。当我们内心的批评家失去平衡，从一个乐于助人、友好的编辑变成一个苛刻的审查员，我们的创造力就会趋于枯竭。这时，我们不是放松、放任新想法出现，而是被困住了。

我们可能会将邪恶的意图分配给我们内心的批评家（一个客户曾经形容她内心的批评家试图"吸走"她生活中的快乐），我们怀疑如果不是被误导的话，它们通常是善意的。我们可以通过识别它们试图服务的目标来重新定义它们（Lambert，Graham，Fincham，& Stillman，2009）。我们内心的批评家经常想要保护我们免于尴尬或失败，避免沮丧和失望。然而，在这样做的过程中，它使我们不能体验新的思想，也不能从反复试验中学习。它让我们无法享受乐趣！

内心的批评家经常陷入完美主义和演绎中。它被消极偏见所控制，正如我们之前所指出的，消极偏见会在我们思考什么可能会成功之前，先关注可能会出错的地方。更糟糕的是，这个内心的批评家常常是童年未尽事宜的遗留物，扎根于羞愧中。然而，最快乐的人认为追求完美是失败者的赌注，对结果采取不在乎的态度更令人满意 (Biswas-Diener & Kashdan, 2013)。

如何驾驭内心的批评家并邀请内心的缪斯

如果内心的自我评判真的是善意的，并且想要帮助我们，我们该如何驾驭自己的这一面，而又不让它阻碍我们的体验性、创造性和爱玩的自我呢？我们可以与它对话，以确定它的意图是什么。然后，我们可以努力把内心的批评家转化为一个有帮助、有效的顾问，它可以清楚地告诉我们喜欢什么、不喜欢什么，指导我们下一步的行动，并为前进指明方向。我们也可以找到一个内心的缪斯女神来赞美内心的批评家。

与你内心的批评家成为朋友

- 描述你内心的批评家（你可以进一步为你内心的批评家塑造一个人格或角色。你可以指定一个性别、个性、着装风格、说话方式等）。
- 与内心的批评家对话（问他/她一些问题，比如"你的工作目的是什么？""你想要达到什么目的？""你愿意怎么帮助我？""我能帮你什么吗？"）。
- 制作一个符号，画一幅肖像，或者做一个你内心的批评家的形象/雕塑（Trout, 2009）。

- 为你内心的批评家所代表的力量做一些象征(自我保护,明智的克制,避免失败,良好的判断力)。

- 制作一个符号,画一幅肖像,或者做一个你内心的缪斯的形象/雕塑。

- 为你内心的缪斯所代表的力量做一些象征(创造力,对美的欣赏,好奇心,玩闹)。

- 想象一下,你内心的批评家和你内心的缪斯合作去完成你想要完成的事情。

日常的创造力

我们也强调日常或"软"的创造力的价值,我们用这种力量使世界一天比一天更好。换句话说,我们更经常地运用常见的艺术创意行为:像涂鸦,概述问题;画出你早晨的咖啡;用你早晨的咖啡画画(用你的咖啡作为媒介,用你的勺子作为"刷子");在讲座和会议上做"艺术笔记";问自己一个问题,并用艺术来回答;用简笔画画出你生活中的人物(和生物),用细节和设计将它们个性化。

　　放任的;这就是清理河流的方法。这条河不会被污染,我们能处理好。这条河没有干涸,我们会堵住它。如果我们想让它自由,我们就必须让我们的理想生活自由奔放,自由流动,让任何东西进来。让一切顺其自然,最初什么都不要审视。这就是创造性的生活。它是由神圣悖论构成的。要创造一个人,必须心甘情愿做一个石头般愚蠢的人,甘愿坐在驴子的宝座上,甘愿从自己嘴里吐出红宝石。然后河水会流动,我们就可以在它的奔流下感受潺潺溪流(Pinkola Estés, 1992, p. 343)。

艺术疗法给积极心理学带来了创造力的疗愈

我们会说，在一个结合了艺术治疗和积极心理学的维恩图（Venn diagram）中，创造力绝对是重叠的部分。积极心理学为艺术治疗带来了对创造性的深入了解与兴趣，这是作为我们人类，如果想成功地走向未来面对当今世界的挑战所需要的一种力量（Lombardo，2011）。创造力给我们带来了新的生活体验，我们通过直接参与生活获得的第一手知识。这包括任何东西，从咖啡在乔雅的香草拿铁的旋转设计，到精辟地观察机智的漫画，解决家庭问题的简便方法，或装饰一个令人愉悦的生活空间。

艺术疗法使积极心理学成为一种职业，在20世纪的大部分时间里，它利用个人的创造力为健康和康复服务。创造力是艺术疗法的大本营。艺术治疗师所需要的不仅是口头咨询技巧——它需要引导创造性过程的力量来促进情感表达、自我反省、沟通、洞察力和联系。艺术治疗师经过严格的训练，对艺术材料和技术有广泛的了解，这样他们就可以在任何时候满足客户的发展和治疗需要，以最佳方式满足特定的创造性追求。

参与艺术创作过程，特别是与各自客户相匹配的艺术媒介和干预手段，自然会促进富有想象力的探索和游戏的体验世界。它引发了人们的专注和心流，这本身就是一种治疗，但它也鼓励深入的治疗工作——它能打开人们的心扉，使他们变得更容易接受自我反省与脆弱。

此外，制作艺术作品自然会提升满足感、成就感和自豪感。有时候，这可能是因为他们发现自己能够参与一个过程，而这个过程让他们感到恐惧——创作艺术品。然而，也许更重要的是，因为艺术过程允许他们真正地"创造"——创造一个他们可以看到、触摸和感觉到的对象——成就感也来自创造一些以前不存在的东西。然后，因为这个"东西"是自我之外的一个实实在在的对象，正是它可以提供一个新的观察和感知自我的方式（艺术治疗过程的一个方面，我们将在第十一章深入研究意义和感知）。

总之，艺术疗法通过有效利用创作过程及其带来的好处，对PERMA做出了显著而独特的贡献。这包括好奇心和探索、积极情绪、参与和心流的体验、自豪感与成就感，以及可以用来探索和改变感知的有形的艺术作品的创作。现在我们将从创造力转移到对心流的考察，即当我们进入创作过程时，我们便会自然地沉浸其中。

问题讨论

1. 你认为自己有"创造力"吗？
2. 你会让自己变得更有创造力吗？
3. 当你从事创造性工作时，你是否能找到一个内心的批评家？
4. 你内心的批评家和内心的缪斯会对对方说什么？
5. 你在周围的人身上看到了什么样的日常创造力？

第七章 心 流

　　作为艺术治疗师，我们很多人都遇到过这样的情况——艺术过程正如火如荼地进行着，客户/参与者深深地沉浸在他们的艺术作品中，而我们面临着进退两难的境地。我们是中断艺术创作来回顾艺术作品，还是让他们尽可能长时间地沉浸其中？虽然我们无意中了解了两者的价值，但时间的限制常常迫使我们做出选择。

　　由于社区建设的重要性，以及通过探索与图像之间的关联而产生的洞察力，我们经常选择处理艺术作品，而代价是追求艺术创作所能产生的专注力的深度状态。对于已经有机会一起做一些面向内部的工作的团队，我们也许能让这种经常渗透于工作室的高度专注持续下去。如果我们和我们的客户足够幸运，有时间的话，我们可以两者兼顾。

　　这种高度集中、毫不费力的专注状态被称为"心流"。和创造力一样，"心流"也属于Seligman（2011）的PERMA模型的"参与生活"的领域。创造力常常能促进心流——当创造力产生经验时，往往会产生心流。在艺术治疗中，我们积极地使用创造力来促进心流，特别是因为在心流状态中出现的深层关注会引起具有治愈性和恢复性的生理变化。这也会引发积极情绪的螺旋上升，扩展意识，以及获取资源来促进福祉和幸福。

心流是什么?

　　到底什么是心流?首先,我们将用一个听起来很熟悉的例子来说明,因为它捕捉了世界各地艺术治疗工作坊里正在发生的事情。在一些较长时间的工作坊里,我们可以奢侈地在治疗时间之外进行艺术创作,我们经常进行一个简短的视觉化,比如身体扫描、爱-善的冥想,或者一条"照亮的道路"。这样,当我们播放一些"柔和"的器乐音乐时,我们就能轻松地进入艺术创作过程。一旦我们让小组成员进入艺术过程的孵化阶段,我们自己也会创作艺术作品,既可以加入艺术体验,也可以为过程建模 (Lachman-Chapin, 1987)。

　　随着人们开始选择什么媒介、颜色、标记或图像来捕捉他们的感觉或视觉效果——照亮的道路、爱-善、那一刻的身体感觉——一种集中注意力的感觉在群体中表现出来,偶然的相关材料的问题或请求另一个小组成员传递材料所激发的特定能量。在柔和的背景音乐中,人们深深地沉浸在他们的艺术作品中,低着头,全神贯注地听着。气氛明显发生了变化,就像一条奔腾的河流汇入了潺潺的小溪。这就是所谓的心流。

　　心流是当人们完全沉浸于一种自发活动时所达到的状态——我们这样做没别的原因,只是因为它本身具有吸引力与回报。当我们面临一个我们有足够的技能去应对的挑战,但需要我们付出足够的努力才不会感到无聊时,心流就会出现 (Csíkszentmihályi,

1991）。在心流状态中，我们常常能敏锐地意识到自己，同时又缺乏自我意识。我们完全专注于我们正在做的事情——此时此地。我们可能对时间有一种加速或减慢的感觉——感觉像几小时在几分钟内流逝，或者感觉几分钟的时间就像过了一辈子。

心流可以体现在我们生活的许多不同领域——在办公室整理文件，在电脑上设计代码，在车间拆卸引擎，在院子里做园艺，在书房里写诗，或在跑道上跑步。很多有爱好的人，比如运动员，或者天生就有创造力的人，都会经常体验到这种深度专注的感觉。

虽然处于心流状态的人可能会觉得非常放松，但它不同于简单的感觉良好。事实上，心流中的个体常常非常专注，直到活动几乎完成时，他们都没有意识到任何其他特别的感觉。在这一点上，积极的感觉，如喜悦和自豪可能会出现。

心流的特点

- 毫不费力的注意力——高度集中的注意力
- 行动与意识的融合
- 失去自我意识
- 控制感
- 时间现象学体验的变化——通常是一种时间加速或减慢的感觉
- 自带目的性，一种为了自身的奖励或乐趣而做的活动

心流的历史

Csíkszentmihályi 是积极心理学的创始人之一，以提出了心流

概念而闻名。在20世纪60年代，当他研究艺术家时，他开始对心流产生了好奇——他想知道为什么他们如此专注于艺术 (Getzels & Csíkszentmihályi, 1976)。Csíkszentmihályi发展了"心流"理论来解释这种意识状态——从人们描述的表达中提取——感觉就像"在流动"。在体育运动中，这有时被称为处于最佳状态。Csíkszentmihályi认为，在某种程度上，当人类经历这种高度集中的专注时，他们似乎最能感到满足。这并不会使人感觉良好，事实上，它往往会让人高度专注与努力，这会让人感到投入与有活力！

心流的研究

当前，关于心流的研究已经形成了大量的研究成果 (Moneta, 2004; Collins, Sarkisian, & Winner, 2009; Csíkszentmihályi, 1997)。与其密切相关的心理学结构包括内在动机 (Deci & Ryan, 1985)、高峰体验 (Maslow, 1971) 和五大人格特质之一"经验的开放性"(George & Zhou, 2001)。不足为奇的是，富有创意的人常常经历心流状态 (Csíkszentmihályi, 1996)，心流状态在理论上与事实上都和幸福与积极情绪有关Csíkszentmihályi, 1997a; Rogatko, 2009)。

心流的神经科学

如果你走近神经科学的艺术治疗，你就会得到一种享受！乔雅在她的博士论文中研究了心流的神经学和生物学方面，以便让我们这些不是神经科学家的人尽可能地理解它。我们在下面展示了一些研究，并给出了合理的警告——这一部分可能很难阅读——如果你不感兴趣（不管对那些更具科学头脑的人来说大脑机制有多酷，都会让你们中的某些人困惑不解），所以如果你跳过这一章的应用部分，我们是不会埋怨你的。

注意

我们现在要把大家的注意力重新集中起来。心流常被认为是最佳或毫不费力的注意力的同义词。然而，也许我们需要更具体地定义注意力。注意力通常被理解为大脑中的一个认知过程，它使注意力指向环境的某个方面（内部或外部），而忽略了其他刺激（Anderson，2004）。聚光灯的比喻经常被使用。对刺激进行分类，确定哪些是对我们的生存至关重要的变量（Nakamura & Csíkszentmihályi，2002）。注意力就像心流与冥想一样是意识状态的核心。当我们的注意力毫不费力时，我们就像感受到心流的迷人效果，一些无关紧要的想法和感知被过滤了，我们就会对手上的任务变得全神贯注。

艺术创作过程中的神经活动

艺术创作的身体活动涉及复杂的大脑/身体过程。Chávez-Eakle 和他的同事们（Chávez-Eakle, Graff-Guerrero, García-Reyna, Vaugier, & Cruz-Fuentes, 2007）所做的研究发现了创作过程和特定的大脑活动之间的关系，包括感官信息同化、运动学习、情感反应、认知和情绪，以及影响和意义的整合。另外，Lusebrink（2010）的理论认为，艺术治疗中的视觉表达涉及枕叶、颞叶和顶叶的感官信息处理。这一信息随后通过神经网络与重要情感输入一起从边缘区域传递到前额叶皮质 (Fuster引自Lusebrink, 2010)。

很明显,在艺术创作中有大量的心理活动。那么,在艺术创作中的心流体验是如何让人感到毫不费力的呢? 我们的朋友、艺术治疗师Tiffanie Brumfield曾把创作比作"小睡片刻"。它通常给人这样的感觉,就好像大脑既完全警觉又全神贯注,但它也进入了深度休息,恢复了活力。

为了解释这种矛盾的特性,Dietrich开发了一个模型,瞬态低正面情绪理论 (Transient Hypofrontality Theory) (Dietrich & Stoll, 2010;Dietrich, 2003),指出了显性和隐性信息处理系统在心流过程中的作用。显性信息处理系统涉及大脑中负责获取、表达和实施知识的区域的高级认知过程。这种认知是有意识的,可以通过语言过程表达 (Dietrich, 2004a; Dietrich & Stoll, 2010)。

相反,隐性信息处理系统则是一种更为古老的进化系统。这个系统有时被称为"情绪大脑",它拥有基于经验的知识。它是非语言的,而且无法被意识感知——我们通常称之为无意识。隐性信息处理解释了为什么我们通常很自然地知道如何做事,但当被要求描述我们所做的事情时,我们却无法清晰地表达出来。隐性信息处理系统中的知识是隐藏的,必须通过活动过程来发现。为了揭示这些无意识的材料,我们必须"展示或执行隐性信息,这种隐性信息允许显性信息处理系统观察它并提取必要的组件"(Dietrich & Stoll, 2010; Kindle Location 2138-2140; emphasis added)。

因此,为了理解在心流中发生了什么,我们需要理解在大脑中的显性与隐性信息处理过程之间有一个复杂的交互作用。它的特质定义了心流的现象学经验——扭曲的时间感，担忧的缺失，自我意识的削弱和毫不费力的注意——这一切的后果被视为显性信息处理系统的衰退"离线"（在前额叶皮质和前扣带皮质）和隐性的、无意识的系统直接介入行为。大脑前额叶皮质负责认知活动，如时间意识，担心失败，以及其他与自我意识相关的任务。Dietrich（2004a）指出，在心流状态下，执行注意力是前额叶皮质唯一仍然在活动的功能——当资源被转移到手头的任务时，执行注意力会选择性地脱离所有其他高级功能。这就创造了一种独特的感觉，即我们无须尝试就能集中注意力。

心流在艺术治疗中的应用

因为创造力、心流和提升福祉已经被实证地联系起来了，所以对心流状态的研究显然对艺术治疗有意义。在艺术治疗过程中，最具治愈效果的部分之一就是当我们和我们的客户进入心流状态时，所体验到的深度放松和全神贯注。用Tiffanie的俏皮话来说，当我们处于心流状态时，虽然我们实际上并没有小睡，但感觉像小睡了一样。

心流和放松反应

举世闻名的心理/身体专家Herbert Benson，创造了"放松反应"这个词来描述人体的生理变化，例如当我们在平静和安逸的状态时发现心率、血压、呼吸频率和代谢率降低了（Benson, Greenwood,

& Klemchuk, 1975)。他断言，手工和重复的、有节奏的活动，比如编织，可以唤起放松反应——它们通过"打破日常思维的束缚"来减轻压力 (Benson, 2009, p. 141)。

正如关于积极情绪的章节中提到的，最初的研究表明，对艺术创作的专注可以激活副交感神经，从而引发放松反应 (Collier, 2011; Croghan, 2013; Delue, 1999; Kuchta, 2008)。例如，在一项对经常从事缝纫的女性的研究中，心理学家 Robert Reiner 断定，做手工与愤怒、担忧、厌恶和焦虑等消极情绪是不相容的。他的结论是，制作手工艺品可以分散人们对日常压力的注意力，并促进人们关注此时此地 (Robert Reiner，个人交流，2016年5月13日)。

其他类型的心流

处于心流中和制作艺术作品不一定会产生一种冥想的状态。想象一下，一个繁忙的艺术工作室里一群精力充沛的12岁孩子，他们用纸板箱搭起了一座巨大的城市——高水平的心流，但并不是那么平静与放松。因为他们正在经历毫不费力的注意力，沉浸于当下，缺乏自我意识，以及技能/挑战的平衡，所以这仍然是一种心流。在冥想和更活跃的心流体验中，由隐性系统主导——有毫不费力的注意力和缺乏自我意识。而显性系统——跟踪时间和高级认知功能——仍然主要是"离线"的。

进出心流

在任何一个特定的时刻，艺术家或多或少处于心流状态，因为他们的技能与环境的挑战之间的相互作用交替地影响着显性和隐性系统的调动。当艺术家通过与艺术材料的交互作用来体验视觉、运动和其他感官输入时，他们的注意力集中在外部环境刺激——艺术材料的颜色、形状和质地，以及内部刺激——思想、感觉和印象上。

可以说，当我们的显性信息处理系统完全恢复"在线"时，我们常常对自己创造的东西感到惊讶。事实上，当被问到这个问题时，我们一开始可能会说，我们不知道自己做了什么，我们只是随波逐流，因为在心流过程中，前额叶皮质的下调限制了这种认知过程。我们很多人都有过这样的经历。现在我们已经知道为什么时间过得这么快了，因为我们一点都不担心，且艺术创作的过程是如此愉快！

心流的益处

已经证实，很多人发现了心流的质性体验能提高生活质量（Csíkszentmihályi, 1996）。Reynolds 和 Prior（2006）提出，处于心流状态可以带来最佳的幸福感，因为那些与成就感、控制感和自主性相关。在对患有癌症的女艺术家的定性研究中，他们注意到一些有益的因素，如无助感的减少和自信心的增强。研究发现，这些女性在心流过程中经历的高度集中，至少在一段时间内可以消除癌症的侵入性恐惧和担忧。Ullen 和他的同事们（Ullen, de Manzano, Theorell, & Harmat, 2010）证实了积极的心流诱导体验会分散人们对消极和痛苦刺激的注意力。通过提供健康的注意力转移，心流帮助我们调节情绪。

此外，Seligman（2002a）认为，就像体验积极情绪一样，心流状态也会为未来积攒情感资本。研究表明，心流状态与积极情绪的螺旋上升有关，从而增加幸福感（Fredrickson，2004；Fredrickson & Joiner，2002；Rogatko，2009）。最近在神经科学方面与大脑的情感可塑性有关的研究，支持了在冥想、心流过程和神经生长发育之间存在有益联系的可能性。

心流在艺术治疗中的益处

最近的艺术疗法研究正在确立心流在艺术治疗中的益处。例如，Lee（2009）在一项有适应困难的韩国移民儿童的定性研究中，发现心流帮助他们摆脱了无聊、孤独和焦虑。研究发现，参与这一过程和研究人员本人都能促进心流。艺术疗法研究者 Hovick（2014）发现，简单物理热身可以减少艺术创作的自我意识，并增强体验的内在回报品质。2014年，Burkewitz 的研究"走进工作室，随心流而动"对参与六个绘画阶段的小样本反应进行了测量。在一个月的过程中，艺术家达到了更高的发展水平，积极影响增加，消极影响减少（Burkewitz，2014）。总的来说，这些研究支持了这样一种观点，即在艺术治疗中，心流可以通过分散焦虑和积极参与来达到治疗效果。

在艺术创作进程中的心流科学为艺术本身作为治疗方法提供了实证支持（Kramer，1971）——仅艺术创作的行为就是疗愈。然而，心流理论并没有把它定义为一种升华，而是有助于解释当我们深入参与创作过程时起作用的机制。艺术可以疏导焦虑，转换混乱的能量，促进注意力集中。艺术活动能产生全神贯注和深度专注，如着色、曼荼罗、使用黏土、绘画、串珠和编织可以非常有效地引发心流体验。正如Kaplan所说："当艺术创作具有'心流'的特征时，它提供了一种最佳体验，产生了心理成长的感觉，使生活总体上更有价值"（2000，p.76）。

心流的热身

不足为奇的是，作为艺术治疗师，我们认为做艺术是人们激活日常创造力和体验心流的一种自然方式。有些人很幸运，能自然地、毫不费力地投入那些能带给他们心流的活动中——艺术、写作、跑步——但是其他人可能会发现，即使他们知道是什么让他们进入心流状态，他们也很少抽出时间去做。如果你是第二种人，你可能会想："如果我这么喜欢做这件事（画画、徒步旅行、园艺），为什么我不多做一点呢？"你甚至可能会有一部分积极地抵制这样做。你可能已经很困惑地问过你自己："当我真正开始做一件感觉很好的事情时，为什么我要避免那样做呢？！"

Csíkszentmihályi（1991）告诉我们，对许多人来说，进入心流状态需要最初的努力，虽然这可能让他们一开始感到不舒服。他解释说，人们经常选择久坐不动，而不选择回报较少的活动，如看电视或被动地坐着，其中一个原因是这些活动似乎提供了休息和放松的机会。然而，它们实际上往往会消耗我们的能量，让我们感到筋疲力尽和无精打采——它们不能提供心流活动所带来的精力充沛。尽管Csíkszentmihályi并不阻止人们偶尔放纵一下自己，在今天我们称之为"休闲放松"。但他说，我们需要培养一些习惯，帮助我们克服被动倾向和阻止我们激活心流体验的最初阻力。

心流体验有不同的层次。一个人的心流体验——他们所达到的放松和专注度——可能或多或少地取决于他们的技能和能力。艺术治疗师就可以预见当他们的客户表现出专注于缺乏自我意识时，心流便出现了；他们描述艺术创作的经历，要么过得很快，要么感觉它持续的时间比他们意识到的时间要长得多；他们说他们的发现是很有价值的。

对某些人来说，心流可能需要增加结构性——不管是艺术指令的形式（如使用这些水彩画），还是一个基于主题的指导（如画一些令你感激的东西），或两者的任意组合（Hinz，2009）。我们会使用一些热身活动，比如我们在"创造力"一章中概述的那些活动——简短的写作提示、使用小纸完成的简单绘图任务，和/或引导式冥想。在艺术治疗中，一个明确的指令或引导活动可能会产生更多的心流，或者，如Rubin所说，一个自由的框架，它提供了结构的相似性。它可以通过对特定的艺术材料或技术的指令来完成（如拼贴画、剪纸、涂色书），这些最初是有结构的，随后往往会变得更加开放。

因为每个人都有不同的艺术技能，有些人需要提高复杂性来维持心流状态。举例来说，我们在史密斯中心（Smith Center）举办了一个全天的研讨会，用Altoid罐头盒制作了"爱与宽恕"圣坛。其中一个参与者，我们之前的学生Valerie P.，她在课间上网查找如何折纸鹤（图7.1）。这一自发的挑战，拓展了她的艺术技能，表明她直觉上明白这可以增加她的心流体验。然而，另一名参与者在尝试将珠子粘在罐头盒上时感到沮丧，她显然需要引导者的技术支持。这帮助她保持心流状态，而不是被艺术材料带来的挑战压垮。

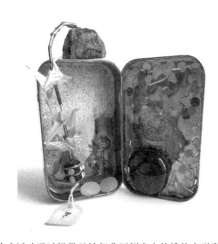

图7.1 艺术治疗活动通过提供足够却非压倒客户的挑战来引发心流。对一些客户而言，这意味着更简单、更结构化的任务和更多的技术支持；而对另一些客户来说，这会更加复杂。在为受癌症影响的客户和护理人员举办的全天研讨会上，一位参与者Valerie P.通过上网查寻折纸鹤的复杂之处，保持了一种全神贯注的心流状态，并把它添加到一个详细的"爱与宽恕"的微型圣坛。

大多数艺术治疗师在选择心流的艺术媒介和提示时，都会本能地鼓励心流状态。有时，明确的指示和技术支持将有助于促进心流；有时，开放式的探索和体验才是最好的。无论如何，将心流理论应用到艺术治疗中，可以极大地影响我们对艺术治疗功能的理解。这包括快速评估艺术技能和签名优势的能力，并制订相应的任务以供挑战和限制焦虑。

心流和时机

乔雅和丽贝卡都很幸运，能在时间充裕的环境中工作。我们的大多数工作坊的时间都在1.5~5小时。拥有一个有时间、空间和支持的环境，有利于孵化、体验和犯错，这对促进心流的时刻至关重要。考虑到技能/挑战的平衡随时可能变化，艺术治疗干预的时机可能会影响个体保持心流状态的程度。

如果客户在分配给艺术创作的时间内处于深度的心流状态——如他们专注于艺术材料，很少说话——当时间到了，艺术治疗师就要做出一个选择。她是应该延长艺术创作时间和牺牲部分或全部口头讨论时间——特别是参与者通常需要至少几分钟准备语言过程（从更多的隐性信息处理向显性信息处理过渡）——或者为了进入讨论而中断心流状态？这两种体验对治疗过程都至关重要。这是一个不容易解决的难题，我们在特定的时刻会遵从治疗师的临床判断。另外，人们也可以通过参与唤起团体心流的对话来进入心流，我们将在接下来进行讨论。

心流和音乐

艺术治疗师还可以通过像音乐和灯光等环境因素来促进心流的体验 (Chilton, 2013；Hinz, 2009)。在艺术治疗工作坊，乔雅用来引发心流的一个秘密武器是慢节奏的"休闲"旋律。这些"放松"曲调的节奏以每分钟80~110次的速度，可能会引起身体上的放松反应。它们还以非切分音合奏节奏、受蓝调音乐影响的人声样本、合唱模式、重复的旋律、环境和音乐织体、模态和声的使用和慢速移动的低音线为特征。Nightmares on wax, Thievery Corporation, Bonobo和B-Tribe等艺术家就是这样的风格。

为了唤起艺术疗法中的心流，需要考虑的因素

- 时间长度
- 私密性
- 对身体和情感安全的需求
- 工作空间，灯光，书桌空间，提供多元材料的可能性
- 艺术偏好
- 艺术媒介质量和参与者的技能/挑战平衡
- 艺术媒介质量与团体带领者的技能/挑战平衡
- 指令的相关性/可及性
- 音乐的类型和音量
- 与治疗师或团体有关的联系

社会心流与镜像神经元

积极心理学家Charles Walker (2010) 在对大学生的研究中发现，人们在社会团体中通常会体验到更多的心流。这显然与我们作为艺术治疗师的工作相关，因为我们中的许多人都是与团体合作的。同样引人注目的是对镜像神经元的研究 (Gallese, Eagle, & Migone, 2007)。回想一下，我们在艺术治疗工作坊，我们与我们的客户一起，在那里对心流的描述，我们作为协调者参与艺术过程。当这样做的时候，我们对团体里其他人正在进行的工作有了本

能的理解和共鸣（Hass-Cohen，2016）。我们的身体和心理就在这样的时刻得以协调。

即使我们并没有做同样的练习，当我们看着别人画画时，我们大脑的神经元也会模仿，并学习这种行为。因此，对心流至关重要的技能/挑战平衡可能是通过镜像神经元系统中发生的新学习来调节的。这对那些希望增加他们客户心流体验的艺术治疗师来说是有意义的。换句话说，与我们的客户一起做艺术作品可能会通过激活镜像神经元系统来增加心流体验（参见Franklin，2010）。这一领域的进一步研究可能提高我们在艺术治疗团体和双人组合中提供心流体验的能力。

心流和优势

正如我们将在下一章中讨论的，Seligman（2011）认为，当我们发挥最大的优势时，即我们是谁及我们所看重的核心方面时，我们就进入了心流状态。参与那些与之相适应又能发挥我们的优势和努力的活动将自然地促进我们的心流。当我们考虑到心流与技能/挑战的平衡是如此紧密地联系在一起时，这就不足为奇了。

这可能也解释了为什么我们中的许多人，治疗师、艺术治疗师，在工作中会有心流体验。尽管我们大多数人都明白，我们所做的事情并不容易，而且我们生活中很多人常常感叹，他们永远不可能做我们所做的事情，但对我们来说，我们常常感觉毫不费力。当我们处于工作的阵痛中时，我们通常会集中精力，参与完全符合我们的兴趣、优势和能力的事情。所以，让我们更深入地探讨参与的下一个因素——性格优势，以及我们如何利用它来引导心流，增加幸福感。

问题讨论

1. 什么活动能让你进入心流状态?

2. 你会做什么热身来进入心流状态?

3. 什么将你带离心流状态?

4. 你用什么技巧来让你的客户热身以进入心流状态?

第八章 优 势

我们经常问客户："你的'超能力'是什么？是一种你被人熟知的、你认为你作为一个人的核心品质？"通常，当他们在脑海中寻找定义自己的特征时，会有一个停顿。客户有时会说，他们更理解自己的缺点，而不是优点。如果他们真的很挣扎，根本就想不出自己身上有什么积极的东西，我们就会让他们想想家人或朋友欣赏他们的地方，或者他们在朋友、工作或社区中为人所熟知的地方。他们也会列出一些自己的优势，让人们从中挑选出他们最认同的品质。

努力认识和标记我们的优势并不罕见——研究已经证实了这一现象 (Linley & Harrington, 2006a)。消极偏见可能部分解释了这种疏忽。我们可能会更自然地认识到我们的劣势，以及它们是如何给我们带来问题的，而不是我们表现良好的方式。我们可能还会觉得，在解决我们的劣势方面，比在解决我们的优势方面有更大的成长空间 (Biswas Diener, Kashdan, & Minhas, 2011)。

此外，可能存在一种内在的优势盲视 (Niemiec, 2013)，这是由于我们倾向于将我们的优势与我们的个人价值交织在一起的趋势，这样它们更有可能被视为"应该做的正确的事情"，而不是作为独有的特征。我们也可能忽略了自身优势的独特性，因为我们往往高估了我们与他人的相似之处。例如，我们可能不认为自己特别善良和诚实，因为我们可能认为这些不是优势，而是每个人应该自然表现的方式。

正如我们所指出的，从历史上看，精神卫生专业（尤其是在美国）更关注弥补缺陷，而不是发展优势。尽管试图改善缺陷可能在直觉上是有意义的——如果这里有一个问题，我们应该集中精力去纠正它——积极心理学家已经提出，病理可能是缺陷引起的，也可能是优势不足引起的。最近的研究表明，关注优势即使不能起到更大的治愈作用，也可能和试图弥补缺陷一样，起到同样的效果（Wood, Linley, Maltby, Kashdan, & Hurling, 2011）。这并不是说我们的劣势消失了，只是它们已经不重要了。当它们不再是人们关注的焦点时，积极的品质才可能出现并蓬勃发展。

Robert Biswas-Diener（2011）把劣势比作帆船底板上晃动的水——我们可能会注意到它，但嘿，我们在航行，这才是值得期待的。然而，如果积水太多，我们必须把它勺出来，或者如果有泄漏，就得把它堵住，这样我们就不会下沉。如果船体有裂缝，我们可能不得不采取更极端的措施，把船停靠在码头修理。然而，即使我们的船完好无损，如果我们想要移动，我们的优势就是我们的帆。我们想要它们来推动我们前进！

发挥我们的优势是另一种参与的形式，即PERMA的"E"。利用我们的优势会让我们感到精力充沛，充满自信。从我们的优势中运作类似于"心流"的特性——它本身是如此有益，让我们在游戏中感到充满活力和生机。这就是积极心理学家所说的最佳功能——

Seligman (2002) 所说的"充实的生活"。

关注优势的好处

虽然这可能是不言而喻的，但值得强调的是，在治疗中强调优势是至关重要的——原因有很多。当治疗师开始关注客户优势的时候，治疗结果会得以改善。例如，在认知行为疗法中，当治疗围绕优势而不是缺陷展开时，效果会更好 (Cheavens, Strunk, Lazarus, & Goldstein, 2012)。在另一项研究中，人们更频繁地使用优势则经历的压力和抑郁会减少，自尊心会增强，主观幸福感和心理幸福感会更高 (Proctor, Tsukayama, Wood; Maltby, Eades, & Linley, 2011；Seligman, Steen, Park, & Peterson, 2005；Wood et al., 2011)。

类似的研究发现，利用自己优势的人更有可能实现自己的目标 (Linley, 2015；Linley, Nielsen, Gillett, Biswas-Diener, 2010)。在治疗早期关注自己的优势也会鼓励客户接受治疗过程——这会产生动力和希望，因此，客户更有可能坚持治疗 (Conoley, Padula, Payton, & Daniels, 1994)。此外，通过使我们的客户生活更令人满意和满足来放大优势，可能会延缓精神症状的复发。

关注优势也与更有效地从疾病中康复有关 (Peterson, Park, & Seligman, 2006)，并与在经历逆境后培养韧性和促进心理成长的认知相关。当客户能够识别那些帮他们克服挑战的品质，他们的生存能力就会增强，并对生存能力大加赞赏。这种认知能接纳失去和创伤；但同时也扩展了从最初的受害者身份到对他们的韧性的积极认

同 (Wolin & Wolin, 1993)。

专注于自己的优势也可能改变人们对心理治疗师的消极刻板印象，他们被认为是冷漠的权威人士，通过对受困扰者进行心理分析，试图理清他们扭曲的思维，修复他们破裂的关系。相反，治疗师可能被认为是合作者，帮助有韧性的人，激活他们的优势、技能、天赋和面对挑战的能力，并改善他们的生活质量。

优势是什么？

优势有几种不同的定义方式：

- 帮助人们应对生活的事物 (Smith, 2006)。
- 让人们自我修正的关键生存技能 (Masten & Coatsworth, 1998)。
- 天赋、知识与技能的组合 (Buckingham & Clifton, 2001)。
- 在追求有价值的结果的过程中，可以发挥最佳功能的感受、思考和行为的能力 (Linley & Harrington, 2006b)。
- 定义有道德价值美德的心理元素、过程或机制 (Peterson & Seligman, 2004)。

大多数心理学家通过经典特质理论的视角来看待优势。就像人格的其他要素一样，优势被认为有很强的遗传成分。虽然它们在人的一生中似乎是相对固定和稳定的，但在人的一生中的所有领域，它们可能并不都是一致的。例如，有一种观点认为，优势可能会受到情境的影响——一个人可能在特定的情境中表现出某些优势，而在其他情境中则没有。也有证据表明，某些优势，如谦虚或独立思考，可能在某些文化中比在其他文化中更受重视。

聚焦优势

优势是值得关注的。这在心理健康领域并不新鲜。例如，非常流行的迈尔斯-布里格斯类型指标（Myers-Briggs Type Indicator，MBTI，1998）将荣格理论应用于识别16种不同的人格特质。MBTI测试表明，人们在这个世界上有基本的行为风格，表现为在一系列相反的倾向中偏向一端。人们通常要么更外向（E），要么更内向（I），他们倾向于通过与他人交往或独处来重新获得能量。两者都是健康的，但它们在世界上的运作方式截然不同。其他特质包括思维（T）或情感（F），感觉（S）或直觉（N），感知（P）或判断（J）。

假设人们知道他们最符合16种可能的人格特质组合中哪一种，比如乔雅与丽贝卡被赋予的ENFP，她们会更好地理解自己的喜好与倾向，并相应地调整自己的生活选择。尽管这些人格特质并不能反映出一个人的优势，但从本质上说，它们可以反映出一个人最有活力与效率的工作方式。

20世纪90年代，心理学家Daniel Goleman（1995）提出，有些人天生具有人际交往优势，即情商。这种能力超越了认知智力的衡量标准，这对优势的论述做出了重大的贡献。Howard Gardner（2011）也提出，我们将过去主要关注智力倾向的智能概念扩展到多元智能，如语言智能、音乐智能、逻辑数学智能、空间智能、身体/动觉智能、人际智能和个人智能。

20世纪90年代，社会工作领域出现了以优势为基础的治疗方法。Saleebey（1996）阐述了这一方法，他注意到传统的评估客户的过程涉及对呈现问题、环境压力和精神症状的鉴定。他还注意到，人们对优势的关注通常是粗略的。Saleebey建议，在评估和治疗客户时，社会工作者应采用更全面的方法，将客户的独特优势和能力结合起来，并在自身和环境中获取资源。

Saleebey（1996）将基于优势的方法和基于病理学的方法做了对比，解释如下：

- 比较的焦点是可能性取向或问题取向。
- 一个人的行为被视为问题或是一个人被视为问题。
- 咨询是一个协作过程或由治疗师做解释和修复客户的工作。
- 个体、家庭和社区被视为他们生活的专家或只有专业人士才是专家。
- 聚焦于人的功能模式的发展上或医疗模式的正常与异常上。
- 治疗建立在优势的基础之上或治疗以减轻症状。

优势的不同模型

积极心理学的标志之一是呼吁对优势的更多表达、理论架构和科学探究。Peterson和Seligman（2004）对优势在幸福中的重要性充满了激情，他们收集了一个详尽的核心优势和积极品质的汇编，这些优势和品质在历史和所有文化中不断出现。他们将这些品质分为6个美德领域,每个领域有24种性格优势,并给出了具体的定义。

他们举出了历史上的模范人物的例子,这些模范人物似乎代表了每种优势,以及这种优势在不同文化中出现的方式。最后,他们提供了评估每种优势的策略及培养这种优势的具体措施。

虽然内容不是详尽的,但它在为优势语言提供详细分类方面具有重要意义 (Peterson & Seligman, 2004),这是一个描述这些属性的清晰词汇表。为了被包括在内,每种优势都必须符合某些标准。例如,它必须有自身的道德价值,不能贬低他人,必须在大多数文化中普遍存在。Seligman (2011) 指出,这24种优势支撑着PERMA的五大要素,发挥我们最大的优势,不仅提供了参与和心流的途径,还能带来更积极的情绪、意义、成就和更好的人际关系。Smith-Jones (2014) 通过增加经济和金融优势、生存技能和动觉优势,扩展了行为价值观问卷的优势清单。

其他清晰表述的优势模型也得到了发展。盖洛普研究所的Do-anld Clifton 和他的同事 Marcus Buckingham 在这一领域进行了广泛的全球研究。在Clifton 的优势研究中,他们列出了34项突出的天赋。他们认为,当天赋与努力和参与相结合时,优势就会出现。我们将在下面讨论另一个模型,即 Realise 2 (Linley & Dovey, 2012),这个模型概述了优势的四个主要领域。

怎么练习使用优势

"是什么让你在困难的时候挺过来的?"我们将这一指令应用于

各种场合的各类客户——全天休养的癌症患者，在精神科住院的危重病人，以及寻求平衡和洞察力的度假游客。不管选择哪一种，我们的客户往往更多地认同自身的劣势，更少地认同他们的优势。即使他们对自己优势有所了解，也往往没有被清楚地识别出来。我们发现，在临床环境中，优势通常是偶然被说出来和适时被记录下来的。它们很少是治疗计划和目标设定的重要组成部分。

评估和确认关键优势

研究认为，确认自身的优势与增加幸福感和减少抑郁有关 (Seligman, Steen, Park, & Peterson, 2005)。当我们的客户发现自己没有意识到或者已经忽视的某些方面时，我们就会看到这一点。在这样做的过程中，他们显然会获得更高的个人满足感、自我觉察和自尊。

具体的优势评估可以用来获取积极品质。行为价值观问卷直接对应于Seligman和Peterson的性格优势和美德 (Peterson & Park, 2009; Peterson & Seligman, 2004)。前面提到的其他工具，如 Realise 2 和Clifton的优势研究，在企业环境中被使用得最多的是帮助高功能的个体最大限度地发展他们的职业生涯；然而，它们也为临床工作提供了有用的范例。行为价值观问卷和Clifton的优势研究都被应用于儿童 (Rath & Reckmayer, 2009)。其他评估工具，如行为和情绪评定量表 (Epstein & Sharma, 1998) 和多元智能发展评估量表 (Shearer, 1996) 也是鉴别儿童优势的有用工具。

发展和调节优势

尽管识别和使用我们的优势可以提高幸福感，积极心理学家建议，如果我们想要真正充分利用基于优势模型的价值，我们需要进一步调整我们的策略（Biswas-Diener, Kashdan, & Minhas, 2011; Rashid, 2014; Linley, 2015）。要做到这一点，一种更细致入微的方法可能是观察优势是如何随着环境的不同而产生变化的（在一定条件下围绕特定的人会呈现一些优势，但在其他情境下仍未得到充分利用）。根据情境需要调节优势使用，并考虑它们的使用对我们和其他人的影响。换句话说，就是"在适当的场合，使用适当数量的优势"（Robert Biswas-Diener, 个人交流, 2010年5月）。

虽然优势被视为相当稳定的属性，但事实上它们或多或少地取决于情境。当我们保护别人的时候，我们可能很勇敢；但当我们必须上台表演的时候，我们就会胆怯。我们也想知道什么时候使用哪种优势和使用多少。例如，对一个刚遭受损失的人使用幽默的优势可能是不合适的，但在他们情绪低落的时候帮助他们振作起来可能是正确的。在临床工作中，幽默也可以作为一个有用的催化剂，帮助客户克服犹豫或阻力，并使他们热身进入治疗过程（Ricks, Hancock, Goodrich, & Evans, 2014）。

激发优势和习得行为

我们还想区分赋能和参与的优势与习得行为——那些我们表现良好但消耗我们精力的领域（Linley & Dovey, 2012）。英国心理学家Alex Linley和他的同事们创建了一个名为Realise 2[sic]的模型，该模型有60个特质，可分为4类：意识到的优势、未意识到的优势、已习得的行为和劣势。他们提供了解决不同领域的指示。意识到的优势是我们知道自己拥有的优势，我们应该更多地使用它们。未意识到的优势是那些我们没有意识到的优势，一旦确认我们就应该更多地使用它们。已习得的行为是我们拥有的技能，但当我们应用它们时会消耗我们，我们应该尽量少使用它们。劣势也就是令我们表现不好且耗费我们能量的地方。我们也应该尽量少用它们。

在我们的工作中，通常最具启发性的时刻是当人们意识到他们花了很多时间实施习得性行为的时候——做那些他们擅长但不喜欢的事情。他们可能非常精通这些任务，人们依赖他们来履行这些职责，但这样做会让他们筋疲力尽、无所事事。这就解释了乔雅的见解：尽管她有别人可能认为"理想的工作"——拿着高薪和小学生一起工作，几乎不需要什么文件、有很长的假期等等——但她还是感到不安和无聊。她意识到自己更喜欢与青少年及与毒品、酒精成瘾作斗争的人打交道。尽管这些人总是充满挑战和感伤，但那感觉就像是一种召唤——他们激发了她，让她全身心投入，并提供了一种技巧/挑战的平衡，让她能够体验心流。

在乔雅的例子中，她能够使自己摆脱一个需要更多习得性行为的环境，而不是利用更多激发优势的机会。我们的许多客户可能无法从需要经常运用所学优势的情况中抽身出来，比如无法逃避工作职责或照顾有特殊需要的家庭成员。在这些时候，一个人可能会把一个习得的优势，甚至一个劣势，与一个更令人兴奋的、已实现的优势结合起来，使我们有足够的动力去完成一个困难但必要且有意义的任务。

如果我们天生的劣势会挑战我们的幸福，那么利用我们的优势来弥补劣势就显得尤为重要。例如，正如我们前面提到的，那些与神经质相关的遗传倾向——情绪易感性、负面情绪、焦虑、过度忧虑，或者与不可治愈或晚期的身心疾病作斗争。在这些情况下，我们当然不想忽视自己的弱势。然而，积极心理学家建议，与其关注与"解决"这些挑战（在某些情况下可能是徒劳无功的），不如利用我们的优势来应对它们。虽然我们理所当然地希望能够意识到自己的弱项，以便我们能更有效地弥补它们，但我们不想把所有的精力都花在试图改变它们上（Biswas-Diener，2011）。例如，丽贝卡，在认识到自己符合神经质和慢性疼痛的大多数指标后，当她感到特别焦虑或身体不舒服时，就会利用自我调节的优势来进行定期锻炼和补充额外的睡眠。

我们也可以通过与那些优势和我们互补的人合作来应对我们所面临的挑战。例如，我们已经在合作写作的项目中应用这一点。虽然丽贝卡写得很好，但她很难开始写我们的书和文章。幸运的是，乔雅——一个有创新精神、精力充沛的人——经常会迸发一些原创内容，并将它们传递给丽贝卡。通过这种方式，我们整合了自己的弱项，习得了彼此的优势。

过度使用的优势

Chris Peterson认为，我们甚至可以将劣势和精神疾病与优势进行对比。他定义了24种性格优势与美德，并将其与品质、对立面、缺失和过度使用联系起来（Seligman，2014），表明病理学可以通过这些标准来观察。例如，勇气的品质是勇敢、坚持、真实和活力，它的对立面是懦弱、无助、欺骗和毫无生气。它的缺失表现为恐惧、懒惰、虚伪和克制。它的过度指的是有勇无谋、执迷不悟、正直和过度活跃。对于爱情，它的特质是亲密、善良和社交智慧，它的对立面是孤独、残忍和自欺欺人。其缺失表现为孤立、情感超然、冷漠、迟钝，其过度表现为情感混乱与侵扰。

当我们的客户说他们"能诚实对待错误"，却因为别人觉得他们苛刻和挑剔而在人际关系上挣扎时，我们可能会在临床工作中看到这一点。或者说他们"心胸宽广"，却抱怨说："我太在乎了！"这表明在实践爱的能力时需要设立界限。如果不加节制地慷慨，可能会使人感到被利用，产生怨恨。当需要自发性和快速行动时，谨慎和慎重可能是一种危险。在需要热情和同情时，逻辑思维和效率可能会显得迟钝。我们这些心理健康的人可能会意识到，过分关心他人可能会助长他人的依赖性，让我们在情感上疲惫不堪，尤其是当我们照顾他人没有考虑自己的需求时（我们将在第十三章回到自我照顾的话题）。

优势集群

Linley（2015）认为我们可以通过结合互补的品质来增强优势。例如，我们可以将存在的优势（包括真实性、个人责任、自我意识和服务导向）与关系的优势（包括同情心、情感意识、移情连接和融洽关系的建立）结合起来（Linley & Dovey, 2012）。Diener（2003）还指出，一个人可能被赋予某些领域，如社会智商，但在其他领域，如坦率，则可能被赋予较少。此外，一些集群优势可能会排除其他优势。例如，诚实和真实可能不太适合外交性质和亲和性的工作。

优势观察员

我们也可以培养成为"优势观察员"——不仅要培养自己的优势意识，还要培养他人的优秀品质和技能 (Whitney, Trosten-Bloom, & Rader, 2010)。例如，Biswas-Diener建议向我们的配偶、朋友和同事们学习他们潜在的价值观和他们的兴趣所在:

> 你什么时候听到他们的声音提高或加快? 是什么激发并赋予他们能量? 试着在一周内找出未知的优势。注意你的朋友和同事如何利用他们的时间，他们独处时做什么，他们如何与他人互动 (2013, p.87)。

成为优势观察员可以让我们更欣赏别人，从而帮助我们建立和巩固连接。治疗师通常很幸运地拥有这样的能力，能够激发他们的优势。

文化敏感性

优势通常被认为体现在个人身上;然而，它们也深受文化因素的影响。例如，虽然Peterson和Seligman (2004) 的性格优势和美德包括了似乎出现在所有文化中的品质，但在世界的不同地区和特定社会群体中受到重视的程度不同。例如，谦逊和节制在东方文化中更受重视，而在西方文化中，自我表现和自信更受重视。在某些文化中，个人主义可能比集体主义更有价值。在采用基于优势的方法时，协调这些影响是至关重要的。

如何使用优势

- 识别你的优势。
- 识别那些消耗你的优势——减少使用它们。
- 识别那些让你更有活力的优势——更多地使用它们。
- 调节优势，更明智地使用它们。
- 确定某些优势是如何影响他人的，以及什么时候最有用。
- 识别其他的优势。
- 找出你的优势、劣势，与他人的优势、劣势的互补。

艺术疗法与优势

虽然大多数艺术治疗师会认为自己是在以优势为基础的模式下工作的，我们也经常吹捧艺术疗法的实力来强调优势，但我们并不总是有具体的策略来应用以优势为基础的艺术治疗实践。在下一节中，我们将概述如何在积极艺术治疗中应用优势。这包括评估和利用客户优势的建议。我们也描述了艺术疗法对优势领域的独特贡献，以及如何进一步推广的路径。我们在第九章重新审视优势是如何影响关系及在第十三章里对艺术治疗的学生和从业者的监管，我们提供将以优势为基础的模型应用到企业环境的工作中的建议，以及作为额外的工具将优势引入治疗师的培训、实操与发展中。

评估艺术作品与艺术过程中的优势

我们以艺术治疗评估开始讨论，因为不管我们是否同意艺术治疗师应该进行正式的评估，我们都会根据客户与艺术材料和他们创作的艺术作品的互动自然地形成对他们的印象（Betts，2012）。此外，如果我们在临床环境中工作，我们经常被要求报告艺术作品传达给客户什么样的信息，以及无论我们喜欢与否，为获得心理健康许可所做的努力已经迫使艺术治疗项目的毕业生对他们的学位进行评估和诊断。

此外，由于我们所知道的治疗往往是为了解决目前的问题，所以艺术治疗师往往被迫提供符合*DSM*标准的临床输入。针对我们的职业认证，一些艺术治疗评估，诸如"绘画组诊断"（Cohen，Mills，& Kijak，1994）和"摘苹果行为评估"（Gantt，1990），以及"艺术治疗形式元素量表"（Gantt，2009）有效地将精神疾病诊断与视觉元素相结合。然而，在最常用的艺术治疗评估中，很少有将图形内容与优势联系起来的。

例如，在"绘画组诊断"的案件中，尽管Mills建议："一个人可以并且应该看到客户的优势"（2011，p.404），这里有一个假设，事实上，因为没有病理学，所以优势是显而易见的。"艺术治疗形式元素量表"也是如此。Gantt和Tabone（2011）描述了一些可以在普通绘画中找到的属性。例如，图像是合乎逻辑的、很好整合的、有一个合理的细节数量，以及与主题遥相呼应的颜色。尽管人们可能会推断，诸如"整合"这样的品质反映了优势，但Gantt并没有提供任何关于优势如何在图像中表现的明确描述。

当我们考虑这些评估出现的背景时，这是有意义的。Linda Gantt 和 Paula Howie 的壮举源于将精准的视觉元素与 *DSM* 的特定诊断联系起来的努力（Gantt & Tabone, 2011）。"绘画组诊断"是在 20 世纪 80 年代初"为了确保我们在竞争日益激烈的医疗环境中生存下来"而发展出来的（Cohen, Mills & Kijak, 1994, p. 109）。它的目的是为艺术治疗领域提供合法性，并提高艺术治疗人员在机构中的"临床敏锐度"，这些机构强调接收、分流、诊断、治疗和出院计划"（p. 105）。

让我们明确一点，我们不希望以任何方式贬低这些或任何其他方面的努力，由专业的艺术治疗师以经验验证艺术治疗的能力，从而增加我们对客户的洞察力。我们对"绘画组诊断"和"艺术治疗形式元素量表"没有任何批评，只是建议这些工具，在它们被制定时可能像预期的那样，更多地关注识别病理，而不是展示客户的优势。然而，我们确实建议，为了让我们对客户有一个更均衡的了解，我们将受益于相同的过程，即系统地匹配视觉内容与优势，这已经被用于确定症状学的证据。

整合路径

事实上，我们非常感谢像 Cohen, Mills, Gantt 和 Tabone 这样的革新者，他们创造了系统的方法将艺术作品中的形式元素与其意义联系起来。例如，Cohen 受到了 Janie Rhyne 的影响。记得 Rhyne（2001a, 2001b）根据 Rudolph Arnheim 提出的视觉表现是心理动态的同构表现的观点，提出了一种艺术治疗的格式塔方法——意象中的视觉元素是内部进程的外部表征 (Cohen & Cox, 1995)。Carol Cox 是我们在乔治·华盛顿大学的导师之一，Cohen 和 Carol Cox 合作开发了一种整合路径来理解视觉图像的结构及其制作过程。

虽然他们主要聚焦于严重童年创伤的幸存者与分离性精神障碍患者的艺术作品，但提供了基本的工具以适用于所有的艺术治疗客户。Cohen 和 Cox 认为"艺术过程、艺术作品和艺术治疗的实践都具有同构性"(1995，p. 2)。例如，意象及其被创造的过程使我们能够推断出创造者的内在状态：

> 一旦一个艺术家和一个艺术作品之间的同构关系被认可，人们就可以开始从它的心理意义来阐述它的意义。在这面同构的镜子中，艺术创作过程和作品的方方面面都反映了艺术家的内心世界 (Cohen & Cox, 1996, p. 2)。

与此相关的概念是，在感知中，大脑迅速地从它的视野中获得信息碎片，并形成一个格式塔——它所看到的事物的一个整体印象。同样，Gantt 和 Tobone (2011) 认为，当我们观看艺术作品时，我们很自然地会进行模式匹配，通过这种方式来解读视觉线索，从而直觉地感知、体验一幅画的深意所在。

Cohen 和 Cox (1995) 的整合路径包括发展视觉素养（着眼于艺术形式中的视觉元素），它的制作过程及图像的内容和象征意义。他们提供了描述和理解通过这些途径交流的信息的语言。我们认为，正如这些策略已被用于揭示精神病学诊断一样，它们也为阐明优势提供了丰富的隐喻路径。

视觉意象的构建块

Cohen 和 Cox 参考了 Donis Dondis 的《视觉素养入门》（1974），这是来自艺术批评世界的资源，提供了"阅读"和理解图像中视觉内容的工具。Dondis 也受到 Arnheim 关于视觉感知观点的影响，将在视觉分析中发展读写能力比作学习一门语言。她建议，理解艺术的内容及构成可以用与教授语法和句法基础相同的方式来教授。

视觉意象的构建块包括线条、形状、形式、颜色、质地、空间和价值。这些组件在结构上如何结合有助于传达它们的意义（Dondis，1974）。这包括元素的数量、排列和比例，表现的清晰度、图像的相互关系及特殊效果和颜色的使用等。这些类别的子集包括模式、重点、变化、统一、平衡、节奏、风格、动作、比例、消极/积极的空间、聚焦、方向、对细节的关注、简单、复杂、强度、并列、图形对图形和图形对地面的关系、视角、深度和发展水平等特性。

除了包括视觉形式的元素，Cohen 和 Cox 还将表达性治疗架构的各个方面纳入他们的模型（Kagin & Lusebrink，1978）。他们认为，媒介的特性——特别是流体到电阻特性的范围——以及用于创作艺术品的工具都是需要考虑的重要因素。

运用视觉素养来识别优势

就像我们运用病理学的证据一样，当我们运用视觉素养来识别优势时，我们首先要对形式元素进行细节描述。然后我们会问视觉元素是如何作为客户及其处境的隐喻的？图像中的元素和模式是否反映了客户在生活中的能力与资源？如果是，又是如何反映的？什么是成功的艺术作品？是什么视觉元素导致了这种印象？

　　我们在与有思维障碍的客户工作中看到过无数这样的例子。例如，一个长期接受治疗的慢性精神分裂症患者Frederick绘制的图像（图8.1），包含了明显的思维混乱元素——例如，在动物的颜色上，不同寻常的"拼接"及对人物形态的贫乏呈现。然而，优势在图像中是显而易见的——例如，刻意的标记、对细节的关注、明亮的色彩、图像中动物间的互动，以及字面上"进来"的邀请——显然比任何病理学证据都重要。此外，虽然他是使用模型来勾勒动物轮廓的，这表明他可能从某些结构中获益，但他能够独立地构建一个连贯的图像，这表明他既有认知构成又有想象力。

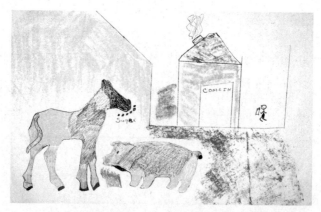

图8.1　Frederick在精神分裂症的长期住院治疗中，制作了反映思维混乱的图像——词语混杂、在动物颜色中不寻常的"拼接"及对人物形态的贫乏呈现。然而，刻意的标记、对细节的关注、明亮的色彩、图像中动物间的互动及字面上"进来"邀请，明显比任何病理学的证据都重要。

我们听到有人抗议说，评估过程应该是公正的——应该用来了解关于客户的任何和所有可能的信息，而不一定是"坏"或"好"的信息。我们同意并建议使用视觉素养，因为它是一个观察的过程，是管理判断和解释图像的有效方法。本质上，它是一种正念练习。然而，正如我们所提到的，由于消极偏见，作为临床医生，我们通常更自然地倾向于注意病理学的证据。因此，我们经常需要有意识地关注优势的证据——关注好的方面。

反映客户参与度和优势的艺术过程

Frances Kaplan（2012）认为，观察客户如何参与艺术过程，而不仅仅是观察他们的图像，可能是我们利用艺术来更多地了解客户的最相关的方式之一。当我们观察过程时，我们会问这样的问题："他们多快热身开始艺术过程？他们会变得更有表现力还是更缺乏表现力？他们会变得更放松还是更激动？他们能够与艺术作品对话，从图像中获得洞察力，和/或与他人一起探索他们的图像吗？"

我们也会注意行为因素，比如参与的程度、努力的程度、精力、身体活力、创造力、独创性、想象力、专注能力及对挫折的容忍度。例如，Anna，一个住院病人，她呈现出言语混乱，有压力，有躁狂行为，她在侵入性干扰其他小组成员的事件之间创造了一系列图像，这些图像显示了思维混乱的迹象——词语混杂、具体的和松散的联想，以及思维奔逸（图8.2）。为了帮助她集中注意力，丽贝卡建议她画出生活中重要的东西。Anna立刻作出了反应，她静静地坐了几分钟，专心地画出图8.3，这是她的儿子刚出生时的照片，尽管她处于躁狂状态但她能集中注意力，这件事对她来说意义深远，反映了某种程度的现实取向、一致性与依恋能力。

我们还建议艺术治疗师复制他们客户的艺术作品——Carl Cox教给我们一种方法，她把这归功于Bernard Levy（个人交流，2016）——以同理心"侵入"艺术家创造作品时所经历的过程。使用相同的材料，做标记、颜色、构图、形式、细节等，往往会让我们更加了解他们的优势。

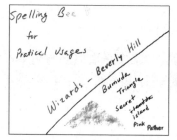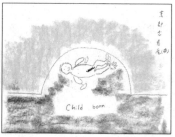

图8.2和图8.3　Anna是一名住院病人，她呈现出无组织的/有压力的言语和侵入性的行为，创建了一系列图像，显示出思维混乱的迹象——词语混杂、具体的和松散的联想及思维奔逸（图8.2，Anna，"拼字比赛"）。为了安抚她的躁狂，丽贝卡鼓励她描绘她生活中什么是重要的。伴随宁静的思考，Anna画出"一个孩子的出生"（图8.3），这表明尽管她处于躁狂状态，当主题对她非常有意义的时候，她仍能集中注意力，这反映了一定程度的现实取向、一致性与依恋能力。

有意义的工作

Cohen和Cox（1995）的整合模型的最后阶段包括一个多维路径以确定艺术作品的意义。它们指的是Kreitler夫妇的命题，即在一个图像中可以包含多种相关与对比的含义。这就预先假定了艺术作品中没有任何单一元素可以包含它的全部意义，即构成图像的所有元素——图像、过程、图像的内容和联想都必须整合到一个"意义网络"中（1972，p. 3）。

当我们从基于优势的角度来看待意义时，我们可能会提出这样的问题："这些图像暗示了艺术家的偏好、价值观、信仰、关系能力等等？"他们的语言联想与图像的视觉元素有关吗？他们对艺术作品中视觉元素暗示的隐喻有什么反应？在图像和它的语言联想之间出现了哪些差异和一致性？艺术家从这些对比中得到了什么启示？"同样，我们将在第十章进一步探讨意义的形成。

与客户一起运用视觉素养

Cohen 和 Cox（1995）认为艺术不仅是治疗师沟通的工具，也是艺术家自我沟通和自我展示的手段。Cohen，Barnes 和 Rankin 在他们的工作手册《通过艺术管理创伤压力》（*Managing Traumatic Stress Through Art*）中提供了这一过程的例证。例如，他们让客户用诸如直线或曲线等客观术语和诸如动态的或抒情的等主观术语来描述他们的图像的线条质量，以观察他们的图像中最具有视觉冲击力的是什么，并"思考、写作和谈论"这些印象（1995，p. 135）。就像我们建议的，这个视觉分析的过程可以被治疗师用来观察优势，也可以被客户用来调整他们的优势。

此外，正如许多以客户为中心的艺术治疗师直观地知道的那样，如果我们用技能武装我们的客户，使他们通过艺术作品了解他们自己，他们将能更好地通过自己的观察获得洞察力，而不是感觉被强加的无所不知。这不仅可能消除他们觉得自己的艺术作品正在被"分析"的倾向，还可能让客户直接掌握控制权。正如荣格（Jung，1965）所认为的那样，艺术作品是本我传递给自我的信息，我们常常以此开启我们的反思过程。如果他们要协调那个信息，那会是什么？

当我们用视觉语言赋能给客户时——例如，我们赋予他们工具来反思他们的艺术作品，并探索这些视觉元素的意义和隐喻的相似之处，以及他们的艺术创作方法——他们经常惊讶地发现，这些元素所反映的东西比他们意识到的要多得多。他们往往一开始就认为自己的作品幼稚、简单，认为大多数视觉效果都是偶然和无意义的。然而，在他们探索了有意识或无意识做出的视觉选择后，他们对艺术作品的感知和欣赏往往会发生显著的变化。他们通常更喜欢它，"即使它不属于博物馆"的东西。他们意识到他们表达自我的风格——他们对艺术材料、颜色、质地、符号等的选择是一种独特的个人特征。他们更充分地欣赏到，不管他们的艺术作品多么卑微，它们都能如实地反映他们的核心本质——积极、消极和中立——以及他们看待世界的方式。

在团队艺术创作过程中，参与者也可以根据他们在彼此的艺术作品中看到的特定视觉元素（总是得到各自艺术家的许可），向同伴提供反馈。有时候团队成员能如此迅速地理解并对艺术作品的品质进行交流——它要么是广阔的或包容的，要么是明亮的或暗淡的，要么是抽象的或具象的，它有一个中心焦点或有许多不同的兴趣点，是几何的或有机的——并相互询问它们是如何反映他们是谁的，这可能令人惊讶。

积极艺术治疗评估

Donna Betts（2012）建议我们在与客户合作时采用积极艺术疗法。这包括：1）整合多个信息源，并确定它们是如何有效地应用于个人生活的；2）与客户合作；3）回顾评估结果并在治疗关系背景下开展评估进程；4）将客户的优势和资源纳入临床表现。

Betts（2012）建议我们可以修改积极心理学评估，将艺术治疗纳入其中，例如，Snyder 和同事们（Snyder, Ritschel, Rand, & Berg, 2006）开发了一个四部分矩阵，用于对客户的内部和外部资源与弱点进行分类。Betts 观察到，这个矩阵自然适合于视觉表现。客户可以为每个项目绘制一个象限的艺术作品，从而为客户的内部和外部资源与挑战提供更详细的印象。

我们也可以采用其他工具：例如，阐述生物心理社会评估，可视化地描绘身体、心理、社会和精神资产；用图像来回应聚焦于解决方案的干预，如问那些正在苦苦挣扎的客户"要是奇迹发生了会怎样？"（Walter & Peller, 1992）；描述当出现的问题得到改善时它会是什么样子，当出现的问题变得更好时或出现异常时它会是什么样子，以及是什么促成了它的出现，或者描绘"在你的生活中支持和帮助你的人"（Bannink, 2014）。我们可以通过上述这些人的优势评估结果来探究具体的优势，比如爱与被爱的能力、灵性、社会公正、对学习的热爱或坚韧等是如何在视觉图像或者在制造过程中显现出来的。

Betts（2012）和 Scheinberg（2012）建议艺术治疗评估应特别强调评估希望。虽然希望被归纳为一种情感，但它也可以是一种或多或少被赋予的优势/性格特质，一种应对方式，或一种认知心态。希望由动机、目标导向的活动、能动性和路径等要素组成。能动性是相信我们有能力影响我们的环境。路径是指我们认为可以用来实现目标的途径，以及在最初的路径受阻时可以选择的其他路径。希望至关重要，不仅因为它被认为是应对困难的必要缓冲，而且因为它能有效地预测心理调适、健康状况及复原力（Snyder, 2000）。

为了避免我们自己过于关注劣势而非优势，我们认识到许多艺术治疗评估确实提供了优势的具体指标。最值得关注的是"斯尔文绘画测验"（Silver Drawing Test, Silver, 2002），该测验为情感内容、自我形象、幽默、认知技能等范畴的积极表现类别提供了语言，即选择、组合和表现的能力。前三个类别按照1~5分进行评分。例如，在幽默量表上，贬低他人的幽默得分较低，而玩闹或反映韧性的幽默得分较高。在情感内容量表中，强烈的消极主题如自杀意念与压力得分较低，而积极主题如在意关系得分较高。

其他的艺术治疗评估也因突出其优势而被认可。例如，"摘苹果行为评估"清楚地阐明了解决问题的技能（Gantt, 1990）。"鸟巢绘画测验"（Kaiser, 1996）评估了社会关系、联系和爱。"雨中人绘画"任务常用来评估希望（Rose, Elkis-Abuhoff, Goldblatt, & Miller, 2012）。"桥梁绘画测验"（Hays & Lyons, 1981）探讨了发展、成长、意义、动机与未来导向。

艺术治疗干预和优势

虽然我们相信，艺术治疗评估受益于视觉图像和艺术创作过程与更具体的优势模型的连接（Betts，2012；Chilton & Wilkinson，2009），我们也知道，大多数艺术治疗师利用自我优势加以干预。例如，即使最简单地将自己描绘成一个动物或一棵树，也将揭示优势与价值——例如，我们观察一棵树的根、树枝、树叶、果实及在树里面或周围的任何生物等等。事实上，有那么多艺术治疗师指出，我们不能一开始就把自我优势全部包括进去。我们将在下面列出了一些，并在附录A中列出更多。

Cohen，Barnes 和 Rankin 建议客户根据他们的功能水平来制作艺术作品——当他们做得不好时，当他们处于"最佳水平"时，以及哪些因素对后者有影响。他们列出了自己的优势清单，并让客户选择那些曾帮助他们克服困难的优势。例如，"在需要的时候寻求帮助"或"幽默感"（1995，p.123）。

Scheinberg（2016，个人交流）将心理教育方法融入优势中。她注意到，为了让她的客户意识到并最大限度地利用他们的优势，如果他们能够描述出这些优势可能是什么（她使用了退伍军人事务部的讲义），并理解这些优势对幸福感的积极影响，这将会有所帮助。在进行讨论后，她让客户完成一个"优势曼荼罗"，包括当前的优势——他们认为自己已经在积极利用的优势——和工作优势——他们想要进一步发展的品质。

因为我们的许多客户是围绕他们的弱点和遇到的问题来塑造他们的身份的，我们也提供了具体的工具来识别他们的更多价值与优势。除了行为价值观问卷，我们还使用了Booth和Sleeman（2007）的"盒子里的优势"，将150张优势卡片，分成4种不同的花色——心脏、头脑、手或精神——比如"坚定""守时""团队精神"等品质。

我们常常使用这些卡片作为"精神玩偶"的热身来赞美优势与韧性,这是我们为那些受到生命威胁的疾病影响的人们举办的一个研讨班。在参与者识别出与他们产生共鸣的卡片后,他们会用金属丝和织物制成一个玩偶,并在玩偶内部包装上嵌入一条关于他们优势的小信息。一种变化可能是让客户绘制或形成一个他们选择的优势卡的符号。艺术治疗师也可以制作一套自己的与他们的客户相关的优势卡片。更好的是,让他们的客户为自己制作一套!

在临床工作中,我们在治疗一开始就关注优势,以建立融洽的关系(Rashid, 2014)。这基本上意味着采用聚焦于解决方案的策略(Saleebey, 1996),如挖掘优势和资源,帮助客户在逆境中生存和发展。我们也展示了艺术的潜力,让人们对自身的方方面面有独特的见解,而这些见解可能是他们没有意识到的。我们运用视觉素养的语言教导我们的客户,并将这些工具应用到他们的艺术作品中,假设他们是一个群体,借由他人的艺术作品来帮助他们获得关于自己的信息,并改变他们对自我及其处境的认知(我们将在第十一章进一步探讨意义和感知)。我们几乎在所有的工作中应用这些策略,而不用考虑指令、环境和人群。

艺术治疗给优势领域带来了什么

正如艺术治疗可以从积极心理学方法中受益一样,这种方法更侧重于识别、发展和改善优势的使用,积极心理学的世界也将因艺术疗法揭示和突出优势的能力而大大增强。正如我们在艺术治疗领域所知道的那样，艺术可以展示优势，这是语言策略所不能做到的。艺术作品中的视觉元素提供了丰富的证据，这些内容可能不会通过其他形式的表达而如实地展示出来。艺术家处理艺术材料的方式和他们对图像的联想，也为他们接近世界和与世界互动的风格提供了丰富的隐喻性说明。综合起来，这就为我们提供了一种了解客户的方式，并为我们的客户了解他们自己和其他人提供了一种独特的、引人注目的自我赋能的方式。

我们现在从探索参与的领域，即PERMA中的E——创造力、心流和优势——去理解意义，即M，以及研究艺术如何帮助我们确定我们的价值，并阐明是什么赋予了我们生活的意义和目标。

问题讨论

1. 你最突出的特点什么？哪些优势使你精力充沛，哪些优势使你筋疲力尽？

2. 你经常在你的客户身上看到什么优势？你的同事呢？

3. 艺术治疗评估如何更好地帮助你了解客户的优势？

4. 在你的客户参与艺术创作的过程中，你的优势体现在哪些方面呢？

第九章 关 系

　　在史密斯中心为癌症患者、护理人员和治疗师举办的工作坊——通常有10个人，大多数是20多岁到70多岁的女性。我们用一个简单的绘画活动来热身，比如一个小曼荼罗 (mandala)，即当天早上发生的"三件好事"。这种温和的开始既适合早起的人儿，也适合晚到的人儿。

　　在大约15分钟安静的艺术创作之后，我们把椅子和曼荼罗围成一个圆圈，让大家做自我介绍。我们请他们分享是什么驱使他们来到工作坊，以及他们的"三件好事"。因为许多参与者都在照顾患有癌症的病人或自己就是生病的人，所以我们建议他们只分享在那一刻能让他们感到舒服的事情。然而，他们通常是相当开放的——几乎立即分享了他们正在经历的事情，甚至评论说，他们很惊讶自己在一群陌生人中这么快就这样做了。当他们交谈的时候，他们会共情地点点头，甚至当他们提到一些小确幸时，比如找到停车位这样的小事时，也会有笑声，还有更深刻的感激之情——尽管在化疗，他们仍然有一些头发，或者那天早上拥抱了他们最喜欢的动物。

　　我们也分享我们的祝福，我们既是参与者又是推动者。在介绍之后，我们会讨论健康生活的某些方面——积极情绪、优势、复原力——或者进行某种形式的冥想，比如爱、善良或身体扫描。然后我们展示我们将参与的任何艺术过程——例如，涂色书、精神玩偶或小的"圣坛"。为他们准备的艺术材料有：传统的艺术材料及各种各样的物料，从贝壳和羽毛到硬币和瓶盖。

因为他们通常已经完成了对彼此和艺术过程的热身——他们制作了曼荼罗，分享了他们为什么在那里，他们已经看到了令人愉悦的物料选择——他们通常会直接进入艺术创作。然后，在安静而专注的几个小时里，整个团队经历了共同的心流。一种暖心的友爱就像午后的阳光从庭院倾泻而入。偶尔，复杂的技术也会带来有趣的艺术挑战。虽然我们在那里提供帮助，但其他成员也经常提供有效的解决方案。

在团队合作过程中，我们同时参与制作我们自己的艺术作品，并小心地协调彼此和参与者。每当我们感觉有人需要集中注意力的时候，我们就会停下来，如为手抖的人切断电线，或者帮助某人收集物资。

在大约一个小时的过程中，我们把自己从深度的心流状态中拉出来（通常是在丽贝卡的温馨提示下，而乔雅则喋喋不休地说着不想停下来），以便给每个人一个机会来讨论他的"小宝贝"。在最后的讨论中，很明显，团队成员通过共同创作艺术作品而相互联系，不仅分享了他们的丧失，也分享了他们的图像所表达的快乐和优势。

当我们领导更多这样的工作坊时，我们开始注意到，这些艺术作品不仅如实地传达了对每个人来说重要的东西，而且同样有力的是这些表达被团队所见证的方式。两者的结合让他们深受感动。为了加强这种联系，我们开始提供信封，每个团队成员都在上面写下自己的名字。在每个人分享完他的作品后，其他人会在小纸条上写下/画出希望和鼓励的留言（署名或匿名），并把这些纸条塞进艺术创作者的信封里供日后阅读。

我们发现，这不仅给了参与者一个具象的记忆，而且改变了分享的倾向，即让我们成为主持者。它捕捉到其他参与者对彼此和他们的作品产生了同等的兴趣并受到影响。它给了他们关于他们对同伴影响的反馈，并给了他们一个相互关爱的机会。这些信封通常被放入艺术作品中，塞进修改过的书籍或艺术期刊中，或者附在精神玩偶上。之后，当这位艺术创作者浏览他们的留言时，这些留言提醒了他们对彼此的共情与欣赏。

其他人很重要

当人们谈论什么使他们快乐时，通常是指他们的关系。虽然关系一开始并没有包括在Seligman的三条幸福之路中，但他不断得到回馈，认为如果没有人际关系，快乐的生活、充实的生活和有意义的生活根本没有意义。例如，Seligman的好友Chris Peterson以坚持"其他人很重要"而闻名，他认为任何关于幸福的讨论都需要考虑到这一点，所以Seligman在PERMA中加入了R，并恰好把关系（Relation）放在了中间，也许这并不是偶然，而是发展的关键。

根据积极心理学家Ries和Gable（2003）的研究，良好的人际关系是生活满意度和情感健康的重要来源。Ryff（1989）认为人际关系是心理健康的核心要素。拥有好朋友和积极的人际关系的人更快乐，快乐的人有更多的朋友。这有重要的后续结果："与他人的滋养性、支持性接触、归属感或对他人的重要感，以及参与社会团体与一系列广泛的心理健康和健康福祉的益处联系起来"（Taylor，2011，p.207）。社会支持会引发荷尔蒙变化，促进大脑健康，保护我们免受心脏病和其他免疫相关疾病的侵害，从而提高整体健康和延长寿命。

此外，研究证实，良好的人际关系不仅令人满意，而且对我们的生存至关重要（Cozolino，2014）。这证实了人本主义者提出的观点——社会需求和更原始的驱动力推动着人们前进。此外，我们知道人际关系和支持对韧性也非常重要（Everly，McCormack，& Strouse，2012）。在面对逆境时，与看护者建立一种安全的关系可以让世界变得完全不同。

积极的人际关系

虽然我们会讲到心理学上关于人际关系的知识，但随着课程的深入，我们会花更多时间在理论和积极心理学的研究上，这有助于我们对人际关系的理解，尤其是建立积极的人际关系。我们探讨这项工作的应用对艺术治疗的影响，以及艺术治疗如何独特地有助于改善人际关系。

Keyes（2003）在他的发展模型中提出，拥有积极的人际关系的人表现出接受和自我实现等人际关系特征。在积极的人际关系中，无论是与家人、朋友、老师、同事、导师、邻居、熟人，还是我们所在社区的其他人，我们都感到被关心、安全和有连接。相互支持的人际关系是幸福的基石——人类需要彼此！

然而，由于人际关系是如此的复杂，我们可以简单地说："它是复杂的。"虽然人们通常认为关系是他们生活中最有意义的部分，但他们也报告说它们是那些更大的挫折、苦恼和不满的来源。即使在一些最亲密的关系中，我们也可能会感到被误解、疏离、孤立。

心理学一如既往地重点关注人际关系中的孤独、怨恨、矛盾心理、批评、责怪、敌意、嫉妒、相互依赖、沟通不畅、社交孤立和不安全依恋等在人际关系动态中所扮演的角色。这使我们考虑这些对个人和人际关系的影响是有意义的。此外，由于消极偏见的主导作用，即使是微小的消极人际交往也会压倒积极的人际交往。这就是为什么冲突会给有关各方造成痛苦，不管是何种痛苦，我们这些提供专业帮助的人员才有动力去帮助减轻这种痛苦。

然而，其结果是，我们很少关注积极的人际关系的特征及是什么促使其茁壮成长的。积极心理学不仅要研究如何减少消极情绪，也要研究如何在人际关系中提高积极性。尽管乍一看，这是一个微妙的区别，但这又是一个从"解决问题"到"塑造更强大"的转变。

积极心理学家建议，就像我们需要更多的积极情绪来平衡更多的消极情绪一样，我们也需要用更多的积极体验来对抗消极体验。Lambert 和他的同事（Lambert, Fincham, Gwinn, & Ajayi, 2011）

提出了关系储存账户的比喻——积极体验的稳定存款创造了健康情感资本的平衡，从而缓冲了关系对消极体验的影响。对那些不那么倾向于将关系动态等同于金融交易的人来说，我们可以把它想象成一个正在枯竭或正在被填满的蓄水池。

我们可以通过以下几种策略来增加我们的积极情绪储备：在人际关系中增加积极情绪，利用积极事件，促进爱和感恩，在人际关系中练习专注力。在消极体验中发现好的一面，发现优势、探索价值和信仰，关注好的一面。因为这是我们作为治疗师开展工作的基础，所以我们先来看看治疗关系。我们从这里开始，因为总体而言积极的人际关系不仅对整体至关重要，而且它是建立强大治疗联盟的基础。

治疗关系的积极因素：治疗联盟

不管治疗师的取向如何，现在已经确定，强大的治疗联盟是有效治疗的组成部分 (Lambert & Barley, 2001)。换句话说，治疗关系很重要。它是任何工作进行的基础。然而，尽管治疗联盟的治疗性现在已经被人们所理解，但产生治疗联盟的实用工具却常常没有被明确地传授 (Seligman, 2011)。此外，在这一领域的培训中，往往更倾向于帮助客户在关系中体验更多的信任和安全，而不是帮助治疗师更多地与客户建立更紧密的关系。这才是问题变得复杂的地方！一个人如何处理治疗师与客户的关系，在很大程度上取决于他们认为这种关系在治疗中所起的作用。

移情和反移情

例如，在心理动力学治疗中，治疗师被鼓励在客户投射他们的情感时保持中立的立场，这通常被称为移情（Freud，1958）。在这个范式中，我们与当前和我们有关系的人的体验，就好像他们是我们童年时代的重要人物。治疗师被认为也会经历类似的感受——反移情反应。

移情和反移情被认为是非常有用的，可以识别每个参与者的心理动态和治疗关系。然而，假设适当的移情与反移情动态不仅包括识别来自过去关系中的情感，而且要将它从当前的关系中分离出来，将它们放在相关的时间和空间背景下，解决它们投射出的发展中关切的问题。此外，尽管治疗师可能意识到移情与反移情是不可避免甚至有帮助的，他们常常无意识地认为，治疗师与客户之间产生的感觉，尤其是他们自己的感觉是不体面的。因此，移情和反移情常常被认为是应该避免或遏制的。

事实证明，弗洛伊德是对的——研究表明移情和反移情是一种可靠的、可测量的现象。然而，心理动力学理论表明，移情和反移情的发展根源在于未解决的冲突，社会心理学家Andersen和 Berk认为，移情和反移情动态是"一个正常的、非病理的过程，在心理治疗内外都有发生，是遵循社会信息处理基本规则的"（1998，p. 81）。人们确实是通过他们过去了解到的他人的信息来与他人建立联系的。我们的"重要他人表征"——也就是我们对自己与生活中特殊的人之间关系的内在记忆、信念和感受——在我们当前的关系中无意识地起着作用。

一般认为，大多数人在他们的生活中通常会经历一种现实主义和移情反应的混合（Gelso，2002）。因此，我们可以假设治疗师不仅对他们的客户持中立态度，而且他们更不可能不受自己过去关系的拖累。本质上，这是不可能的！在积极心理学的框架中，我们想要超越分析这些关系，积极地利用这种动力。从治疗开始，我们就想要提升积极移情和反移情。我们想要在我们与客户之间培养积极的情感，尤其是在开始的时候，这是很重要的，不仅要让我们的客户体验到更多的希望、连接和信任感，我们亦然。

无条件积极关注

与弗洛伊德的"空白设定"相反，人本主义者提倡治疗师应该传达一种真诚和关怀的存在——让我们称之为"温暖的设定"。例如，Carl Rogers（1951）建议治疗师培养一种无条件积极关注他们客户的态度。这种以人为本的方法包括向我们的客户传达真实的感激之情。

虽然对我们的客户提供无条件积极关注是一种高尚的意图，但这是我们经常认为理所当然的事情，因为它应该是毫不费力和偶然的。毕竟，我们只是提供了一只理解的耳朵。治疗师经常被取笑（包括他们自己和别人），说他们拿钱"只是坐着听"，或者因为他们平淡无奇的支持而被戏谑地模仿——同情地照应他们的客户，"我听到你说的是……"或者用"你怎么看？"来委婉地转移咨询请求。

如果它是如此简单就好了！然而，从积极心理学角度来看，我们可能会指出，共情倾听不仅是心理疗法所能提供的最好的东西之一，事实上，它也是治疗师所做的最具挑战性的事情之一。对客户表现出共情与善意可不是一件小事。事实上，这是相当困难的，因为我们就像我们的客户，经常会对关系"冷漠"。就像我们在街上碰到陌生人不会立刻感到安全和欢迎一样，我们也不会立刻对我们的客户感到共情和温暖。

此外，与心理动力学模型相似，无条件积极关注，意味着作为治疗师，我们要毫无偏见地接受我们的客户。这可能很难做到，尤其是如果他们有一些我们无法宽恕的行为。Rogers 解释了这个问题，这意味着接近我们的客户，相信每个客户都有"丰富的资源来理解自我，改变他或她的自我概念、态度和自我导向的行为"（1978，p.7）。通过仔细调适客户的价值和试图达到的目标，我们可以帮助他们创造一种支持这种心理成长的氛围。

然而，尽管我们中的大多数人都坚定地认为这是一个有价值的立场，但保持这种开放与乐观的态度又是另一回事。在任何特定时刻，正如我们将在第十一章"意义创造与感知"中更详尽讨论的那样，我们和我们的客户一样，正在经历一种无意识的偏见和判断，这些偏见和判断影响着我们对客户及他们的成长和改变的能力的看法。所以，就像我们想要积极地与客户互动一样，我们也需要采取一些策略来帮助我们确定自己对治疗的信念，并更清楚地了解我们的客户。

同情与同理心

同情是一种不加评判地理解我们和其他人所经历的困难的能

力，同时又有意愿去减轻痛苦。同理心是同情的一个组成部分，它是一种"分享积极和消极情绪的过程，而不忽视属于谁的感受"(Decety & Meyer, 2008)。大多数建立有效治疗联盟的方法包括一种假设，即治疗师培养对客户和客户对自己的同理心。Rogers (1975)将其描述为准确地感知我们的客户所经历的感受和个人意义，并将这种理解传达给他们。

脑科学将同理心描述为三个独立的过程：1）情绪模拟——通过想象唤起情绪；2）视角——借鉴他人的观点；3）情绪调节——通过各种策略调节情绪 (Elliott, Bohart, Watson, & Greenberg, 2011)。它包括想象客户的视角，准确地反映客户的经历，同时调节他们的情绪状态。作为治疗师，我们提供支持性的意见、肢体语言和面部表情来传达我们"明白了"的信息。治疗师展示同理心和同情的能力是帮助客户感到他们被理解的基础 (Elliott et al., 2011)。

主体间性

尽管"主体间性"这个词带有行话的味道，但简单来说，即"现实"是一种共同构建的经验。我们不是被封闭在自己的世界里的孤立个体。我们常常相互重合。想象一个维恩图：每个人都由一个圆圈来代表，中间的空间即主体间性。这很重要，因为治疗联盟是共同构建的。治疗师和客户的精神与情感状态构建了这个共享空间。因此，我们要意识到我们对这种动态做出了什么贡献。此外，我们相信，如果我们将主体间性空间转变为更积极的空间，我们不仅可以成为积极的媒介，在我们导入治疗关系的能量中扮演积极的角色，而且它将会更有成效。

建立积极关系的策略

我们一直在讨论治疗关系的特征，特别是那些建立了强大治疗联盟的关系特征。幸运的是，治疗师通常天生就具有这些品质——自我意识、洞察力、同理心和同情。事实上，这些往往是他们进入职业领域的首要优势。然而，仅仅因为我们可能有幸拥有这些品质，并不意味着我们天生就知道如何创造和培养一个治疗联盟。这样做需要特定的技能。把治疗联盟想象成一块肌肉，我们可以并且希望通过有意识的活动来强化它。

在积极心理学方法中，我们用同样的方法来锻炼肌肉，我们通常用同样的方法来增加人际关系中的积极性。在积极艺术疗法中，我们将这些努力与艺术疗法原则相结合，并探索它们如何相辅相成的。

积极艺术疗法和积极的关系

艺术疗法是否能提高人际关系中的积极性？答案是肯定的！人类通过艺术相互沟通。艺术创作、仪式和仪式表达，表达并强化我们是谁和从哪里来的感觉。无论是字面意义还是比喻意义，它都是建立社区、文化和文明的基础之一。

艺术以一种跨越文化、时间和空间的语言来阐述人类的经验。无论视觉表象的来源如何，人类都能从根本上理解它。艺术作品带有艺术家独有的特征，揭示了他们如何看待世界。艺术能触及我们无法有意识触及的部分，个人的和集体的——荣格（Jung，1986）称之为集体潜意识。在群体中，当人们反思自己的意象时，他们会识别出在群体成员之间出现的模式。这加强了人类的共享经验，这种普遍性的经验对治疗进程至关重要（Yalom，1995）。这就是为什么艺术治疗不仅是简单地制作艺术作品，它还包括从共同见证和分享艺术作品中产生的强烈的认同感与连接感。

艺术是一种超越语言的交流方式。它使原本看不见的东西变得可见，并削减了对笔译和口译的需求。它给我们提供了一幅关于我们的思想与内心世界的画面。它描绘了我们的内在及内心的人际关系。它揭示了我们之间关系的动态与风格——社会网络、连接、非连接、冲突、权力差异、我们在文化和社会中的位置、亲密关系。

艺术不仅表达了我们的思想、感受与关注，而且给了我们看待这些事情的独特视角。这是一种学习关于我们自己与他人的新的、不同的方法。它揭示了我们的价值和对我们来说最重要的东西。而且，正如我们将在下一章进一步讨论的那样，它触及了我们生活的意义和目标的核心。

艺术在这个世界中显而易见，它是一个独立于它的创造者的物体，我们可以从远处对它进行反思。这是艺术疗法最伟大的资产之一——艺术作品从字面上给了我们一个不同的视角，作为这种外化的结果，作为欣赏者的我们经历了感知的转变。无论我们是治疗师、艺术家（她/他），或其他团体，这种情况都会发生。

简单地说，艺术为PERMA中的R，即关系添加了额外的优势。一起创造艺术作品能够促进人与人之间的连接！从广义来说，它既创造又纪念了人类的文化和文明。它利用了我们作为人类的共同的集体经验和知识。它为交流提供了一条捷径，可以立即将耗时甚至无法用语言表达的事情联系起来。它揭示并加强了我们共同的人性，同时也说明了什么对个人来说是有关联的和有意义的。它揭示了我们是谁及我们的价值何在。这不仅帮助我们了解自己，也给了别人一个机会来了解我们。我们对自己有不同的看法。其他人对我们也看法不一。当我们看到他们的艺术作品时，我们会有不同的看法。艺术使人们能"共情地参与他人的生活"。(Barone & Eisner, 2012, p.9)。

我们可以通过整合积极心理学的原则和策略来增强这些内在的优势，从而进一步建立关系。积极艺术治疗就是利用艺术来建立连接的"肌肉"，通过增加积极情绪，练习正念，找到消极情绪和体验里面的积极意义，利用优势、探索价值观和信仰并关注好的方面。随着治疗进程的深入，我们将把这些积极心理学策略与艺术治疗概念相结合，并定义它们是如何相互补充的。

积极情绪作为治疗前的热身

我们用积极情绪来展开这个讨论，因为我们不仅认为它们是积极艺术治疗中最重要的组成部分之一，而且在积极的人际关系中也是如此。我们再怎么强调都不为过！刚开始，我们就会有意识、有策略地将积极情绪引入治疗过程。当我们在训练中说这句话时，我们常常会感到惊讶和沮丧。人们认为我们要么为了表面的积极而抑制消极情绪，要么因为我们无法忍受痛苦而忽视客户的痛苦，要么与他们的辩护串通一气——这些批评通常也是针对积极心理学的。

事实并非如此。无论在团体工作中还是在个人工作中，我们总是从处理客户最初呈现的问题开始——回答"是什么把你带到这里，为什么是现在？"通常情况下，治疗是对某种压力的回应，这种压力使人感到不舒服或痛苦，从而需要外力的帮助。

治疗是一项冒险的事业，为了迎接挑战，我们的客户需要有安全感。这是大多数心理治疗模型的基础。承认他们来找我们的原因，不管他们是否自愿（我们的许多客户被强制住院或法院命令接受治疗），对他们的痛苦感同身受对建立最初的安全关系至关重要。在积极心理学的方法中，我们也从这条问询线开始——目的是了解客户的关注点，并建立信任的关系。然而，我们并不停留在那里。正如我们在第五章"积极情绪与情绪调节"中讨论的那样，我们很快就会探索"如果变得更好"它会是什么样子。

通常情况下，当人们考虑自己的处境改善时，他们会从"问题"开始。他们通常会说，他们希望自己面对的压力能减少或得到解决（减少孤独感、抑郁、冲突、焦虑等）。而且，如果我们考虑消极偏见，这无疑是有意义的。当我们痛苦时，它占据着我们的注意力。我们专注于希望它停止。

为了扭转这种趋势，我们不仅要想象我们正在远离什么，还要想象我们正在接近什么——在我们的关系中得到更多的爱与欢乐，在我们的工作中得到更多的认可、更充沛的精力等等。正如我们所描述的，正常情况下，清晰地表达和形象化"更好的状态"，会诱发伴随那个想象状态的积极情绪。

体验积极情绪在治疗开始时是至关重要的。因为在某种程度上，客户需要有希望。然后作为治疗师的我们，通过见证客户想象的积极状态，也体验到希望。这就是主体间性。唤起双方的希望情感可以加速治疗联盟的形成，促进安全感、支持与爱："强大的治疗联盟是通过深入探讨积极情绪与经历建立起来的。"（Rashid，2014，p.26）

总之，在建立治疗联盟的早期阶段，我们利用了Fredrickson（1996）的扩展与建构理论。我们首先要对客户的痛苦感同身受。这会使他们感到更安全，这是结成联盟的第一步。当他们感到更安全的时候，他们不仅能考虑自己的挑战，而且能从其他角度考虑问题——他们的视野会拓宽。引入积极情绪可以让治疗师感受到希望与可能性。这让他们对自己的工作感觉更好，进而让他们感到更乐观与有意愿，并拓宽了他们的注意力领域，所以这些都提高了治疗的动力。治疗师应有策略地整合早期的积极情绪，在积极性的基础上建立主体间性空间。

治疗关系中的积极情绪热身问题

- 如果变得更好它会是什么样子？有过这样的时刻吗？（可视化可能性、识别例外情况、阐明人们的价值观及让他们感觉良好的东西）
- 一般来说，什么是有效的？什么是进展顺利的？或如果这个人在困境中挣扎，会在哪种动态中？（给予希望和赋能）
- 今天发生的"三件好事"是什么——平常的还是非凡的？为什么？（引入幽默，建立友谊）

把积极情绪和艺术疗法结合起来作为热身

如上所述，我们建立治疗联盟的第一个策略是为我们的客户创造一个安全表达他们的感受和担忧的港湾。第二个策略是在他们和我们自己身上培养一种连接和希望的感觉。我们如何及何时将艺术过程融入这些最初的步骤中取决于具体情况。一般来说，我们认为，我们不仅需要客户对治疗关系热身，还需要为他们的创造性表达做好准备。

正如我们在"创造力"（第六章）和"心流"（第七章）两章中所讨论的，我们的许多客户都渴望创作艺术作品，而作为艺术治疗师的我们，常常为创作艺术作品比谈话疗法"威胁更小"而感到自豪。另外，同样的很多人，尤其是成年人，特别是在团体中，他们对创作艺术作品的前景感到害怕——或许因为这是多年来他们第一次创作艺术作品，或是因为他们童年的消极艺术创作经验，或是因为对他人评价的担忧。所以，当我们将艺术制作引入其中时，他们与艺术的关系是一个变量。此外，不管他们对艺术创作的兴奋程度与舒适程度如何，人们都需要为创作过程做一些热身。

这就是它变得复杂的地方。例如，即使艺术创作会引发恐惧或焦虑等消极情绪，从而降低对新行为的接受度，但艺术创作的视觉刺激会唤醒大脑的其他部分。仅仅看到黏土、彩色铅笔、记号笔和/或颜料就可以作为艺术创作过程的热身。从事一些动觉活动——拿起彩笔或揉捏泥土——会让我们对治疗过程进一步热身。艺术材料可以促进情绪唤起和表达，促进催产素的释放，这是大脑的自然奖励激素（Hass-Cohen，2016）。

这会减轻压力，增强安全感、亲社会行为和治疗性联系。换句话说，不管个人感受如何，参与艺术创作往往会让人感觉更好，并帮助他们建立连接。从事感觉运动刺激和动觉活动自然地鼓励好奇心和参与。这有助于缓解焦虑，使我们愿意与他人一起或为他人承担风险（Panksepp & Biven, 2012）。

此外，我们通常会发现，无论我们与谁一起工作，艺术创作都会更加包容。即使人们最初对展示他们的艺术作品感到局促不安，但艺术作品本身能将他们和他人及他们共有的人性连接在一起。我们通过帮助他们识别图像中传达的各个方面——颜色、形状、线条流畅度、符号等，来进一步强化这种连接。

使用积极情绪和艺术疗法来强化关系

积极情绪，尤其是像希望、连接和好奇心这样的情绪，不仅在治疗关系的开始阶段，而且在治疗关系的所有阶段都起着重要作用。比如同情、宽恕、善良、感激、自豪和灵感是治疗工作的动力。因为它们的治疗性，我们想要不断地将这些情绪注入治疗师与客户之间的主体间性空间。

另外，我们想让客户了解积极情绪对一般人际关系的影响。虽然我们倾向于认为情绪，无论是积极的还是消极的，都是个体的内在体验，但它们在本质上往往是人际关系。积极情绪，如消遣、感恩和爱，通常在人与人之间产生。即使是"理智"的感受，如好奇心和兴趣，也常常在两人、小组或团体中产生。

正如积极情绪对个人有重大影响一样，它们对人际关系也有重大影响。它们帮助我们与他人建立连接，建立我们生存所需的关系网络。我们的人际关系也是生活意义的核心来源，与他人建立连接的感觉能提高幸福感，进而带来更多的社会亲和感、互助和适应力，进一步提升积极情绪，产生Fredrickson的积极向上的螺旋。

一般来说，积极的人际关系的特征是积极情绪的比例更高(Gottman, 1999)。事实上，Gottman，一位研究人际关系成功因素的重要学者，认为强烈的消极情绪对人际关系的影响不如缺乏积极情绪对人际关系的影响大。当积极情绪与消极情绪的比例为5：1时，人际关系最有可能蓬勃发展。考虑到这一点，我们继续采取策略，有意识地在治疗关系和我们所有关系中诱发积极性。

积极心理学家利用相关研究发现，不仅在困难时期，支持性的关系很重要，当事情进展顺利时，这种关系可能更加重要 (Gable, Gonzaga, & Strachman, 2006)。例如，心理学家Shelly Gable在她的文章《当事情进展顺利时，你会在我身边吗》中，发现积极性、建设性地回应好消息，又叫资本化，在积极关系中扮演着重要角色（"喔，有什么好事发生吗?! 快点告诉我!"）。这项补充研究表明，缺乏反应和丧失兴趣会破坏关系 (Gottman & Silver, 2015)。换句话说，Gable认为，对好消息与对坏消息的漠不关心一样会对人际关系造成伤害。

作为治疗师，当事情进展顺利时，我们希望提供这种庆祝式的"支持"。Kvelling（牢骚或抱怨的反义词），一些小小的成就不仅有助于治疗联盟的形成，而且在整个治疗过程中都有帮助。这包括强调进步与探索是如何帮助我们的客户体验这些变化的。比较不同治疗阶段的艺术图像，通常能形象地阐述进步——艺术作品可能显得更加明亮、更有秩序，或者有更多的表达。认识与承认这些变化可以强化治疗关系，培养一种共同的希望感。

治疗师通常避免在治疗关系中探索"爱"。因为他们害怕模糊界限和产生误解。人们通常担心爱的感觉可能会导致陷入情网而发生不适当的性行为。显然，与我们的客户建立利用式的关系是不道德和有害的，因为艺术治疗资格认证委员会和大多数精神健康道德准则都明确规定了这一点。事实上，文献中大多数关于爱的讨论都涉及客户对治疗师的情爱或浪漫想法和感受，反之亦然（Sonne & Jochai, 2014）。

然而，我们将在这里讨论另一种不同的爱。我们将参考治疗师们都熟知的临床术语——依恋、协调、共鸣、互动互惠、亲密、同理心和共情等（Chilton, 2014; Bentzen, 2015; Moon, 2008）。Fredrickson（2013）将爱定义为三种内在幸福感的瞬间上涌："第一种是你和他人分享一个或多个积极情感；第二种是你与另一个人的生物化学行为的同步；第三种是反映为彼此的幸福投资并带来相互关爱的动机（p.17）。"

我们认为，这些经常发生在治疗关系中。当我们和客户在情感上与身体上同步时——身体前倾，眼神交流，进行艺术创作——积极情绪如希望、感激和愉快就会产生。这些分享同情心、幽默和身体协调的时刻，促进了连接和参与的意愿。这种积极的共振产生了一致的心脏节律，从而唤起安全感和幸福感（McCraty & Childre, 2004）。客户和治疗师都体验到既不存在利用也不违反职业界限的爱。相反，它是健康依恋的证据。

从这个意义上说，爱甚至可以出现在一个单独的研讨会或像我们在本章开头描述的工作坊的短暂相遇中。在这样的交谈中，我们不仅对我们的客户有爱意，他们也对我们有爱意，他们对彼此都有爱意。因为艺术疗法通过艺术创作和游戏的生理动觉体验，使我们的生物行为同步，从而提升积极情绪，激发归属感和连接感。这种共同的意象让我们快速地建立连接。爱在艺术治疗中茁壮成长！

在治疗关系中，以及与两人、小组、团体的关系中，任何鼓励合作的策略都有助于促进这种爱——壁画、团体项目、鉴赏等等。如果还没有足够的安全感，我们可以使用干预措施，如爱-善的冥想，来识别我们的重要他人，或为他人制作礼物。

积极情绪与种族

正如我们将在十一章讨论的意义创造与感知，我们都有一系列无意识的偏见——我们的大脑为了避免我们在任何时候被内部和外部的大量信息淹没而采取的捷径。其中之一就是我们的种族偏见（ORB），即人们倾向于比其他种族的人更快地分辨出自己种族的人的面部差异，这种偏见在所有种族群体中都普遍存在。因此，有俗语戏称"他们在我看来都一样！"

有推论认为出现这种情况有两个原因。首先，种族特征是人类在区分变量时感知的第一个线索，如性别或年龄。其次，我们对种族面孔的整体认知不如我们对自己的面孔认知那么全面（Rhodes, Brake, Tan, & Taylor, 1989），也就是说，我们更多地将他们视为"物体"而非"人"。Barbara Fredrickson 和 Kareem Johnson 研究了积极情绪对种族偏见的影响，为弥合种族差距提供了令人鼓舞的方向。在他们对白人大学生对研究中，他们确定幽默和快乐"消除了对黑人和白人面孔识别的差异"（Johnson & fredrickson，2005，p.879）。

艺术治疗师可以通过在艺术工作室提升积极情绪和为客户创造一个安全、有益的环境来相互了解，从而间接地解决这个问题。参与艺术创作的合作进一步促进了积极的连接。见证彼此的艺术作品能唤起共鸣和普遍性的感觉，这能缩短我们与我们认为是"他者"的人之间的距离。

我们还可以利用积极情绪的扩大效应去设法解决更具体的文化和种族认同的主题。例如，"我从哪里来和'我的族群'是什么"既强调了差异，也颂扬了差异。正如联盟建设研究所呼吁的那样："为欢迎多样化而自豪！"

感恩，另一种积极情绪，经常出现在人际关系中，它与幸福感、人际关系的建立和亲社会的行为紧密相连（Wood，Froh，& Geraghty，2010；Bartlett & DeSteno，2006；Tsang，2006）。研究还表明，当我们心存感恩时，我们会感到被支持、更紧密地连接在一起，更有动力与那些我们要感恩的人建立进一步的连接（Algoe & Stanton，2012；Kok et al.，2013）。在艺术治疗中，当客户看到他们可以随意使用的五彩缤纷的纸张和颜料时，感恩之情往往油然而生。他们经常说，他们感觉自己在享用艺术作品的"自助餐"。

欣赏也会激发感恩之情。关于对我们友善的人或对我们生活有积极影响的人的艺术作品，感恩壁画或致谢信有助于表达和加强感恩之情。此外，因为感恩的人和周围的人更亲近，所以当我们在治疗中探索感恩时，即使它是针对治疗之外的人，也能加强治疗联盟，在群体中培养凝聚力。

关系中的正念和艺术疗法

虽然我们坚信积极的态度对治疗前后的关系都是至关重要的，但重要的是探索所有的人际关系动态，不管它们是积极的还是消极的。因为在治疗过程的早期，积极情绪和艺术创作有助于扩展我们的认知，我们可以把这些结合起来，以一种更容易接受的状态来审视我们的关系。艺术作品外化了我们的意识和潜意识中的想法与感受，让我们以更超然的态度去探索它们。艺术作品可以挑战我们与生俱来的感知盲点和认知扭曲。通过给我们一个更全面的——甚至可以说更准确的"图像"，艺术让我们深刻洞察我们对彼此关系的信仰和感受。

当我们与夫妻、家庭伙伴、朋友、小组和专业团队一起工作时，这一点尤其有用。即使在一次短暂的邂逅中，艺术作品也为人际关系动态提供了新的、令人惊讶的视角。例如，丽贝卡在她工作的度假村提供了一项名为"积极的伙伴关系"的咨询服务。如果你们的关系总体上是稳定的，而且双方都在"学习新的东西"，丽贝卡就会用"你最在意什么"或"在你们的关系中你最看重什么"之类的指令。如果有压力源，她可能会让他们制作一些符号，表示如果情况有所改善会是什么样子，或者表示尽管面临挑战，但他们仍能在关系中感知到的优势。

然后，鼓励参与者"用视觉素养的语言用心观察他们在彼此的艺术作品中看到的形式元素"（在第八章"优势"中概述），这有助于他们摆脱先入为主的观念，即艺术"应该"是什么样子，是他们自己的还是别人的，以及他们想要描绘的，用心地观察实际存在的东西。

当他们这样做的时候，他们开始领会图像所转达的隐喻，并更清楚地"看到"自己与对方。如果他们的图像非常相似——颜色、构想、意象、符号——他们常常会为其揭示了潜在的共性与共同的价值观而感到欣慰。如果它们非常不同——线条的流畅、位置或元素的组织，抽象的程度或呈现——他们通常会体验到一股理解的冲动，正如他们怀疑的那样，他们确实来自不同的视角！然而，他们通常也会感到宽慰，因为这些差异的威胁比他们之前想象的要小。

毫无例外，随着讨论的进行，那些一开始就注意到更多相似的人开始发现细微的差异，这些细微差异随后会影响到会谈。那些被他们的差异所震撼的人开始注意到共性，即隐喻关系中有统一的领域。不可避免的是，他们会觉察到关系中更积极的方面，也会更欣赏对方。当参与者注意到简单的图像是如何生动地揭示艺术家和他们与团队关系的积极方面时，这样的指导在小组和团队中也很有效。

艺术品的视觉元素不仅能让我们的客户以不同的方式看待自己和他人，还能帮助治疗师看到客户的另一面，而这是无法通过其他方式获得的。这是至关重要的，因为从最简单的角度来说，这是换位思考，是同理心的基础。比如，穿着别人的鞋子走路，看客户的艺术作品可以帮助治疗师敏捷地穿上客户的拖鞋、运动鞋、高跟鞋、牛津鞋和靴子。如果是在夫妻、家庭、小组或团队中，观看艺术作品可以帮助其他团队成员穿上这双鞋。这就是艺术治疗师对艺术治疗的基本理解——我们在治疗过程中看到的东西，以及我们在治疗研讨会上分享艺术作品时看到的东西。当我们的同事看到客户的艺术作品时，我们看到了理解的火花。突然间，他们也穿上了那双鞋。

最后，因为艺术作品向客户介绍了他们自己的方方面面，而这是语言所不能做到的，所以他们能从不同角度来看待自己。正如我们将在关于意义创造与感知的章节（第十一章）中讨论的那样，我们可以让他们探索自我的这些不同部分之间的关系。这促进了自我同情，包括更加接受自己，认识到我们的生活经历来自共同的人性，尽管它并不完美，但值得尊重（Neff，2003）。

用心探索关系的艺术治疗技巧

在回应艺术中，艺术治疗师针对客户的艺术作品作出回应，目的是创造意义或增加同理心（Fish，2012）。有时，这一艺术作品会与客户共享，作为"一种策略，通过将内化、具体化、共鸣的物料反馈给客户，从而加强治疗联盟"（Franklin，2010，p.164）。Levy 的艺术作品重现技术（Cox，2016，个人交流）是另一种"回应"艺术，是一种与客户产生共鸣的方式。

乔雅在她的博士研究中使用了回应艺术，她发现，当她与研究参与者分享她的图像时，他们说这使他们感到"被见证"和"被看见"，艺术作品确实反映了她对他们经历的共情 (Chilton, 2014, p. 190)。他们觉得她的回应艺术不仅加深了他们的理解，而且让他们对自己的艺术作品有了全新的理解。

在联合艺术创作中，两个或两个以上的人合作创作一件艺术作品。这可能包括艺术治疗师和一个客户或多个客户一起工作，如一幅壁画。一个小组的成员也可以开始一个循环项目，直到每个人都做出贡献为止。类似的干预可能是让个体创造出单独的部分，这些部分被组装成一个整体，例如，一床被子或一个饼状的曼荼罗。这种合作往往会产生幽默和愉悦，从而促进连接。处理复杂的合作关系也揭示了团队成员之间、治疗关系内部的人际动态，以及他们生活的更大范围内的人际动态，然后可以加以探索。

社会原子最初由 J. L. Moreno (1947) 提出，社会原子是社会网络的图示。方向很简单：在页面的任何地方为自己放置一个符号，然后按亲密程度为你生活中的人（或生物）绘制符号。变量可以用来探索当前、过去或未来的关系。社会原子是扩展我们对人际关系认知和给予我们新的洞察力的好工具——它可以揭示人际关系的界限和需求，以及我们希望与谁更亲近、与谁保持一定的距离。

从消极情绪与经历中寻找益处

Gottman (1999) 指出，关于成功的关系，最常见的误解之一是它们没有冲突。其他误解还包括：如果你必须在沟通方面下功夫，那么你们的关系就出问题了；如果一段关系想要继续下去，就必须解决冲突；或者，如果你想为你们的关系寻求治疗，可能为时已晚。事实上，冲突不仅在所有的关系中是不可避免的，它还可以是富有成效的。

冲突提供了更好了解他人的期望、偏好和需求的机会。基本的人际关系需求包括身体健康、自主和相互依赖（如尊重、爱、交流）、正直、玩闹、庆祝和精神连接。当这些需求没有得到满足时，冲突通常就会产生。解决这个问题有助于缓解冲突（Burton，1990）。通过这种方式，冲突可以标记一段关系的转折点，激发合作解决问题和更深层次承诺的时刻（Braiker & Kelley, 1979）。

此外，正如回避和压抑消极情绪对个人有害一样，它们对人际关系也有害。避免冲突比解决冲突更有害。消极情绪在人际关系中通常很有用。例如，愤怒提醒我们某种形式的越轨行为已经发生——也许已经越过了界限，或者某种需求还没有得到满足；悲伤意味着已经失去了；恐惧表明某些重要的东西处于危险之中。研究表明，适当表达消极情绪不仅对人际关系有益，而且对人际关系的健康发展也至关重要（Graham, Huang, Clark, & Helgeson, 2008）。

Gottman认为，以负面的有害表达为特征的关系，如高度的批评、防御、轻蔑或阻碍是最脆弱的。我们不希望在人际关系中避免冲突或消极情绪，而是想办法承认并有效地表达它们。

利用艺术从消极情绪和经历中寻找益处

同样，艺术治疗对于探索一段关系中的积极和消极关系的维度都具有指导意义。即使客户有意描绘关系中的挣扎，因为艺术图像涉及意识的其他部分（内隐加工），它总是会反映比两极分化更多的东西。当我们帮助客户使用视觉分析来探索他们提出的形式元素和隐喻时，他们常常会发现，最初用来表示困难的东西不仅表达了消极的一面，还表达了积极的一面，以及所有介于两者之间的东西。

例如，丽贝卡的客户Janelle感到不知所措和沮丧，说她和儿子的关系遇到了"一堵墙"。当她用彩色粉笔在"墙"上画素描，并把它举在远处看时，她惊讶地发现画比近处看要明亮很多。她真正意识到它根本不是固体，但事实上，它是可以渗透的、半透明的，而且比她在脑海中想象的屏障"更易加工"。她在"墙"的表面画了四个大的连接环，暗示了一种充满活力的品质，表明她已然意识到了更多的动力。她意识到这是她生活中的一个普遍趋势——她经常对自己的人际关系感到沮丧与泄气，但当她为它们创作艺术作品时，整体图像总是比她预期的更明亮和更有活力。

我们不仅可以用这些技巧来处理当前的问题，也可以处理过去的伤痛——背叛、怨恨或创伤——它们可能会给我们的关系蒙上阴影。正如我们将在第十一章中探讨的，因为艺术作品能够触及意识中的隐藏部分，它可以转换那些伤害性或创伤性记忆，将它们解锁，使它们不再是冻结在时间中的记忆片段。它为那些事件与我们在其间的角色提供了距离和一个更加完整的版本。这种超然促进了那些记忆的整合及创造更新、更有力量的故事。它为接受和原谅他人，或许最重要的是，为接受和原谅我们自己铺平了道路。

使用艺术作品来观察人际关系动态不仅对客户的工作有帮助，

当它包括相关方时，特别是当他们投入尝试修复关系时，它可能更有用。这让他们能够同时表达自己的情绪，并以独特的方式了解对方对形势的看法。他们使用的视觉语言引入了隐喻，然后成为改善沟通和重建关系的手段。

积极艺术治疗和情绪关系的总结

让我们回到把人际关系比作储蓄账户或蓄水池，这并不是说我们想要避免负面体验，而是我们想要通过增加存款数量或填充积极情绪的源泉来平衡负面体验造成的流失。我们想要在治疗的早期就促进积极情绪的扩展和建立，以增加我们的客户和我们自己与他人交往的愿望，并改变我们对关系的看法。我们也探讨消极情绪和冲突的益处。最后，我们利用积极情绪的化解效应——如爱、共情、感恩、好奇心和幽默的能力来帮助应对关系中的困难，以及从压力与负面事件中恢复，并提供所有与他人有意义连接的益处（Fredrickson，1998；Kok et al.，2013）。

关系中的优势

像大多数治疗师一样，艺术治疗师自然倾向于通过支持性地探索痛苦，迫使我们的客户寻求治疗，来促进治疗关系中的信任的建立。尽管这很重要，但令人信服的临床研究已经发现，与常规治疗、以问题为中心的治疗方式相比，即治疗师在治疗前花 5 分钟关注客户的优势、治疗连接和治疗结果，可以使症状减少和目标达成，从而使情况得到改善（Fluckiger & Grosse Holtforth，2008）。

简言之，为了成长和获得强大的治疗联盟的益处，我们希望更多地关注关系中的优势而非问题。

然而，这可能是具有挑战性的，因为它不仅颠覆了医疗模式，而且常常颠覆了我们的客户对治疗的期望。它还需要一些技巧，在承认痛苦和困难的同时，巧妙地将注意力转移到客户的优势和他们的生存因素上。为此，我们不能忽视"问题"；然而，正如我们在优势那一章（第八章）中所探讨的，我们也开始探讨迄今为止帮助了他们的内部人际资源（Betts，2011）。事实上，人际关系本身就是一种优势。他们源自Park和Peterson（2010）所说的"内心"的优势——感恩、友爱、善良、团队合作、宽恕等等。

优势定位

在乔雅工作的治疗中心，她经常使用优势定位来帮助团队建立联系。在提供了一份优势清单之后，她会分发索引卡，在这些索引卡上，团队成员可以识别出他们拥有的优势、他们欣赏别人的优势以及坐在他们左边的人的优势。即使和相对陌生的人在一起，人们也能很快"了解"彼此的优势。他们通常能够指出一些他们欣赏的人的某些品质——周到、及时、有趣、时尚。

当他们与同伴分享这种优势时，他们的情绪和能力会发生显著的变化。接下来，乔雅询问接受者他们的邻居是否说对了。当他们证实对方所说的话时，笑声往往会随之而来。分享这些优势可以增加爱、支持和普遍性意识，这对建立群体凝聚力至关重要。

当我们给艺术治疗专业的研究生教授积极艺术疗法时，我们也

利用优势来探索关系。一开始，当我们讲到优势时，我们使用了
Chris Peterson开发的作业，学生们在作业中进行优势的行为价值
观问卷调查，并观察他们"在行动中"的标志性优势。他们还被要求
用一周的时间，用一种新的、不同的方式记录他们对使用自己的任
何优势的反思。

当我们读到他们的观察报告时，我们被他们学习的深度和他们
对自我认知的影响所打动。然而，我们注意到，因为我们是教授，
我们是唯一能读懂他们经历的所有"啊哈"时刻的人。此外，我们
还观察到，虽然作业帮助他们更多地了解自己的优势，但并没有激
发他们更多地观察别人的优势。

我们通过使用在线电子平台让学生阅读和回复他们的同学的论
文来解决这个问题。使用"感激询问"问卷，一种系统地聚焦于工
作绩效的问卷 (Cooperrider & Srivastva, 1978)，我们要求他们
写一封公开信给作者，指出他们在阅读时发现的有价值的东西和突
出的优势。令人惊讶的是，学生们做得比要求的还多——他们热情
地阅读并回复了许多论文，有时是全部！他们报告说，这样做让他
们对彼此的优势有了更深刻的了解，让他们觉得彼此之间的联系更
加紧密了。他们还发现，这让他们更加意识到生活中其他人的优
势，无论是朋友还是陌生人。

我所在社区的优势

当关系的作用在积极心理学中变得更加重要时，Seligman改变
了他的幸福模型，将R（关系）纳入PERMA模型，我们意识到我们需

要更多地关注社会联系。为了进一步发展学生的优势定位技能，我们决定让他们用庆祝"我所在社区的优势"来取代识别自我优势的单一任务。这包括为他们注意到的一种优势制作符号：1）一个朋友或家庭成员；2）一个艺术治疗的同事、老师和督导；3）一个艺术治疗的客户。他们在生活中观察到来自不同领域的人具有的优势，这进一步丰富了他们的优势定位技能。

感激询问

正如我们之前提到的，我们可以在艺术治疗临床监督中使用优势定位和感激询问来建立关系（Fialkov & Haddad, 2012）。例如，我们不会把大部分精力放在学生在临床发展中遇到的问题上，或是他们觉得有挑战性的客户身上，而是放在他们成功地驾驭工作的方法上。我们可能会问："你什么时候觉得自己的艺术疗法达到了最佳状态？你什么时候感觉与客户的联系最紧密？在那些时刻发生了什么？"反过来，我们可能会问自己："如果我能为学生提供帮助，那会是什么样子？交换督导，情况会怎么样？"

乔雅和她以前的学生Rachel Schreiben 使用诗歌探究（将写诗作为一个研究过程）来发现是什么在他们的督导关系中起作用（Schreibman & Chilton, 2012）。通过探索"特殊的"时刻，当他们互相激励时，他们了解了艺术治疗专业中他们所重视的一些方面。使用这种方法帮助他们欣赏艺术治疗关系的主体间性，并看到积极关注在塑造行为、探索专业边界、发现积极情绪和学习之间的连接的重要性。

可视化分析和优势

正如我们前面所讨论的，在与客户打交道时，运用艺术治疗的干预手段来加强对艺术要素的有意识观察——通过后者可能包含的隐喻性信息——通常会自然而然地识别出优势。我们也可以有目的地关注优势。例如，在个人工作中，如果客户正在努力或试图改善关系，他们的艺术作品往往显示他们以前没有意识到的关系的优势。再者，虽然我们可以在这个过程中引导他们，但通常图像会自然地为他们突出那些关系。

我们也可以在两人、小组和团队中这样做——让他们描述他们在彼此和关系中感知到的优势。我们可以列出一个人的优势清单，并确定一个人的某些优势是如何挫败或补充其他人的优势的，或过度或不充分地利用这些优势是如何影响关系的。我们可以探索如何最大限度地利用它们来造福个人与人际间的关系，或探索如何运用我们各自的优势来帮助我们完成任务，否则，我们个人会觉得这些任务令人生畏或令人筋疲力尽。

人性的优势

记住，帮助他人不仅有助于建立人际关系，还能提高个人的幸福感。有无数的方式可以利用艺术来促进亲社会行为，从简单的指令开始，比如"感谢"卡片和为他人制作礼物。这些可以把我们从自我中抽离出来并改变那些控制焦虑、抑郁和痛苦的反刍思维。例如，在丽贝卡工作的一个精神病科，客户为医院其他地方的病人制作圣诞贺卡。尽管让他们住院治疗常常是创伤性的行为（如自杀企图、药物过量、精神崩溃），他们却热情地参与这个项目，希望鼓励那些他们认为境况比自己还糟糕的人。

探索价值观和信仰

正如我们在第八章中所讨论的，发现自己和他人的优势往往会揭示出潜在的价值观和信仰。关注自己的优势自然会反映出对我们来说什么是最重要的。然后，当别人知道我们看重什么，我们同样了解他们时，就促进了理解、共情和连接（Gottman，1999）。我们可以看到是什么在激励他们，以及他们想要达到的目标，即使我们不同意他们的观点或我们不赞同他们的行为，如果我们理解了他们的动机，我们就能更好地承认甚至可以接受差异。

因为艺术作品如此生动地阐述了我们的参考框架，而观看他人的艺术作品也让我们看到了他们本身，这给了我们独特的途径来表达非常个性化的价值观和信仰。我们可以通过干预来直接挖掘这些信息，比如通过一个价值观清单，并给出指令，从中挑选5~10个与之产生共鸣的价值观——首先是个体的，然后是夫妻/家庭/团队的——然后为这些价值观制作符号。我们可能也会使用一些指令，比如"你生活中什么是重要的"，这些指令更关注当前或者可以预见的更好的生活，来想象我们的关系在未来会是什么样子。

我们也可以使用任何艺术指令，探索身份、世界观、激情、梦想，以及赋予我们生活的意义与目标的主题，一些我们将在下一章深入探讨。与他人一起这样做有助于识别价值观和期望的差异，以及共同的意义、希望和抱负。建立这一基线使我们在我们不认同的领域有妥协的余地。它可以帮助我们识别出我们所看到的深层需求，有时被称为交易破坏者，而不是我们在关系中想要但不一定拥有的偏好。它还可以减轻冲突产生的破坏性影响。

Gottman（1999）提出，伴侣可以通过识别他们的爱情地图来增进对彼此的了解，即哪些东西是他们的另一半所重视的，比如他们的梦想、烦恼、爱好、朋友、喜欢的食物等。正是"爱情地图"的表达激发了艺术反应！沿着这些路线，伴侣可以通过将他们的爱情地图合并成一个单一的图像或一个三维的雕塑来探索他们的艺术作品如何呈现他们的集体优势与价值观。

Gottman（1999）也描述了他所谓的健全的关系之家。在这个概念结构中，爱情地图是基础。上面的各层有分享喜爱与赞美，靠近我们的伴侣而不是远离，保持积极的观点，处理冲突，让生活梦想成真。最高层是创造共同的意义。最后，家庭的支柱是信任和承诺。你可以想象，把房子比喻成我们的关系也很适合用视觉表征。虽然Gottman的工作对象主要是夫妻，但这些结构也适用于其他的人际关系——朋友、家庭、工作团队、社区团体等等。

关注好的方面

我们上面列出的所有促进积极关系的干预措施都是将积极情绪和艺术疗法结合起来用于热身和强化关系，利用积极事件，促进爱和感恩，在消极情绪中寻找益处，练习正念，发现优势，探索价值观与信仰——这些都有机地融入了最后一种策略：关注好的方面。我们将在第十一章关于意义创造与感知的章节中更详细地探讨这一点。而现在，只要说扩展和改变我们对关系的感知就自然会突出其中的积极因素。通过积极的干预措施和艺术疗法，我们可以有意识地对抗消极偏见，积极地注意我们所有关系中好的方面。

我们的友情

在我们继续之前，我们认为应该先处理我们自己的关系。虽然有时我们会为一些事情争吵，但我们已经是超过25年的朋友了。当我们开办幸福创意工作坊时，有人警告我们，这可能是我们友谊的终结。在合作的早期，我们确实经常为如何经营企业而争论——丽贝卡更节俭、更谨慎，乔雅更有远见、更乐观。在那些时候，我们试图退后一步，使用我们在工作中推广的工具。

每当我们闹别扭的时候，我们就停下来列出"三件好事"。当争论变得激烈的时候，我们试图找出驱动另一个人的优势和价值观（无论当时看起来多么沮丧），或者弄清什么是她想要达成的。当我们陷入了似乎不可化解的僵局时，我们试图记住我们的共同使命及我们的个人需求、我们的偏好、我们喜欢什么，以及我们如何利用我们的优势来相互补充而不是相互冲突。

因为我们有如此不同的展示风格，在我们合作的最初几年，我们偶尔会争抢风头，或感觉被对方伤害了。然而，当我们学会了如何利用和补充而不是削弱彼此的优势时，我们作为一个团队变得更加团结，我们开始喜欢一起经营工作坊，而不是独自经营。因此，即使我们"单飞"能赚更多的钱，我们现在也会合作。因为我们一起做的工作对我们来说更有趣，从长远来看，它更可持续。

我们收到的反馈也发生了改变。虽然在早期，我们的观众更喜欢选择我们中的一个，但现在几乎只听说我们工作坊的一大亮点就是有机会与如此不同但互补的搭档一起工作。有时我们谈到，我们的工作坊和课程之所以如此受欢迎，是因为我们邀请参与者加入我们的朋友圈，扩大了我们的圈子，并给予他们与我们一样的尊重和温暖。他们感受到了我们之间的爱与正能量——事实上，我们为有机会在一起工作而感到高兴——这使房间里的氛围变得更好。最后，我们不仅在一起工作，我们不仅爱对方，而且更加喜欢彼此！

问题讨论

1. 你生活中最重要的人际关系是什么？

2. 在那些关系中你看到了哪些优势和价值观？

3. 冲突在那些关系中起到了什么作用？

4. 你对治疗中的爱、幽默和笑声有何看法？

第十章 意义和目标

当我们做"通往幸福之路"问卷调查时，我们都在意义维度上得了高分，这并不令人惊讶。作为治疗师，我们都很清楚自己在这个世界上做什么。对我们来说，这很简单，我们想用艺术来帮助人们过上高质量的生活，我们想要给予和接受爱。也许是陈词滥调，但在我们的内心，这就是我们。当我们继续优势的行为价值观问卷调查时，我们发现，在五大优势中，我们对美丽、卓越、爱与被爱的能力有很高的评价，这似乎也很合适。赋予我们生活意义和目标的东西似乎与我们的优势和激励我们的东西从根本上是紧密相连的。

在这样的背景下，我们按照前面关于优势和关系的章节来研究意义，因为在我们的工作中，讨论这些领域往往会有机会转化为讨论什么是最重要的，什么对我们来说最重要。我们的优势和人际关系与我们所重视和认为的世界上固有的善与正义是密不可分的（Peterson, 2006; Peterson & Seligman, 2004）。例如，在同理心和同情上得分高的人，通常很看重善良。他们可能也重视社会正义，因为这涉及为他人争取权利。一个热爱学习的人通常重视对知识的探索和发现事物是如何运作的。换句话说，人们通常认为他们的优势是生活的根本，而没有意识到这些特征可能是他们独有的。

Peterson（2006）进一步指出，尽管识别优势很重要，但我们如何引导将优势用于我们的生活也同样重要。Seligman，Parks，Steen（2004）认为，意义来自利用我们的优势为比我们自身更强的事情服务。这包括把我们的精力放在追求那些满足我们对目标的渴望，并通过家庭、工作、社区、宗教、灵性或对知识的追求与他人建立有意义的联系上。生活的意义将重点从某个特定的个体感觉良好的事情转移到他们和其他人认为重要的事情上（Steger，Sheline，Merriman，& Kashdan，2013）。

意义是大多数通往幸福之路的核心。这对 Seligman（2002/2011）的"通往幸福的三条道路"（Three paths to Happiness）和现在的 PERMA 模型至关重要。它也是 Ryff 的心理健康模型和 Keyes 的繁荣模型的基础（Keyes，2003；Ryff & Keyes，1995）。它是通往幸福之路的基础，该方法认为幸福来自发现、培养和按照自己的美德生活（Peterson，2006）。我们也可以说它是主观幸福感的一个重要组成部分（Diener，1994），它将享乐幸福感构建在一个更广阔的背景下，即一个人对其生活的重要领域的感知满意度。

意义和目标塑造了我们的身份与归属感（Seligman，2011）。当我们体验到意义的存在时，我们就会明白我们是谁，看到我们在世界上的位置，我们就有了一个总体的使命感。对于"我为什么在这里？"这个问题，我们就有了答案。

定义意义

然而，在我们进一步深入研究意义这一博大精深的领域之前，我们发现从意义和目标、意义和感知这两个角度来理解意义更为容易。我们认为意义和目标是我们对生命意义及其所服务的目标的首要信念。我们认为意义和感知是感知与评价我们所经历的过程，是信念和注意力在形成我们对"现实"的印象中所起的作用。这两种形式的意义交织在一起形成了编织我们生活的叙事：关于我们的过去发生了什么，当前正在发生什么，我们预见我们的未来会发生什么，我们为什么在这里，以及这一切如何融入我们周围世界的更大蓝图。

很难区分这两个不同方面的意义带来的影响和益处。当我们考虑关于生命的意义和我们在这个世界上的目标的基本思想都影响着我们的信仰、感知、注意，以及如何从我们的经历中获得意义时，这无疑是有意义的。然而，我们发现两种构念都有可以区分的元素，对我们来说，这些元素似乎是从我们的临床工作中有序出现的。我们将尽可能清晰地呈现这两个方面的意义，并将它们与艺术治疗领域联系起来。我们从意义和目标开始。

意义和目标

意义给我们提供了一种感觉：即我们的生命是重要的，它们是有意义的，它们不仅是每一分钟、一小时、一天乃至一年的总和（Baumeister & Vohs, 2010; Park, 2010）。Baumeister 和 Vohs（2010）认为意义是人类的一种需求，是我们在其他方面混乱与不断变化的世界中维持稳定与找回秩序的路径之一。在某种程度上，我们可以说意义是我们为之奋斗的东西——我们都尝试使事情变得有意义并找到我们在世界上的位置。

Victor Frankl 在他的书《人类对意义的探索》（*Man's Search for Meaning*）中为心理学地图赋予了意义。Frankl（1985）讲述了他被关在集中营的三年，一个编号119104的犯人，在这期间，他被折磨，被迫成为奴隶劳工，并从他妻子和家人那里被带走，他的妻子和家人大多数都被杀害了。尽管他被置于堕落的深渊，但他也在自己和他人身上见证了人类精神的力量，这种力量能够维持自身，甚至在可怕的环境中找到意义。Frankl 认为，对意义的探索是人类经验中的一种主要力量——它既来自逆境，又帮助我们对抗逆境。

意义似乎有不同的组成部分。一种是生命本身在我们个人存在之外有意义（Baumeiser，1991）。意义还包括这样一种感觉，即我们的生活有一定程度的可预测性、可靠性和规律性——我们可以依赖的"现实"有一种秩序和结构："当生命的意义超越了琐碎或短暂，有了目标，或有了超越混沌的连贯性时，生命就会变得有意义"（King, Hicks, Krull, & Del Gaiso, 2006, p.180）。

积极心理学家Paul Wong（2011）致力于研究意义在幸福感中的作用。他概述了幸福的四个基本要素——目的、理解、负责任的行动和纯粹的享受。目的与人生目标和核心价值观有关。理解是指理解我们周围的世界，理解我们自己与他人的需要。负责任的行动是指我们在自己的需要和利益与他人的需要和利益之间取得平衡的过程。纯粹的享受来自从我们的经历和生活中获得的快乐。

Wong（2011）确定了七个意义的来源：幸福、成就、亲密、人际关系、自我超越、自我接纳和公平。相关的路径已经确定：积极的经验和生活是愉快和有价值的感觉；从生活事件中建立模式与联系;深度参与创意活动;迎接挑战并实现目标,属于并服务于更伟大的善 (Baumeister & Vohs, 2010; Csíkszentmihályi, 1997; Deci & Ryan, 1985; Park, 2011; Seligman, 2011)。

价值观

价值观是意义的核心组成部分 (Wong, 2011)。它们是我们在这个世界上判断对错的基础。通常我们的价值观隐含在我们对事物应该如何发展的想法中,以至于我们没有意识到它们。价值观被定义为不可避免地与我们的个人与文化身份相关的持久信念。它们作为标准,指导我们如何选择和评估我们遇到的人与机构,以及他们和我们参与的行动 (Schwartz, 2012)。

价值观可以被看作名词——某物所拥有的价值或意义,或被作为动词——用来欣赏或赞美某物 (Peterson, 2006)。价值观不仅普遍存在于所有的文化中,它还定义了文化。文化或社会群体以独特的方式表达他们的共同价值观,通过一些口头或非口头的准则来规范人们之间或与其他群体之间的行为方式。这些规范对越轨行为进行了制裁,并帮助建立了一种使生活可预测和连贯的秩序 (Peterson, 2006)。

价值观通常是有层次的,并且是相互关联的。当我们把价值观应用到特定的情境中时,某些价值观就会优胜于其他价值观。价值观也是表达性的——它们与自我认同、社会认同、群体认同紧密相连。人们倾向于被拥有相似价值观的人所吸引 (Peterson, 2005)。例如,也许你也相信艺术是一种治疗方式,认为为社区服务很重要，认为人们应该终身学习，所以你很自然地被这本书吸引了，这令人惊讶吧！——也反映了这些价值观。

价值观不仅塑造我们的愿望，还影响我们如何组织和指导我们的努力 (Lundgren, Luoma, Dahl, Strosahl, & Melin, 2012)。价值驱动的目标更具有内在性和自我和谐性。我们将在关于成就的章节（第十二章）中探讨。价值观构成了人生目标的基础，我们现在就来研究一下。

目标

虽然意义和目标经常被同义使用，但目标可以被区分为"一个稳定的、普遍的意图，以完成一些既对自我有意义的事情，又对超越自我的世界有意义的事情"(Damon, Menon, & Cotton Bronk, 2003, p.121)。目标与意义的部分联系更紧密，这部分涉及我们对自身存在的信念，以及我们在这个世界上要实现的目标。McKnight 和 Kashdan (2009) 将目标定义为作为中心的、自我组织的生活目标。

实现我们的目标需要引导我们的行为去完成这个使命——用人本主义的术语来说就是自我实现和发挥我们的全部潜能 (Maslow, 1971; Rogers, 1963; Steger et al., 2013)。Deci 和 Ryan (1985, 2000) 在他们的自我决定理论 (Self-Determination Theory, SDT) 中探讨了这一点。他们认为，要实现这一目标，必须满足三个基本的心理需求：能力和掌握能力的需求；联系的需求，与他人建立有意义的联系；以及自我的需求，能够追求内在激励和符合"真实自我"的目标。这些需求出现在所有的文化中，无论是个人主义的还

是集体主义的 (Sheldon & Elliott, 1999)。

激情

激情与目标和使命密切相关。激情是自定义活动,我们认为它很重要,我们喜欢它,我们投入时间和精力在其中 (Vallerand, 2008)。有些可能是相对肤浅的,有些可能是我们身份的核心。尽管大多数人会将他们的目标定义为一种激情,但他们并不一定会将所有的激情都定义为目标的一部分。例如,一位艺术治疗师可能认为她的目标是帮助人们从创造性过程中获得治疗的益处。另外,她可能对萨尔萨舞和节奏布鲁斯音乐有激情,但不相信这些是她生活目标的核心。

使命和愿景

使命和愿景是在商务活动与组织发展中出现较多的概念 (Lipton, 1996),然而,它们也有探索生活意义的有效应用。使命回答了"我为什么存在?"或者,在喝咖啡之前,"为什么要起床?"使命通常是用全球性的、简单的、清晰的陈述来表达的,这些陈述反映了我们最基本的核心价值观和目标。例如,正如我们之前所说的,我们的使命是用艺术来帮助人们去爱与被爱。

愿景反映了我们希望实现的目标所带来的灵感和希望的影响。它是一种持久的承诺,并描绘了一幅生动的画面,它既立足于未来,又专注于当下,就像现在正在实现一样。例如,我们的愿景是看到人们通过艺术作品和创造过程而感觉更好,感觉更有活力和参与感，以不同的方式看待自己和他人，并在他们的生活中有更多的意义。使命和愿景提供内容，从中提炼出具体的目标和目的。使命和愿景是什么和为什么；目标和目的是如何实现及何时实现的。

> "当我们有一个清晰的愿景时，我们会感到与世界的联系更紧密，更有活力。我们的思想和行动、我们的内部世界和外部世界之间的差距消失了，我们更充分地占据了'自我'。我们的愿景来自我们每天的选择，就像一盏灯的火焰以煤油为燃料"（Butler，2010，p.567）。这是另一个需要艺术回应的隐喻！

身份

目标和意义与我们的身份密不可分，我们相信我们是自己的核心。身份来自对各自身份选择的实验，并找到那些最符合我们的价值观（Marcia，1993）。换句话说，我们可能会问"我是谁？"甚至，更能说明"我不是谁？"当我们尝试做什么或不做什么，并致力于与我们不断增长的自我意识相一致的选择时，身份就会具体化（Crocetti, Avanzi, Hawk, Fraccaroli, & Meeus, 2013）。

努力找到意义和目标的益处与挑战

生活的意义和目标与幸福感密切相关——生活满意度、健康、积极情绪、高乐观性、高自尊、更少心理问题、更低的死亡率（Park，2011；Steger & Kashdan，2006）。此外，意义感和目标感似乎能帮助人们更快地从逆境中恢复，缓冲绝望的感觉（Graham，

Lobel, Glass, & Lokshina, 2008；Lightsey, 2006)。

对有强烈使命感的人来说，探索意义似乎会让他们更快乐 (King et al., 2006)。然而，对那些在意义存在上得分较低的人来说，寻找意义存在实际上与幸福感呈负相关——它似乎会增加抑郁和焦虑 (Steger et al., 2013)。这表明，我们需要根据我们的工作对象，谨慎地对待意义和目标。

另外，如果我们对意义采取存在主义的态度，我们可能会欢迎和鼓励忧虑——焦虑和恐惧——当我们关注意义和目标的核心问题时可能会出现。例如，William James (1929) 认为，遭受和克服意义危机的人比那些从未深入研究他们在这个世界上存在的更大问题的人，对生活表现出更强烈、更多的热情。Frankl (1985) 认为，正是通过与存在虚无的相遇，我们找到了真正的意义与超越。

生命有意义吗？

存在主义是人本主义哲学和心理学的一个分支，它认为人类的存在是亿万年前大爆炸的一个偶然的副产品，生命本身没有实际的、客观的意义。然而，由于这种意义的缺乏——这种存在的真空——每个人都有自由与责任来创造和定义自己独特的生命意义 (Frankl, 1985)。Heintzelman 和 King 反驳了生命本身没有意义的观点。事实上，他们认为生命实际上"充满了意义" (2014, p. 563)。

King (2012) 声称，因为人们报告他们通过社会联系、积极的体验、寻找一些秩序感与理由来体验意义——所有这些在大多数人的生活中都很常见——所以人类的体验实际上是天生充满意义的。

她还认为，意义是比我们的想象更加平凡和无处不在的。她指出了一个事实，那就是大多数人说他们通过朋友和家人找到了意义，而不是通过更崇高的目标、意义和一致性的概念。

Heintzelman和King（2014）指出，由于我们的世界充满了整个自然界可预测和可靠的模式，我们有机会体验到一种连贯性和秩序感——例如，白天黑夜一天接着一天，冬去春来，我们站在地上，天空在上面，等等。King（2012）指出，与其强调意义是我们正在寻找、缺失或需要创造的东西，不如将意义视为我们发现或待发现的东西。

灵性与超个人心理学

然而，意义也有神秘和深不可测的一面。它激发了人们对联系和变革的强烈渴望。灵性和宗教源于一种无法言喻的感觉，即人类存在的卑微表象之外还有更伟大的东西。正如William James所说，"有一种信仰存在于无形的秩序之中，我们的至善在于将自我和谐地调整到这种秩序之中"（1929，p.59）。

超个人心理学产生于将这些精神层面纳入人类动机、人类发展理论、心智运作理论和心理治疗的实际应用的愿望。James（1929）可能是最早将宗教和灵性广泛地应用于心理学领域的心理学家之一，他在《宗教经验的多样性》（*The Varieties of Religious Experience*）中写到了这方面的内容（Ryan，2008）。荣格（Jung，1966/2014）在他的关于集体潜意识的理论和他对宇宙神话与符号的兴趣中也探索了这 领域。

与弗洛伊德同时代的 Assagioli（1959）的思想也被认为是影响超个人主义运动的重要思想。在与弗洛伊德的通信中，Assagioli提出，精神分析应该超越自我发展和对痛苦的补救，包括个人与心理的逐步整合，他称之为心理整合的过程。Assagioli主张使用引导意象、艺术作品、身体工作和冥想的模式来激发创造力，并将我们与我们共同的人性联系起来。

> 弗洛伊德说:"我只对人类的地下室感兴趣。"心理整合对整栋楼都感兴趣。我们试图建造一部电梯，让人们可以到达他人格的每一个层面。然而，一栋楼的地下室是很有限的。我们想要开放露台，在那里你可以享受日光浴或看星星（Roberto Assagioli, in Keen, 1974, p.99）。

Maslow（1971）是第一个主动将超个人心理学定义为"心理学中的第四股力量"的人，与精神分析、行为主义和人本主义形成鲜明对比。超个人心理学是一种将精神智慧导入心理学的尝试。这种精神智慧可以在全世界的文化中找到，如基督教神秘主义、佛教、卡巴拉、美洲土著传统、天主教、萨满教、瑜伽、冥想、意识状态和宗教仪式。超个人的方法着眼于个体的个人关注，但将他们置于更广阔的精神成长和普遍联系的框架中。个人发展和人类经历的考验与磨难是通往灵性和超越宇宙的途径。

灵性与世界观

无论是寻找精神信仰还是缺乏精神信仰，探索支撑一个人生活的世界观都是很重要的。世界观是人们对生命的本质及其在世界上的地位所持有的基本范式（Koltki-Rivera，2004）。尽管它们与信念和价值观相似，但它们更具全球性，构成了我们所相信的，以及我们如何感知和处理"现实"的基础，我们将在下一章进一步探讨这个主题。

世界观是哲学、灵性和宗教的基础。Koltki-Rivera（2004）对世界观进行了广泛的概括，涵盖了我们作为人类所思考的几乎所有事物。这些包括对人性和我们改变的能力的假设、我们与自然世界的关系、我们与他人的关系、大脑如何运作、是什么激励和指导行为、善与恶、我们的精神信仰等等。

艺术疗法与意义和目标

在世界各地的文化中，艺术是表达我们最深层次的价值观和寻找生命意义的途径。Lawrence写道："艺术是了解所有文化和传统固有特性的一种方式。艺术使我们所有的感官都参与其中，并以某种方式与我们对话，让我们接触到无法用语言表达的知识。"（2008，p.123）后现代哲学家Gadamer认为艺术创作提供了"一种产生秩序的精神能量"（in Innis，2001，p.31）。此外，Dissanayake（1999）发现，我们天生就会利用艺术创造"特别"的东西来赞美我们所珍视的东西，并发现生命的真谛。

荣格（Jung，1966/2014）认为艺术是一种进入和揭示所有意识层的方式，从个体自我开始，逐步引导到集体潜意识的普遍领域。艺术治疗师Bell写道："艺术创作深深浸透着人类经验中超然

的、非物质化的特征，并开辟了一个心灵内部的空间，在那里灵性可以被承认、探索和理解。"（2011，p. 215）

不出所料，在艺术治疗中，意义和目标出现了——如果不是立即呈现，那么在这个过程中的某个时候——因为艺术自然地传达了我们生活中相关和有意义的东西。Allen（2012）和 McNiff（1992）曾写过关于艺术如何帮助我们揭示和发现关于我们自己与我们在世界上的位置的灵魂真理、直觉和具体知识。许多其他的艺术治疗师已经探索了意义、目标和灵性在他们的作品中出现的方式（Crooks，2013；Farrelly-Hansen，2001；Feen-Callgan，1995；Franklin，Farelly-Hansen，Marek，Swan-Foster，& Wallingford，2000；Hiscox & Calisch，1998）。

20世纪70年代中期，Roberta Shoemaker-Beal 在对艺术疗法的整体研究中，将艺术作为一种动式冥想的形式——把曼荼罗分为四个象限来探索身体、心灵、情感和精神（Franklin et al.，2000）。Shoemaker-Beal 坚称因为表达性艺术允许信仰与世界观的深刻感知和转变，它能帮助我们发现并保持与我们的实体相连接，是一个荣格用于描述我们存在的核心术语（2016，个人交流）。

Pat Allen 在其影响深远的著作《艺术是一种认知方式》（*Art is a Way of Knowing*）中写道，专注于艺术创作的实践，给了她一条穿越存在主义绝望的道路，从而找到生命的意义："我的存在是边缘的，没有吸引力，因为我的感觉，作为一种空虚感的必要感觉，消失了。艺术创作是我将灵魂带回生活的一种方式。"（Allen，1995）Allen 还暗示了艺术的超自然本质——它有能力"打破界限，揭示我们彼此之间的联系和我们独一无二的尊严"。

Moon 在《存在主义艺术治疗》(*Existential Art Therapy*) 中写道,艺术治疗师与他们的客户一起创造艺术,"这与意义、孤独、自由和死亡等核心问题的创造性斗争紧密相连"(2016,p. 210)。McNiff 在《作为医学的艺术》(*Art as Medicine*) 一书中描述了他如何通过"艺术在个人、社会和精神领域的再生和救赎来帮助客户培养目标感和意义感"(1992,p. 18)。

Ellen Horovitz (2002) 在她的《精神艺术疗法》(*Spiritual Art Therapy*) 一书中,对信仰艺术疗法进行了评估,客户据此创作关于"上帝对你意味着什么"或"什么赋予你力量与意义?"的艺术作品。她还探究了上帝的对立面 (Horovitz, 2014)。《灵性与艺术疗法》(*Spirituality and Art Therapy*, 2001) 由 Mimi Farelly-Hansen 编辑,包括一系列艺术治疗师对五大精神传统的观点,包括基督教、佛教、犹太教、瑜伽和凯尔特人,以及女权主义、萨满教和原型心理学等主题的艺术疗法领域的意见。在书中,Farelly-Hansen (2001) 描述了艺术在满足她的"精神饥饿"中所扮演的角色。她还让客户通过艺术探索他们对祈祷和信仰的感受。

艺术疗法和意义的研究也产生了一些有趣的结果。例如,Darewych (2013, 2014) 使用"桥梁绘画测验"(Hays & Lyons, 1981) 对被收容的孤儿和大学生进行了研究,并修改了一条促进更多意义和目标的探索路径。她发现在"意义存在"上得分较高的参与者比得分较低的参与者画出了更多的"生命意义来源"路径(如人际关系、职业或精神)(Darewych, 2014)。

Czamanski-Cohen (2012) 在对危重病人的研究中发现，艺术创作帮助他们重新连接到他们因疾病而失去的部分。Collie, Bottorff, Long也发现了类似的结果。艺术为他们提供了一个安全的地方去探索他们所经历的存在性恐惧，并在面对"癌症带来的自我毁灭"的存在性恐惧时重新获得积极的认同感（2006，p. 765）。它有助于激活那些处于休眠状态的部分，并"重新组合"那些他们感觉已经"破碎"的部分（p. 765）。它还将他们与"存在于'以太'中的巨大创造力联系起来"（p. 768）。

Puig, Lee, Goodwin和Sherrard (2006) 认为，创造性艺术疗法不仅能够增强幸福感，还能帮助癌症患者重新认识他们的疾病，并将其视为转变和成长的机会。Reynolds 和 Prior (2003) 在研究艺术创作对患有慢性疾病的女性的影响时，发现出现了几个一致的主题，例如，重新审视优先事项、填补职业空白、增加未来的方向感和控制感，以及与癌症所不能定义的积极自我形象相联系。Wood, Molassiotis 和 Payne (2011) 观察到，艺术治疗为患者提供了重新积极检校他们身份的机会。

在艺术治疗中有意义和目标的工作

我们发现，我们的客户——无论是"工作得很好的人"，还是在心理、情感或生理上有重大挑战的人——在思考"我为什么在这里?"这个问题时，往往会不知所措。找到方法帮助他们挖掘生命意义是至关重要的。然而，因为这可能会引发焦虑和空虚感，这是我们工作中最微妙的方面之一。

乔雅回忆起有一次，她试图在一位客户准备这么做之前与他探讨这个问题。她最近发现了生命意义问卷（Meaning in Life Questionnaire, MIL）(Steger, Frazier, Oishi, & Kaler, 2006)，并决定看看它是否有助于强化住院病人的药物治疗。生命意义问卷通过"我正在寻找让我的生命变得有意义的东西"及"我的生活有明确的目标"等问题的认同程度的评级来评估生命中意义的寻找与存在。

这对乔雅的一个客户来说太过分了，他对所有与意义存在相关的问题都回答"不"，对所有与寻找意义相关的问题都回答"是"，然后就突然离开了团体。我们怀疑，他可能是被这些问题所引发的焦虑压倒了。此后，乔雅一直非常小心地使用这个工具。在这个领域工作时，"循序渐进"可能是明智的。

积极情绪

虽然快乐本身可能与生活的整体意义背道而驰，但有大量证据表明，当人们感觉良好时，他们相信生活更有意义（Lyubomirsky, 2008；Park, 2010；Ryan & Deci, 2001）。一些积极情绪与生活的意义特别相关，如感激、镇静、平静和希望。例如，当我们治疗那些试图自杀的精神科住院病人时，我们经常会问："你希望达到什么目标？"大多数时候，他们回应说他们只是想要一些平和。在这些案例中，自杀似乎是达到这一结果的一种手段——结束他们的痛苦。对于这样的客户，我们要求他们去探索想象中的感觉——放松、平静、幸福——在他们的脑海中想象它，在他们的身体中感受它，并在他们的艺术作品在表现它。这有助于对抗无助和绝望。

你最在意什么

确定客户认为什么是有意义的一个简单的方法就是问:"你最在意什么?"这提供了一个简单且非常人性化的途径来帮助客户确定他们生活中最重要的是什么。换句话说,赋予他们生命意义的也许不是什么崇高的理想,而是那些平凡但又极其重要的事情,它们占据着他们的生活。在这个过程中,我们要求他们加入一些他们日常经历的元素——地方、人物、动物、他们喜欢的活动、他们如何打发时间等等。这有助于通过"在平凡中发现神圣"来揭示他们生活的美满 (Franklin et al., 2000, p.102)。

灵魂的黑夜

"对你来说什么最重要?"的变体是"灵魂的黑夜"。当客户从某种危机、逆境或损失中幸存下来时,不管是外部创伤、心理挑战还是潜在的担忧,这个比喻都很有用。我们问:"当你经历困难的时候,是什么给了你希望?""你是怎么熬过来的?"由此产生的艺术作品既展示了他们的个人优势,也展示了他们生活中最重要和最有意义的东西。它揭示了他们的韧性和希望之源。当别人见证这一点时,肯定和连接的积极感觉就会增强。

优势

正如我们前面所提到的,当我们与客户探讨优势时,很自然地就会涉及价值观的讨论。此外,因为意义通常来自真正地把自己投入我们所发现的优势中 (Peterson & Seligman, 2004),这对于找出我们所擅长的和什么优势使我们觉得充满活力是非常有用的。

引导价值观的优势

我们可以让客户确定哪些优势与他们的核心信念有关，即一个人应该如何做人（"当然，你应该善良！""当然，你应该克制自己"），从优势过渡到价值观。我们可以让他们回忆他们崇拜的人，以及哪些品质使他们有价值（Peterson，2006）。使用"钦佩"这个词可以消除"对"与"错"、"好"与"坏"的两极分化。

识别重要的价值观

正如前面所提到的，因为价值观往往是隐含的，它可以帮助我们确定生活"应该"是什么样的核心假设，以及这些假设是如何支配我们的选择的（Steger et al.，2013）。有趣的方法，比如观察一些老生常谈，看看哪些是最能引起共鸣的，可以揭示关于价值观的隐含假设等。例如，"不浪费，不匮乏"与"及时行乐/把握每一天"的对比。这些很容易地转换成艺术指令，例如，把一张纸分成两部分以对比两个相反的理想。

正如我们在前一章中提到的，我们可以提供价值观清单，并制作与之最具有共鸣的艺术作品。例如，我们让毒品和酒精治疗方面的客户做"价值观壁挂"。图10.1是由客户Jack制作的，他在精心制作的剪纸拼贴画中描绘了平衡、信仰、勤奋和愿景，他对精确和细心的欣赏是显而易见的。图10.2是由Lamont（他在第五章中画了"低调的快乐"）制作的，象征着开放、直觉、敏感和意愿。他在整幅作品中用他最喜欢的蓝颜色，编织了一条柔软的羊毛，这是一种将价值观凝聚在一起的自我象征。

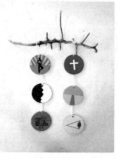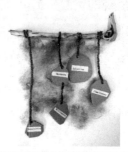

图10.1和图10.2　我们常常用提供一个价值观清单去探索意义和目标（见附录 D），并让客户对他们最感兴趣的价值观进行艺术创作。 Jack，是一名接受毒品和酒精治疗的客户，他用剪纸拼贴画 创造了一个"价值观壁挂"来代表平衡、信仰、勤奋和愿景 （图10.1）。Lamont（图5.1是他画的）用切好的硬纸板和蓝色 未纺的羊毛制作了一个壁挂，以此来象征他对开放、直觉、 敏感和意愿的承诺（图10.2）。

一致的价值观

在治疗中，我们不仅帮助人们确定他们的个人价值观，还要帮助他们决定是否在其中发挥作用。我们也会询问他们是否按照对他们来说真正重要的东西来生活，在他们的社会和职业生活中什么是可以接受的，和/或在他们所处的文化大环境中什么是合适的。在确定了特定的价值观是如何影响他们的决策之后，客户可以看看特定的价值观是如何相互冲突的，以及如何导致决策更加复杂和困难的（Steger et al.，2013）。我们帮助客户确定生活目标的优先次序，并找到应用他们的价值观的方法，这样他们就会少一些矛盾心理，多一些一致性。

上面提到的壁挂指令可以修改为一个"移动价值观"。由统一的结构组合在一起的形状之间的移动可以说明价值观之间相互作用的方式，以及不同的价值观如何可能使我们摆脱困境并使决策过程复杂化。试图平衡可变的元素，使其更加稳定，可以作为一个有用的比喻，并为我们处理不同价值观的尝试提供有趣的见解。

我们还创造了"价值观曼荼罗"，修改了一个被称为"靶心目录"的积极心理学干预方法（Lundgren et al.，2012），看看我们的价值观如何与我们的工作/教育领域、关系、个人成长/健康和休闲及我们试图满足那些愿望时所遇到的障碍保持一致。

在价值观曼荼罗中，我们把自己的象征放在中心。就像一个社会原子，我们把我们的价值观符号放置在接近自我符号的地方，这是基于它对我们核心身份的重要性。一种变化可以是重新创造曼荼罗，将这些符号与它们实际作用的程度联系起来。最后，我们可能会让他们加入实现自己的价值观和动机时遇到的障碍。那些熟悉Joan Kelloggs (1978)《大轮》（*Great Round*）一书的人，甚至可能会确定在靶心/曼荼罗中不同符号的摆放位置，并与客户探讨这些选择的含义。

身份

艺术治疗一直被认为是发展和表达身份认同的有效方式。Spaniol (2003) 认为艺术治疗可以增强自我意识。身份是发现自我与价值观、信仰、假设、世界观、意义和目标相关的各个方面的起点。在过去的几年里，成百上千条关于这一主题的指令在艺术治疗圈中不断演变和传播（Linesch, 1988; Wadeson, 1980/2010）。下面我们列出了许多对这个领域非常熟悉但它们的起源很难确定的例子。

自我象征

简单地让人们想象一种颜色和形状来代表自己，可以作为探索身份的热身。其他艺术治疗任务也有助于解决核心身份问题：自画像、面具、纸娃娃、超级英雄；在艺术创作过程中运用自己的身体，如画出手的轮廓、面具和身体的线条；或者尝试用巧妙的方式写下自己的名字的首字母或名字（比如一个涂鸦标签）。人们也喜欢把自己画成动物、房子、树木、天气模式、桥梁、盾牌或圣坛。

我是谁？我不是谁？

我们的许多客户都在为自己的身份意识而挣扎——以至于当我们要求他们创作关于自己的图像时（自我象征、关于自己优势的艺术作品等），他们会不知所措。我们经常通过提出"我不是谁？"来热身。让他们关注和描述他人，并将他人与自己进行比较和对比，往往能提供具体的例子来说明他们自己是多么独特。将他们的图像与他人的图像进行比较，可以很好地促进这个过程——这可以与团体中其他人的艺术作品形成对比，也可以与工作室墙上挂着的艺术作品形成对比。我们通常会展示一些风格独特的作品，以提供清晰的视觉差异，以便我们的客户可以比较他们自己的图像。

制作一些关于他们欣赏（或不喜欢）的人的品质的艺术作品可以帮助他们了解自己的个性。附加的指令，例如，折叠页面来描述"喜欢和不喜欢"，"我如何看待自己和别人如何看待我"，"私下的

我和公开的我"等，可以帮助人们弄清他们是谁、他们看重什么、
什么对他们有意义。当我们讨论图像时，我们会询问视觉元素是否
反映及如何反映他们的喜好和行为风格。

通过回顾艺术作品确定身份

如果我们有幸与客户长期合作，回顾他们的艺术作品，往往会
发现反复出现的自我象征，这些象征强化了我们的身份，与我们所
坚守的价值观密切相关，并加深了我们对生活意义和目标的认识。
这些提供了可以随时间比较的有形标记（Wadeson，1980/2010）。
反复出现的视觉意象和主题强调了自我的统一感，这对丽贝卡的客
户Grace特别有帮助，她是一名治疗师，自从婚姻破裂后，她一直
在与深深的空虚感和孤独感作斗争。她对自己和她所做的选择充满了
怀疑；她确信自己已经毁掉了获得幸福的机会，现在已经"太晚了"。
她很难看出自己的优势，常常把自己的作品视为平庸或幼稚的。

当我们列出一系列她和我们一起工作期间拍摄的照片时（图
10.3），Grace一开始就排除了任何相似之处或主题，而不是因为它
们看起来"紧凑""简单""混乱"。她被鼓励有意识地注意其他视
觉品质，并将自己的图像与工作室里其他艺术家创作的艺术作品进
行比较。她看了看眼前的绘画、雕塑和素描——其中一些是暗的、
杂乱无章的——她意识到她的漫画是相当明亮和流畅的。她注意到
橙色和洋红色经常出现，这些颜色不仅明亮而且温暖有活力。她也
承认这些图像有一种令人愉快的对称性——让人感觉"广阔"，她
注意到"活力"很明显地出现在许多图画中。

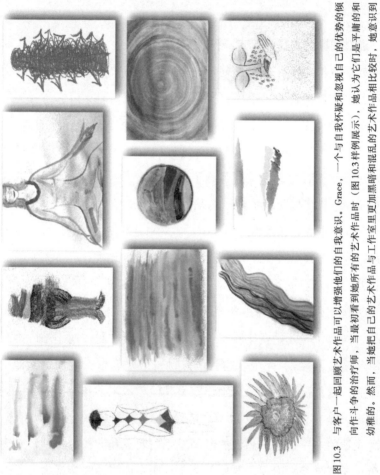

图10.3 与客户一起回顾艺术作品可以增强他们的自我意识。Grace，一个与自我怀疑和忽视自己的优势的倾向作斗争的治疗师，当最初看到她所有的艺术作品时（图10.3样例展示），她认为它们是平庸的和幼稚的。然而，当她把自己的艺术作品与工作室里更加黑暗和混乱的艺术作品相比较时，她意识到她的作品是相当明亮与流畅的。她惊讶于视觉主题的连续性。如：温暖、动感、优势与直接。

在会谈结束时，Grace注意到她的艺术作品的"连续性"——在她的意象中重新出现的风格特质和主题：温暖、活力、流动、运动、能量、力量、灵性和即时性。她惊讶地发现，她是多么喜欢看她的作品的跨度与视觉主题的连续性。她也意识到，尽管离婚给她带来了毁灭性的打击，但她内心的一部分不仅完好无损，而且充满了活力。

世界观和信仰

世界观是哲学、精神和宗教价值观的基础。它们几乎涵盖了我们作为人类所思考的所有事情。我们围绕着它们形成信仰（Koltki-Rivera，2004）。与发现优势和价值观相似，检视世界观也包括探索关于生命的意义和世界应该是什么样子的基本信仰。这些包括善恶、知识的本质、传统、灵性、权威、生命的目的、行星和宇宙、时间，甚至我们对其他世界观的立场的假设。

引出世界观的问题

- 人性：人性本善/人性本恶？
- 我们永远不会改变/我们总是改变？
- 做或不做哪个更好？
- 是什么让你产生共鸣——坚守传统，活在当下还是计划未来？
- 我们应该怎样对待他人？

艺术疗法具有隐喻和象征深度的能力，是这类探索的理想选择。通过讲故事、寓言、神话和各种创造性的努力，我们可以检验我们的信仰及它们是如何影响我们的世界观的。这也有助于阐明在我们生活中起作用的精神范例。例如，在乔雅与药物滥用的客户们工作时，她要求他们在折叠的纸上使用拼贴画，一面显示"你对什么无能为力"，另一面显示"什么能帮助你获得力量"。通常，他们疾病或成瘾的形象——酒瓶或毒品——与代表他们支持系统或更高力量（上帝或其他精神存在）的形象形成对比。杂志上关于落日和星空的图片常常作为神圣和不可理解的代表出现，这就开启了关于深度信仰的对话。

帮助他人

Aristotle认为真正的幸福和满足是通过爱而不是被爱来实现的。积极心理学的科学已经证明了这一点——当人们帮助他人时，他们确实会感到更快乐 (Otake, Shimai, Tanaka-Matsumi, Otsui, & Fredrickson, 2006)。行善可以增强一个人的生命意义感，同时可以促进身心健康和整体幸福感 (Post, 2005; Schwartz, Meisenhelder, Ma, & Reed, 2003)。表现出对他人福祉关心的利他主义具有多重好处："更深、更积极的社会融合，从对个人问题和自我关注的焦虑中分心，与福祉相关的意义和目标的提升，以及更积极的生活方式。积极情绪的存在如善良，取代了有害的消极情绪 (Post, 2005, p.70)。

艺术疗法为利他主义、善良和宽容提供了很多机会。首先，客户通常会自发地把他们在艺术治疗中创作的作品送给对他们重要的人。有意识地为他人制作礼物也能让客户表达感谢并实现目标。这可以包括为团体中的其他人制作礼物，或者为他们想要感谢的人（无论是死者还是生者）制作卡片，或者为其他需要帮助的人提供精神上的支持，比如精神病人为医院中其他楼层的病人制作的圣诞卡片。

艺术治疗师还可以与客户进行巧妙的交流，创造一种归属感，让他们成为比自我更大的事物的一部分（Chilton, Gerity, LaVorgna-Smith, & MacMichael, 2009)。这可以包括艺术交换、圆知更鸟、用艺术践行随机的善举，以及社区项目。这些合作的努力可能表现为棉被、壁画、修改的书籍合刊、经幡、精神玩偶的交换、艺术用品互换等等。

艺术疗法为意义和目标带来了什么？

积极心理学建立在意义和目标的研究与理论基础上，我们现在对有意义和目标的工作的益处与挑战有了更全面的认识。正如幸福的其他方面一样，我们相信艺术疗法在PERMA中的独特贡献。首先，它带来了创造力的美德，这是我们职业的核心价值之一，去探索什么是我们生活中最基本和最重要的。它提供了无数种创新的方式来检验诸如"我是谁？""我在这里做什么？"这可以是富有启发性的、引人入胜的，甚至是有趣的。

对需要建立身份认同干预的人来说（King et al., 2006, Steger et al., 2013)，艺术治疗是一种"强化自我"的方式（Spaniol, 2003, p.274)。它强调优势、价值观、信仰和世界观。对那些在生活中找到使命感的人来说，艺术治疗可以帮助他们完善和强化这种使命感。最后，正如我们将在下一章讨论的，对那些因疾病、丧失、创伤或绝望而失去意义和目标的人来说，艺术治疗可以突出他们的韧性和提供克服困难的方法。

问题讨论

1. 对你来说什么是最重要的？你对这些（人、地方、活动、信仰、精神时间等）的世界观是什么？艺术是如何融入其中的呢？

2. 看一看价值观清单（附录D），挑选那些看起来重要的。你的价值观中有任何与他人有冲突的吗？

3. 你和你的客户有什么共同的价值观吗？

第十一章　意义创造与感知

在我们为癌症患者举办的主题为"庆祝复原力"的研讨会上，我们亲自参与了这一艺术过程，就像我们与客户一起工作时经常做的那样。乔雅刚刚完成她的博士学位，她和家人度过了一个非常愉快的假期，来庆祝这一成绩。她感到放松和鼓舞。她描绘了一个女人沉浸在愉快的遐想中，思考着她现在可以自由从事的项目（图 11.1）。

然而，丽贝卡经历了特别紧张的一年——她的同卵双胞胎姐妹在复杂的肝脏手术后几个月濒临死亡，而现在丽贝卡自己可能也要接受这个手术。然而，她感到更乐观了，因为她姐姐的健康状况终于有所改善，这给了丽贝卡一种希望，而作为一个天生的悲观主义者，她通常不会有这种感觉。丽贝卡画了一个明亮的太阳小曼荼罗在螺旋道路的终端，蓝色代表悲伤，也代表治愈，同时金色代表繁荣与希望（图 11.2）。

在小组交流的最后，我们都简单地分享了我们的图像。当丽贝卡举起她的作品时，几个组员不由自主地注意到"它看起来像一条导火线引爆了！"她和乔雅咯咯地笑了起来，因为就像我们的客户一样，丽贝卡作画时没有任何意图；然而，一旦它被指出，这似乎就是不可避免的。他们的眼睛改变了丽贝卡对它的看法。从那一刻起，她自己也有了不同的看法。

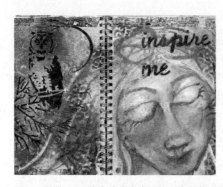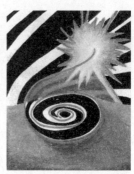

图11.1和图11.2　在与癌症患者讨论"庆祝复原力"的研讨会上，我们这些作者和小组成员一起制作了艺术作品。乔雅的图片（图11.1）既是为了庆祝她获得博士学位，也是为了激发新的想法。丽贝卡的图片（图11.2），一条通向充满希望的、阳光的治愈之路，代表着她对姐姐的健康终于得到改善的宽慰。小组成员评论说，丽贝卡的图片看起来就像"导火线引爆了"。起初，丽贝卡担心这可能意味着她要"爆炸了"，然而，当她观察到视觉元素，如螺旋上升的线条和丰富的颜色等时，她想到了更多积极的意义——它反而可能是庆祝能量的火花！在乔雅的图片中，耐人寻味的角色也暗示了更深层次的意义，通过一些细节，比如让角色相互对话或讲故事，她可以选择去探索。

我们很高兴这次相遇如此美妙地说明，即使是我们这些艺术家和有25年工作经历的艺术治疗师，也无法完全不受意象的影响，去呈现那些我们可能没有意识到的可能性。这就是艺术之美，它常常来源于意识领域。例如，"我要画一条充满希望的螺旋道路，它的终端是一个明亮的太阳"——但随后它就有了自己的生命。

当丽贝卡意识到她的"明亮的太阳"也可能看起来像导火线末

端的爆炸时，她开始思考可能对她有意义的事情。一方面，它可能暗示她"即将爆炸"！考虑到她所承受的压力，这似乎是一个合理的假设。另一方面，虽然它可能没有传达出她最初想要的平静，但它似乎显示出了一种她没有意识到的活力。从这个意义上说，她认为这可能更有希望。也许这是庆祝能量的火花！

通过这种方式，丽贝卡经历了与我们的客户相同的过程，他们怀着一个目的制作一些东西，然后在收到其他人的反馈并真正看到视觉内容后，开始意识到其他可能性。她经历了对艺术作品的假设的重新评估，结果是，她开始考虑那些原本可能逃过她视线的意义。最后，由于观念上的转变，她对图像甚至她的处境都有了不同的看法。

意义和感知

在上一章，我们深入探讨了意义和目标；我们现在将讨论意义的形成过程，即我们根据感知来构建意义的过程，以及这如何影响幸福感。这一章在很多方面都是本书的重点，在这里 PERMA 的所有元素和积极艺术治疗相结合，帮助我们识别和改变我们如何看待和解释我们的生活。

理解"现实"

正如我们似乎有一个基本的需求去感受我们的生命及生活本身是有意义和目标的，我们也需要相信生活是有意义的。为了建立一致性和稳定性，我们参与意义创造——从外部环境和内部经验中吸收、整理和解释信息的过程 (Baumeiser & Vohs, 2010)。我们想知道事情为什么会发生，即使没有明显的原因。如果我们找不到一个合理的答案，我们的大脑会自然地创造一个 (Terr, 2008)。如果没有某种节奏和理由，生活就会变得太混乱和不可预测。

我们大多数人认为，当我们参与意义创造时，我们是在关注和感知一个客观的现实。然而，"现实"总是存在的：通过我们自己独特的、不断变化的感知而主观体验到的 (Lewin, 1943)。我们通过文化背景、世界观、信仰、价值观、情感和生理的透镜"看"世界。这些感知反过来又影响我们的主观感受和心理健康——简而言之，就是我们有多幸福。积极心理学家已经发现，由于感知和意义创造对幸福感至关重要，我们需要找到管理这些进程的路径。然而，在我们考虑如何改变我们的思想和感知之前，先看看那些塑造和影响它们的因素可能是有帮助的。

形成感知的因素

我们从认知影响开始——信仰、世界观、偏见、乐观和悲观的解释方式——然后考虑情绪和身体状态在感知中扮演的角色。我们探讨认知过程、情绪和生理的影响及它们是如何相互影响的。最后，我们检视压力、创伤和丧失如何塑造我们的感知，以及反过来，我们的感知如何塑造我们对生活中已经发生或正在发生的事情的看法。

信仰和世界观

信仰是对世界观和我们自己的基本理解，被认为是真实的。它们甚至在我们能够用语言表达自己之前就已经开始形成了。它们受到社会和文化的影响——我们通过我们的基本关系和所在环境形成我们的思想与成长。世界观是我们对世界和我们在世界上的位置所持有的更广泛的信仰。它们决定了我们感知的是什么和应该是什么，相信什么是好的和坏的，以及我们应该将精力放在生活的哪些方面 (Koltkio-Rivera, 2004)。

Aaron Beck (1967) 是认知行为疗法（CBT）的创始人之一。他认为我们持有的核心信仰决定了我们关注什么及如何处理新信息。这些快捷方式使我们能够自动操作，而不需要投入有意识的资源来分析和分类我们所面临的每一条输入数据。尽管信息是相对矛盾的，但核心信仰往往是相对稳定的，换句话说，我们倾向于注意符合我们图式的事情。那些不符合图式的信息，我们要么忽略它，要么将其作为规则的例外情况一笔勾销。

Beck (1967) 提出不合理的信仰会导致抑郁和焦虑。Albert Ellis (1957) 也提出了类似的观点，即非理性的信仰会导致人们对生活中发生的事情形成消极的解释，从而导致人们作出不正常的反应，从而破坏他们的幸福。

认知偏见

正如我们前面几章提到的，我们有意识或无意识地参与了一系列认知机制，这些机制影响着我们的认知。确定性偏见是指我们倾向于从环境中寻找符合我们信仰和期望的信息 (Nickerson, 1998)。不确定性偏见使我们忽视了那些不相关的证据。消极偏见使我们更容易感知到与真实或潜在的威胁相关的线索,这些线索对我们的生存可能比中性或"积极的"数据更重要。

我们也容易产生乐观偏见——我们对风险免疫的错觉,尽管统计数据表明事实正好相反 (Sharot, Riccardi, Raio, & Phelps, 2007)。此外,我们往往认为,如果好事发生了,我们会比实际上更快乐。相反,我们认为,如果不幸发生了,我们会比现在更不快乐,我们低估了自己在事情出错时的应对能力 (Wilson & Gilbert, 2005)。

乐观与悲观的解释风格

我们也倾向于乐观或悲观的解释风格——即"解释"我们认为发生在我们周围的事情的方式。解释风格的特征是个性化、持久性和普遍性的程度 (Seligman, 2002a):

- 悲观主义者把坏的东西个性化,把好的东西去个性化。当坏事情发生时,是因为他们是谁,而不是环境。乐观主义者把好的东西个性化,把坏的东西去个性化。

- 悲观主义者认为消极事件是永久的、稳定的、持续的;而积极事件是不稳定的、短暂的。乐观主义者认为消极事件是孤立的,一般来说,事情会进展顺利。

- 悲观主义者认为消极事件是普遍的、全球性的、一般化的;而积极事件是特例。乐观主义者认为积极事件发生在他们生活的各个领域,而消极事件只发生在特定的情况下。

Seligman (2002a) 认为,悲观的解释风格对抑郁有显著影响,尤其是当它破坏动机与自我效能感时。相反，乐观的解释风格与积极的情绪、良好的健康、人际关系和更高水平的学术及职业表现相关。

希望理论考察了中介（能动性）和路径在形成我们期望中的作用（Snyder, 2000）。能动性指的是我们对自己影响环境的能力和实现目标的动力的信念。乐观主义者倾向于相信他们可以积极地影响他们所处的环境；而悲观主义者相反。乐观主义者，当他们遇到实现目标的障碍时，更有可能找到其他途径来完成工作。悲观主义者倾向于相信他们无法影响环境，所以他们更有可能停止尝试。

成长型思维与固定型思维也出现在这里（Dweck, 2006）。如果我们有成长型思维，我们更有可能在挫折中坚持下去，因为我们把错误看作学习过程的一部分，是磨炼自己的机会。如果我们有固定型思维，我们更有可能放弃或成为风险回避者，因为我们不能容忍失败的可能性。

生理状态

生理状态不仅包括我们所看到的、感觉到的、听到的、触摸到的、闻到的、尝到的，还包括生理唤起水平、耐力、神经活动、一般营养健康水平等。虽然我们经常认为身体和心灵是两个不同的东西，但越来越明显的是它们是不可分割的。我们的生理状态影响我们的感知，反之亦然。例如，如果我们的体力消耗殆尽，距离/倾斜度就会显得更难以企及（Zadra & Clore, 2011）。这是有道理的——当我们疲惫或生病时，我们知道即使最简单的任务也会显得很繁重。然而，当我们感到神清气爽时，就会出现相反的情况。

如果我们通常是精神饱满、精力充沛的，我们可能会更有韧性，对生活也会有相应的热情。如果我们正在与身体机能障碍、疼痛或糟糕的睡眠模式作斗争，我们的注意力可能会受到更大的限制，因为我们的精力集中在应对和节约资源上，所以，我们可能对其他事情不大适应 (Zadra & Clore, 2011)。

情绪

我们的感觉会影响我们对经验的感知。反过来，我们的感知也会影响我们的感觉。情绪也塑造了我们所关注和注意的事情。用"镁光灯"来比喻注意力——我们的感觉决定了我们在镁光灯下的位置和聚焦程度。恐惧和焦虑使人们对潜在的环境威胁因素的注意力变得狭隘 (Zadra & Clore, 2011)。积极情绪将会扩展，使它能够去感知各种可能性 (Fredrickson, 2011)。

情绪会影响我们如何评价我们所看到的东西——它们会迅速地起到"竖起大拇指"或"放倒大拇指"的作用 (Kashdan & Biswas-Diener, 2014)。例如，当人们害怕时，他们会觉得山比他们平静时更陡峭。如果他们感到悲伤，距离就会变得更远 (Zadra & Clore, 2011)。如果他们感到有希望，那么需要努力的活动似乎很容易实现。

情绪也会受到我们所经历的无意识信念的严重影响。它们不仅随着我们的环境变化而迅速变化，而且随着我们对它们的评价的变化而迅速变化 (Scherer, 2005)。在过去，如果我们成功爬上山，那么当我们面对另一座山时更有可能感到自信。如果我们以前从未爬上山，我们可能会对这样做感到焦虑；但是，如果有登山运动员加入我们，我们就会感到放心很多。我们的大脑会做出迅速而复杂的评估，将无意识隐含的信息与有意识的、复杂的想法结合起来。

积极或消极的情绪倾向也是影响感知的主要因素。像乔雅一样具有较高的积极比率的人，由于积极情绪的扩大效应，往往会以更乐观的态度看待事物，并察觉到更多实现目标的路径。然而，像丽贝卡这样容易产生消极情绪的人，由于消极情绪的收缩效应，更容易悲观地感知事物，他们不太可能相信他们可以改变事情，且只能看到更少的选择。

压力

在前几章中我们探讨了压力对我们生活的影响，以及容易产生压力是怎么回事。压力被定义为任何环境、社会、生理或心理上的变化，需要调整我们的日常行为（Selye，1955）。对压力的研究表明，任何改变都会带来压力。弄清我们的压力水平可以通过给我们在生活中经历的积极的和消极的变化分配一个数值来确定（Holmes & Rahe，1967）。一旦累积了300点，我们就可以推断出我们处于应激状态的危险之中：胃肠不适、免疫力下降、心脏病、易怒、疲劳、抑郁等等。

Folkman Lazarus（1985）认为，压力水平更多地取决于我们如何看待压力源及我们对自己应对压力能力的信念。换句话说，丽贝卡达到300点与乔雅达到这个值是有所不同的。这包括对给定压力源如何影响我们的自我意象、健康、财务、人际关系的感知，以及这些压力是预期的还是出乎意料的、是我们渴望的还是不想要的等等。也就是说，它不仅是客观的威胁，它对我们的意义也决定了我们对某件事的压力感知。

我们经常要求客户在某一特定时刻给自己的压力水平按从1~10打分（1分表示极度焦虑，10分表示非常放松）。在医院里，面对那些正在与威胁生命的疾病作斗争的病人，或者那些处于情绪困扰中的病人，或者那些正在帮助他们的护士、医生和工作人员，我们经常听到低数值后面紧跟着"我在医院里！当然我的分值很低！"然而，在度假村，人们经常报告高度的放松和狂喜："我们在如此美丽的地方——谁不放松呢？"

然后，我们让他们对自己的压力水平进行整体评估。许多人认为，在特定的环境中，自然会比其他环境中压力更大。然而，情况并不总是如此。例如，医务人员经常报告说，尽管有些混乱，但他们在工作中更放松，因为压力是可预测和可控的。他们知道它何时开始、何时结束，确切地知道对他们的期望是什么及如何达成。他们的个人生活更加复杂和不可预测——不管是抚养青少年，还是照顾有特殊需求的人、管理他们的病人、支付账单等等。

此外，我们大多数人也相信我们的压力水平取决于我们周围发生的事情——我们在医院压力很大，在水疗中心很放松！然而，正如Jon Kabat-Zinn所说的那样："无论你去哪里，你都在那里。"（1994，p. 11）我们中那些更容易焦虑的人，就像丽贝卡一样，经常感到压力巨大，而不管他们的环境如何。那些通常更放松的人，像乔雅一样，不管他们的处境有多大的压力，都倾向于表现出那种性格。我们很快就会发现，我们的性格决定了我们如何管理我们的压力。

创伤和丧失

毫无疑问，创伤与丧失会影响我们的生活。我们的大多数客户及我们自己，都会遇到一些困难，这些困难可能会对我们产生深远的影响，也可能会永远地改变我们。如果这种情况发生在早年/或重复发生，我们知道它会严重阻碍智力与情感的发展、依恋和共情能力及情绪调节能力的培养（Perry，2009）。此外，精神卫生系统中大多数客户和心理健康服务的受益者也是创伤幸存者，许多精神疾病的症状可以被看作应对策略的残余，这些策略曾经是适应性的，但最终会导致功能失调和/或长期上瘾（Giller，1999），如解离、药物成瘾和自残行为。

应对

如前所述，当坏事发生时，我们往往低估了自己的应对能力（Wilson & Gilbert，2005）。虽然在经历了丧失或创伤之后，我们确信自己永远无法恢复，但我们通常会比预想的恢复得更好。这部分是因为快乐水车——我们对环境好坏的适应倾向。部分是因为，当坏事真的发生时，我们的大脑会努力去理解它，所以在某种程度上，生活仍然是可理解、可预测的。我们构建了一种叙事，将其编织进我们包罗万象的图式和世界观中。这减少了它令人迷惑的影响，使我们能够应对。即使我们得出的结论是否定的，也比毫无意义的结论更让人安心。

如何应对逆境因人而异。例如，那些更积极乐观的人倾向于直面他们的问题，并努力改善这种情况。当这种以问题为中心的应对方式不可行时，他们就会转向适应性的、以情绪为中心的应对策略，比如使用幽默、接受和积极的重新构建。因此，他们往往恢复得更快（Sheier & Carver, 1993）。那些更悲观、更容易产生消极情绪的人更有可能逃避或远离问题，不管他们是否能解决问题，这最终可能会导致给定的压力源变得更复杂。

为什么这很重要?

我们感知到的事物和我们从感知中获得的意义会影响我们的幸福感。通常更快乐的人倾向于更积极地看待生活中的事件及其作用（Seligman, 2002）。相反，更积极地感知能促进主观幸福感——通过让人们感觉更好和增加他们对生活中重要领域满意度的可能性。它还通过培养意义感和使命感，来促进洞察力和接受自己，以及对他人的理解和同情促进心理健康。生活不仅有意义，而且似乎更有希望、更有意义、更有价值。

在这个过程中，我们试图理解这个世界和我们自己。从我们的经历中获得更积极的意义可以增加幸福与快乐:"在意义创造研究中，一个始终一致的主题是，获得最大利益的人是那些将自己对环境的感知从不幸变为幸运的人。"（Baumeiser & Vohs, 2010, p.614）

积极意义与寻找益处

应该指出的是，当我们面对丧失和创伤时，我们的反应可能是消极的，却是自然的、可以预期的。当不好的事情发生时，我们会感到痛苦和悲伤。我们可能想知道为什么会发生这样的事情，我们是否可以阻止它。这使我们成为人类——它使我们知道什么对我们来说是重要的。我们可能还会产生焦虑、抑郁和创伤后应激障碍的症状。即使我们没有任何创伤的迹象，复原也需要时间。它的周期可能是痛苦和困难的，但也是正常的和可预测的。

创伤后成长

然而，人们实际上很有韧性，正如我们前面提到的，他们通常比他们预期的恢复得更好！事实上，那些经历过逆境的人不仅会恢复到他们之前的基本功能水平，还会经历创伤后成长的积极变化——这是与高度挑战性的危机作斗争的结果 (Tedeschi & Calhoun, 2004)。创伤后成长包括对生活的意义感和目标感的增强、人际关系的加深、优先事项的改变，以及个人能力的增强。人们常常把一个特殊的创伤视为他们生命中的一个转折点——他们失去亲人的乌云背后的"一线希望"。这可能是他们的经历使他们变得更强大、更有韧性或更珍惜他们所经历的一切 (Seery, 2011)。

积极心理学家对积极意义、寻找益处和创伤后成长在幸福感中的作用给予了大量关注 (Tennen & Affeleck, 1999)。他们认为，尽管人们最终更多地关注创伤的破坏性影响，但值得庆幸的是——心理健康从业者们孜孜不倦地指出的——我们对在遭遇改变生活的逆境时自然形成的复原力的关注太少了。

事实上，我们更可能经历创伤后成长，而不是对创伤症状的反应 (Tedeschi & Calhoun, 2004)。这不是说我们不会与悲伤、愤怒、内疚、困扰及功能紊乱作斗争，而是说这些都是对失去的"正常"反应。同时，我们也可能会体验到更广阔的生活前景和更丰富的意义感和目标感。

不幸的是，由于渴望对创伤后成长产生更多的兴趣，积极心理学家被批评过于迅速地摆脱丧失和创伤（Lazarus，2003）。我们在训练治疗师时也听过这样的说法，即急于寻找益处可能会阻止某些人经历至关重要的康复阶段，尽管这很痛苦，但是必要的。毫无疑问，这是一个合理的担忧。然而，人天生是有复原力的。更有可能的是，他们不仅能生存和恢复，还能在困难中茁壮成长。我们把这种现象称为"愈挫愈勇，百折不挠"。

记住这一点，尽管我们作为治疗师的角色总是首先帮助我们的客户处理创伤/丧失，并给他们一个机会"讲述他们的故事"，但这也是为了帮助他们从所经历的事情中获得积极的意义和成长的机会。换句话说，当时机成熟时，我们会帮助他们开发和发展帮助他们渡过难关的资源和韧性，让他们以更有憧憬和更加长远的眼光看待自己与自己的生活。

积极艺术治疗的意义和感知路径

在阐述我们如何将积极艺术治疗方法应用于意义创造的过程中时，我们概述了一系列步骤，应该注意的是，它们可能并不总是以完全相同的顺序被使用或展开。虽然我们描述的艺术治疗过程并不是唯一的积极艺术治疗，但我们阐明了如何利用这些过程来促进寻找益处与创伤后成长。

我们从培养意识开始——意识到是什么占据了我们的潜意识和意识感知，我们把注意力放在哪里，我们正在感知什么——以及培养意识的策略。然后我们观察观念的转变，探索在我们遇到的困难和日常生活中发现积极意义的方法，并体验这样做带来的幸福感。

培养意识

在我们继续之前，回顾一下那些通常塑造我们感知"现实"的方式的因素可能是有用的。如上所述，我们通过我们的信仰和价值观、解释风格、情绪倾向、生理、发展历史及我们通常如何应对变化、压力、创伤和丧失等来过滤我们的经历。无论是好是坏，我们的情绪和心态都在很大程度上影响着"现实"，并塑造着我们对正在发生的事情的叙述。

治疗通常始于对这个"故事"的接受性和支持性探究，探究是什么让我们的客户走到这一步：是什么让他们来接受治疗，他们有什么希望，以及他们如何看待自己的处境。当我们听这些叙述时，我们经常同时评估他们的基本情绪、身体和认知状态，以及他们在这些领域的优势和劣势，即使评估是非正式的。

艺术疗法是确定这一基线的理想方法。因为它让客户参与的知觉领域不仅是视觉的，而且是触觉和运动觉的，所以它从一开始就为发展和提高意识的过程提供了独特的东西。

艺术是感官和游戏的结合

尽管在客户真正开始操作材料之前，只要看到艺术材料——彩色蜡笔、记号笔、颜料、黏土、现成品等——就会引起一种感官上的反应。创造过程启动了一系列动态的神经生物活动，即Hass-Cohen所说的创造性显现（2016）。Rappaport（2016）称为"创造性具象化"，在表达性疗法架构中，是动觉和感觉运动阶段的一部分（Hinz，2009）。

艺术创作的感觉运动特性是通往我们的意识通常无法到达的大脑部分的通道，它让我们重新获得材料——思想、感觉、记忆——这些材料不能以其他方式进入意识。艺术材料的感官本质，再加上艺术治疗师令人宽慰的存在，可以同时获得刺激和放松（Hass-Cohen，2016）。它鼓励参与、游戏、好奇心及其与环境的互动。这就引出了一系列相应的心理和心理过程。例如，激活了副交感神经系统，拓宽了感知范围，提高了对情绪状态的意识。

表达

感官的参与不仅使我们更容易获取隐性和显性的材料，也使我们更容易表达这些材料。我们知道表达是一种治疗，通过艺术来表达可以帮助澄清思想和感觉。正如Naumburg（1958）提出的，它是潜意识材料的直接交流。与语言表达形式不同，它可以绕过防御，也不需要翻译。Nucho（2003）认为视觉表达是"不同层次的系统与外部世界之间的高效交流"（p.19）。荣格（Jung，2015）认为艺术是进入和表达潜意识领域最有效的方式之一。

但是表达究竟是什么呢？简单地说，它是我们如何使我们的内在体验对我们自己和他人可见——通过语言表达、动作、面部表情，我们如何制作艺术作品，等等。

艺术作品是它自己的实体

在艺术治疗中，通过艺术作品的制作，内部过程的获取和表达又向前迈进了一步，艺术作品将其外化为一种与创作者分离的形式。这可能是艺术治疗给意义创作过程带来的最非凡的特征之一——我们可以远离它，绕着它走，从不同的有利位置接近它，与它保持距离。Ulman（1986）认为，由于艺术作品可以独立于其创作者而被观察，因此允许他们更客观地评价艺术作品所代表的事物，从而简化了治疗过程。

艺术讲述故事

通过塑造和揭示自我（Jung，2015），艺术对我们说："看看我，我存在！"它见证了我们如何看待和感知这个世界，即我们对"现实"的看法。温尼科特（Winnicott，1971）认为艺术隐喻地呈现了连接主观和客观现实的过渡空间。它给了我们一个讲述故事的机会，通过视觉形式，故事变得更加真实，并有了自己的生命力。它不仅代表了艺术家的意识意图，也讲述了许多不同的故事，可能一开始对创作者来说并不明显，但通过探索，这些故事可以变得生动。

提升意识

当感觉印象、内隐/外显的情感想法和备忘录在艺术作品中形成，艺术创作者看到这些自我元素时，他们开始体验 Joy Schavarien (1999) 所说的意识的曙光。这是一种认识，即艺术作品及其制作方法，反映了艺术创作者的基本信息及他们如何在世界上生存。有时，艺术治疗师可能不会遵循这种探究路线，例如，当客户处于深度心流状态时，或者由于身体/认知方面的困难，他们无法表达自己与意象的关联。然而，如果它有临床意义，那么艺术治疗师和他们的客户就可以更有意识地参与意义创造的过程，观察艺术作品，考虑它可能揭示了什么。

在我们进一步探讨这个问题之前，如果我们不考虑这个显而易见的，但对这个讨论至关重要的问题，那我们就大错特错了——艺术创作者如何看待意义创造的过程，很大程度上受到他们对这个过程的信念的影响。Rubin (2016) 认为艺术作品中的意义依赖于理论视角即艺术治疗师的世界观。基于这一点，我们认为我们所看到的镜头是心理学、哲学、人类学、艺术和艺术治疗理论的综合体，对我们来说，它们结合在一起形成了一种积极的艺术治疗方法。

和大多数艺术治疗师一样，我们认为艺术创作会给意义创作的过程带来一些特别的东西。即使我们没有正式地评估我们的客户，我们也可以通过他们选择的材料、他们如何与这些材料互动，以及他们制作的图像来了解他们。我们也相信，我们的客户从根本上理解他们的艺术作品正在传达一些信息 (Rubin, 2016)。他们常常指望我们来解释这条信息——不管是否情愿，因为他们相信我们在"分析"他们的意象，"知道"它的意思；或者是期待的，因为他们认为我们已经神奇地猜到了什么。

艺术治疗师常常试图通过鼓励客户在图像中寻找自己的意义来消除这种权力差异。这与以客户为中心的方法是一致的，这种方法是使客户，而不是治疗师，成为自己经验的专家。然而，由于艺术疗法不仅包括艺术创作，而且包括去感知它们（Betensky，2001），我们建议采用此方法，而不提供可能会淡化意义创造的艺术治疗基本优势的那些关于客户如何找到艺术作品意义的指导：艺术才是我们的专业！

我们不仅认为艺术作品反映了艺术创作者的内心世界——同构的镜子（Cohen & Cox，1995）——而且认为通过观察艺术作品中的视觉元素可以更好地理解艺术。因为艺术治疗师在这个领域受过训练，所以我们可以反过来教客户如何观察视觉元素和艺术作品是如何制作的，以探索这些可能蕴含的意义。

视觉素养和正念

我们把检视艺术作品中的元素比作一种正念练习。这意味着我们要更有意识地将我们的注意力——无论是客户还是治疗师——带到图像中真正的地方。正如我们讨论的优势（第八章），虽然我们的客户经常从分享他们想要传达的内容来开始谈论他们的艺术作品，但是在我们深入了解这些关联之前，我们从Betensky（2001）所谓的"内观"开始，慢慢地引导这个过程。

我们通常通过在艺术创作者和他们的作品之间拉开距离来开始这个过程。我们邀请他们来观察最能触动他们的东西。主要的视觉元素是什么？什么样的模式出现了？当各个元素作为一个整体组合在一起时，它们的整体元素是什么？什么是惊喜？我们让他们用视觉形式、纹理、价值、线条流畅、方向、风格、形状的并列、空间的使用、对比、平衡、深度、焦点等语言来描述他们的意象。

我们也探讨了创作它的过程。他们是如何与艺术材料互动的？他们在创作过程中的参与程度如何，以及随着时间的推移，情况是否发生了变化？仔细协调视觉内容和艺术创作的过程，可以让我们更充分地理解图像所表达的内容（Betensky, 2001）。然后，我们深入研究图像中的内容和象征。

探索象征意义

艺术治疗的基础之一是象征性语言，艺术意象与艺术过程的力量是接触和获取表达一系列有意识和潜意识的信息，否则我们可能无法传达这些信息（Kramer, 1971；Naumburg, 1966）。先锋艺术治疗师 Edith Kramer甚至说，"艺术的真正目的是创造一个包含和传递一种思想的象征性物体"（1971, p.28）。她称大脑是一个隐喻制造机器，使用符号将抽象和无定形的概念转化为更容易检索和理解的具体锚点。

正如我们在第六章"创造力"中所描述的，我们经常通过让客户联想到一种颜色、形状或符号来让他们回应一种特殊的优势/价值，比如灵性或爱，从而让他们对象征性思维产生热情。在群体中，许多人会有同样的联想——例如，紫色、白色、圆圈和无限符号代表灵性，或红色和粉红色的心代表爱。我们也可能会看到一些难以预测的回应，比如红色代表灵性，因为它代表激情；棕色代表爱，因为它代表根基。视觉化符号和颜色的过程激活了想象思维，并进入情感领域。

在后面的会谈中，我们将探讨他们的意象中的象征意义。这包括观察视觉元素和制作艺术作品的过程如何与艺术创作者有意识的意图相关联。他们总是会发现"意外"——他们预料之外的意外影响。我们认为，虽然这些结果可能是偶然的和不相关的，但它们也可能有隐喻的内容。如果它们确实有意义，那么可能是什么呢？在形式元素之间的相互作用、艺术作品的制作过程，以及有意义的故事中是否有隐喻？如果有，又会是什么呢？

象征和集体潜意识

虽然我们不经常强加对意象的解释，但我们相信视觉符号来源于人类知识的"数据库"——荣格（Jung，2014）称之为集体潜意识。正如 Gantt 和 Tabone（2011）所建议的那样，当我们观看艺术作品时，我们以一种直观的方式来解读视觉线索，从而理解它的含义。例如，颜色具有普遍的联想。在大多数文化中，黄色与幸福、启迪、活力和太阳有关；蓝色与平静、凉爽、治愈、水和天空有关。

此外，我们可以立即理解和了解视觉元素之间的相互联系。例如，放在大物体旁边的小物体反映了一个层次结构，组合在一起的物体似乎是相关的，等等。例如，同样的道理也适用于具有相同颜色、纹理和形状的视觉元素——它们被认为在本质上是相似的。差异是通过与其他因素的对比来解释的——例如，一个橙色的物体在许多蓝色的物体中间显得很重要，因为它从后者中脱颖而出。

一图胜千言。(Barnard, 1927)

在小组讨论中，我们利用这种共享的知识，邀请艺术创作者们（如果他们感到舒适的话）来听取其他小组成员的意见。他们常常会说出诸如"它看起来很孤独""很快乐"或"太漂亮了！"当他们表达评价或美学观点时，我们会引导他们回到形式元素，并要求他们描述是什么给了他们这种印象。对于孤独的人，他们可能会认为天空中布满了密集而黑暗的斜线构成的灰色云彩，或者是一棵弯曲而光秃秃的树。对于快乐的人，他们可能指的是在五彩斑斓的花丛中嬉戏的生物们。对于美好的人，他们可能会描述为明亮的颜色或有深度和强度的感觉。

内容和图像感觉之间的矛盾 (Maclagan, 2001) 经常可以被探索，例如，当客户描述他的图像是充满希望的，但它有不祥的、没有生命力的乌云。另一位客户可能会说，她的图像表现了她的抑郁，但观察者指出，尽管图像中有云，但它们是白色的、毛茸茸的，在它们背后是一个明亮的太阳和脸上挂着微笑的人们。在这种时候，我们可能会后退一步，讨论人们对图像的普遍理解，以及这些理解是如何影响人们看待图像的方式的。例如，人们是如何倾向于把锯齿状的线条描绘得更生动，把曲线线条描绘得更柔和、更流畅。

我们问艺术创作者，他们所要描绘的东西和其他人所感知到的东西之间的差异对他们来说是否有任何意义，以及这一差异与这幅画最初要描绘的主题有何关系。如果他们适当地"热身"，他们通常会看到在预期的意义和实际的视觉内容之间的相似之处与不一致的含义。他们明白，这是对他们所反映的情况的隐喻，更重要的是，这也是他们生活的隐喻。艺术创作者们体验到"一种生动的觉知，它能让所有一度看似无法解释的事情变得有意义"（Rubin，2016，p. 117）——啊哈！在这个时刻，他们的自我觉知、他们的故事及他们在世界上的位置，都以一种新的、令人惊讶的方式显现出来。

最后，当艺术创作者愿意用他的眼睛和手来解释他的情况时，他就能明白自己的意思了。（Arnheim，1962，p. 135）

转变观念

在我们使用艺术治疗过程来发展和提高意识时，很明显，它会有机地改变我们看待事物的方式。艺术作品展示了我们的韧性。它展示了优势、价值，以及赋予我们生活意义和目标的东西。它把我们和人性联系在一起，让其他人看到了他们可能没有看到的我们，反之亦然。通过艺术疗法来发展和提升意识，自然会改变我们的观念。艺术打破了我们的假设，并向其他可能性敞开了我们的思想，Barone 和 Eisner 称其为从先入之见中解放出来的"一种有用的解放"（2012，p. 16）。

艺术表达、记录、包容并阐明了心理状态。把部分已知的东西放在身体之外的形状或形式里，不仅能发展一个人的意识，也能让一个人从复杂事物中解放出来。这样，好奇心、反思和最终的观点转变的建设性过程就可以发生。（Swan-Foster，2016，p. 176）

除了利用这些固有的属性，我们还策略性地使用技术来积极改变认知。我们在治疗一开始就以一种微妙而深思熟虑的方式，使客户对治疗过程感到温暖。这包括，正如我们在整本书中提到的，将积极情绪（如希望）的拓展潜能与艺术创作过程中放松/刺激的天性相结合。这引起了难以觉察的变化，这些变化可能不会被意识到，但对建立一个强大的治疗联盟是至关重要的。它帮助客户在团队中和我们在一起时感到安全，从而使他们更愿意冒险——去尝试艺术创作和自我探索。

发现积极意义

除了在治疗关系的早期使用特定技术来改变认知外，我们在治疗过程的后期也这样做，为创伤后成长和寻找益处创造条件。我们从有意识地观察到主动地挖掘积极意义。换句话说，我们不仅要增强意识，如前所述，还要增强对善的意识，积极的应对方式、关注好的事物、情绪调节、改变叙述方式、培养乐观精神有助于促进创伤后成长。我们认为，由于艺术治疗过程在改变认知和扩大意义方面是如此有效，因此它提高了这些策略的有效性。

积极应对

积极应对的人似乎把他们的资源投入他们认为可以产生改变的事情上，这通常被称为情境应对。当他们发现自己无法改变现状时，就会转而采取情绪应对，即控制自己的情绪，使自己能够更好地适应形势。此外，通常经历更多积极情绪和乐观思维的人能更积极地看待自己的应对能力和资源的充足性。他们也更愿意考虑甚至欢迎挑战他们的自尊，例如，为了个人成长而对自己的负面反馈(Aspinwall，1998)。

有意识地协调我们的身体和情感需求可以帮助我们决定在哪里分配资源和践行自我照顾。我们还区分了哪些是我们可以影响改变的区域和哪些是我们无法控制的区域。如果我们或我们的客户在性格上更焦虑，尽管我们可能会试图管理导致我们焦虑的任何因素，但我们可能需要更多地聚焦于管理焦虑本身而非"解决问题"。

宁静地祈祷

上帝呀，赐予我们宁静吧。

接受我改变不了的东西；

有勇气改变我能改变的东西；

和拥有区分它们的智慧。

(改编自Reinhold Niebuhr，1892—1971)

艺术创作本身就是一种积极应对的策略。正如我们在前几章中所讨论的，它促进自我表达，诱发放松反应；它作为一种富有成效的干预手段，参与心流状态；它能培养创造力。例如，Puig和他的同事，在他们的研究中使用艺术疗法对患有乳腺癌的女性进行治疗，发现参与者很重视能够表达自己的感受、放松，并愿意花时间在自我照顾、反思和保持平静上。也许最重要的是，它帮助他们改变了对疾病的认知，"重新定义乳腺癌的经历，并将其视为个人转变和成长的机会"（2006，p.224）。

艺术疗法通过促进情绪调节来提升积极应对能力。艺术创作也允许我们发泄困难情绪——正如我们所说的，表达压力——这本身就是令人满意的。艺术作品就像一个容器，在这里我们不仅可以传递强烈的情感，还可以通过它们来工作。艺术创作以安全和可接受的方式促进情感唤起。它调和了两个相互冲突的需求，即情绪释放的需求和维持秩序的需求（Ulman，1986）。同时，艺术材料和艺术过程也促进了神经递质的释放，这些神经递质会引发感官的稳定和放松反应："表达能力和创造力会带来回报，并帮助维持兴奋和平静之间的动态平衡，这种平衡有助于调节情绪、提高认知能力，以忍受情绪挫折，体验快乐、满足和关系安全"（Hass-Cohen，2016）。

当客户经历情绪失调时，这一点尤其重要。情绪失调是一种被放大和反应性的情绪反应，常见于那些与冲动控制、成瘾、强迫症、边缘人格障碍、焦虑和双相情感障碍作斗争的人。由于其促进情绪调节的能力，艺术疗法已经成功地与辨证行为疗法相结合（Heckwolf，Bergland，& Mouratidis，2014；Huckvale & Learmonth，2009）。它允许人们同时体验和管理强烈或冲突的感情，这是一种处理和忍受情绪困扰的方法，同时也能控制自己的感受。然后，因为艺术作品提供了一个对象，从字面上看，它是独立的，却是由自我产生的，它允许保持距离和反思。

治疗师 Grace 的一幅恩典图像（图 11.3），生动地描述了这一点，系列图像出现在第十章。她认为人们很容易就违反了她的底线——评论她的外表，不恰当地触摸她——让她感到很脆弱和易受攻击。当她试图与他人解决这个问题时，他们淡化了她的反应，让她怀疑自己。当她描述这件衣服给她带来的感受时，她注意到，虽然这件衣服是由愤怒引起的，但实际上它看起来就像一件时髦的螺旋形"礼服"。它并不混乱，而是美丽、沉稳的。她认为，表达自己的愤怒和设定界限可以是有力的、可控的，甚至是"优雅的"。

关注好的方面

艺术创作也让我们关注好的方面，积极地挑战消极偏见，更多地关注生活中有用的和有效的东西。我们在整本书中探讨的干预措施自然地突出了我们生活中的积极方面——例如，可视化感恩日志，是什么让你在困难的时候保持坚强，识别和发展我们和其他人的优势，品味或视觉化积极情绪，对艺术和艺术过程的关注，等等。

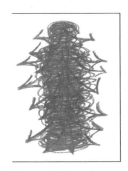 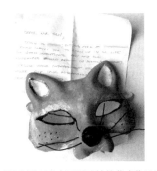

图11.3和图11.4　在图11.3中，Grace（她在图10.3中回顾了她的艺术作品）描述了当人们侵犯她的个人空间时所体验到的一种侵犯感。当她看到这幅图像的视觉吸引力时，她得出结论，设定界限/表达愤怒都可以是优雅的。在图11.4中，对话和角色转换的意象通常可以揭示积极的意义。例如，Joshua用Sly先生的面具来描述他的毒瘾。当他与Sly先生互换角色时，Joshua意识到他所代表的自决，以及将这种优势导向更积极结果的必要。

这些活动会自然地激发积极的自我形象、愉快的记忆和经历、优势和复原力、对我们最重要的东西,以及给我们的生活带来意义和目标的东西。它们有机地打破了消极偏见,把我们生活中的积极因素从背景带到眼前。感知发生了转化,因此它不仅包括消极的和积极的东西,而且包括所有介于两者之间的东西。并不是消极因素消失了,而是我们看待它们的方式不同了。

一些被感知为消极或痛苦的东西,当被呈现为艺术作品时可能看起来并不那么令人不安,甚至在视觉上引人注目和/或具有美学吸引力。当我们探索产生这种效果的视觉元素时,隐喻的含义往往是显而易见的。"好"和"坏"之间僵化的两分法自然会软化,包括对图像中所代表事物的更微妙的感知。

我们也可以有意识地关注好的方面。例如,正如我们提到的,我们常常用"今天发生的三件好事"作为热身,并将注意力转移到"好事"上。我们可以看看我们的生活总体上怎么样、我们周围的人怎么样,以及世界怎么样。

切罗基族的一则寓言故事中,一位长者告诉他的孙子,在我们的内心深处有两只狼在战斗。

一只狼是消极的,另一只狼是积极的。

"哪只狼赢了?"孙子问。

爷爷回答说:"你养的那只。"

通过艺术治疗改变叙事

我们也可以通过"写我们的故事"找到积极意义。研究人员发现，记录创伤经历可以帮助人们将他们的经历整合成一个完整的故事，并从他们生活中所发生的事情里找到意义 (Oatley & Djikic, 2008; Park & Blumberg, 2002; Pennebaker, 1993)。创伤叙事可以帮助人们建立因果联系，培养新的见解和洞察力，本质上是从消极到积极地理解他们的处境 (Tomasulo & Pawelski, 2012)。通过讲述他们的故事，他们可以创造一种更有希望、更肯定生活的新的叙事。

在艺术治疗中，艺术给我们的客户提供了一个机会，让他们能够描述、描绘或构建他们看到的故事，并得到治疗师的见证和确认。特别是当创伤或丧失主导他们生活的时候，这一点尤其重要。我们不想以任何方式粉饰他们的挣扎。然而，人们与他们的创造力、优势和人性联系在一起时，往往会出现更积极、更有优势的故事情节。当他们思考这些不同叙事时，我们可以帮助他们成为"侦探"，在"剧本中寻找更令人满意的意义"(Riley，引用自 Rubin，2016，p. 4)。再者，艺术很自然地能做到这些。它讲述了一个不同的故事、一个更加肯定和鼓舞人心的故事。

艺术提供了"重新解释那些被认为是不可改变的认知"的机会 (Riley，引用自 Rubin，2016，p. 284)，并形成更连贯、更有利的叙事 (Hass-Cohen & Carr, 2008)。我们还可以积极地重新构建故事——在艺术作品中发现证据，证明逆境可能使我们更强大、更有鉴赏力、更亲近他人、更明智等。也就是说，我们从面临的困难中找到"一线希望"。

对话和角色转换的意象

我们也可以与艺术意象中的不同元素对话 (McNiff, 1992)。这样做可以放松和扩大他们认定为"负面"的元素的僵化观念——例如，不正常的行为或关系、压力源、创伤、成瘾等。我们可能用一个图像的不同部分描述自己，例如，丽贝卡的路径可能会说："我是一个由午夜的蓝色和金色组成的长螺旋线。"我们可能会问，这些特质如何描述他们所描绘的符号——"我是黑暗而紧张的，但从不间断地向上蜿蜒"。我们可能会与他人进行一些对话，看看他们会告诉彼此什么——丽贝卡的路径可能会对她的太阳说："是的，我是蓝色的，但我有一线希望，以你为终端，它照亮了你。"

我们可以用那些最初看起来有对比或冲突的元素，或相似的元素，或有细微差别的元素，来做到这一点。我们可能会问他们对彼此有什么积极的意义，他们想要什么或需要什么，他们试图完成什么，他们服务的目的是什么，他们是否可以接受保持现状，或者是否需要改变什么。我们可能会问，选择什么样的艺术材料会让这种情况发生，是否应该这样做，以及如何建构图像。

客户也可以用他们的艺术作品进行"角色转换"(Dayton, 1994)。例如，Joshua，乔雅的客户之一，做了一个狐狸面具，Sly先生，来代表他的成瘾（图11.4）。Sly先生写信给Joshua说："我不听你的话。我是天生的麻烦精，你的另一半，Sly先生。"Joshua回信给Sly先生说："我只希望你带着善意出现在我的生活中。任何和所有的呈现都应该带来积极的结果。我欣赏你独立自主、意志坚强的天性，但你淘气、鬼鬼祟祟的行为必须停止。"与Sly先生的角色转换给了Joshsua一个机会，去验证和培养他的"另一半"所具有的自决权和聪明才智，但与此同时，他也试图更有效地引导这种能量。

这些交流甚至可以引导展示中艺术创作者的角色和艺术作品的上演。在一个小组中，其他成员可以被邀请扮演图像/故事的一部分。我们建议在心理剧的训练中使用这些复杂的技术。而且，像往常一样，客户需要适当地为角色扮演做好热身，这可能在一开始看似很不舒服。

我们可以通过鼓励客户制作回应艺术（以另一件艺术作品为主题创作艺术作品）来发现图像中的积极意义。这包括放大图像的某些方面，自由地书写，诗歌、声乐或动作——有着无限的可能（Fish，2012；Moon，2011；McNiff，2015）。将这些技术中出现的隐喻与艺术作品的视觉分析和语言联想结合起来，提供了机会来聚焦它们所展现的优势和积极意义。这是对图像和艺术创作者的一种尊重，也为故事中更积极的版本打开了大门。

这些策略打破了消极偏见，为更多有建设性的故事展开提供了可能性。他们的工作就是要克服这样一种普遍的倾向，即把注意力集中在不起作用的地方，而忽视了起作用的地方。这对那些遭遇——痛苦、慢性负面影响、丧失或创伤的人来说尤其有效。在有意识的记忆中，故事往往是不完整、支离破碎的、"卡住的"或难以用语言表达清楚的，这有助于他们扩展故事，从而使故事包含更多的细节。它允许艺术创作者真正地填充图片，"完成故事"（Gantt & Greenstone，2016，p.359）。他们将消极的经历和感受置于他们余生的背景中，然后重新建构成更鼓舞人心的叙事——"一种基于优势的内观"，从一个不幸的受害者变成一个"幸存者和成功者"（Steele, Malchiodi, & Kuban, 2008, p.23）。

通过艺术治疗培养乐观主义

我们用来扩展意识、转变观念、关注好的方面、改变叙事的策略，不仅以更积极的方式展现了我们的生活，也动摇了僵化的消极信念，尤其是那些围绕自我形象和我们改变世界的能力的信念。因为它们重塑了弱点，强化了优势，挑战了消极的自我对话和无助感，而这些正是悲观主义思维方式的特征，它们播下了乐观、希望和自我效能的种子。

此外，由于人类通常倾向于低估自己的应对能力——我们前面提到的情感预测——这些干预有助于识别资源和应对挑战的方法。通过说明我们是谁、什么对我们最重要，它们揭示了我们的希望，以及如何以与我们的最高自我一致的方法实现这些愿望。

艺术治疗评估可以提供更多关于资源、目标、解释风格、路径和机构的信息。例如，Darewych（2013）的"桥梁绘画测验"突出了客户的渴望，以及他们如何想象自己会实现目标。另外，因为任何艺术作品都无一例外地反映了艺术创作者的世界观和信仰，无论是与特定艺术治疗评估有关，还是与艺术治疗过程有机地联系在一起，它都提供了艺术创作者的价值观和他们想要达到目标的线索。它向我们展示了他们的内心世界。有了这些，我们就可以决定把我们的资源用在什么地方，在下一章关于成就的更详细的讨论中，这些资源就变成了"治疗计划"。它概述了我们正在努力实现的目标和实现目标的方法。

艺术治疗改变认知

正如丽贝卡所描绘的通向太阳的道路如实地表明的那样，艺术可以以一种迷人的方式来改变我们的认知。不管我们试图表达什么，也不管我们的艺术水平如何，有趣的"意外"总会发生——我们没有意识到的视觉效果。即使经验丰富的艺术家和艺术治疗师丽贝卡也不能幸免于这种魔力。

当其他人向她指出她的螺旋路径可能是导火线时，丽贝卡最初的反应——她天生焦虑和"压力过大"——质疑她是否"即将爆炸"！但后来她戴上了"积极的艺术治疗帽"，并考虑了其他可能性。首先，她和自己确认了"爆炸性"的感觉。她注意到自己并没有感到那么心烦意乱，但她指出，如果它再次出现在她的艺术作品中，她会重新审视它。当她真正看着这幅图像时，她注意到它反映了动态的能量和向上的运动。色彩的丰富和深邃，也强调了一种感觉，那就是它可能更多地是关于创造性的，而不是破坏性的。也许不是爆炸，而是爆竹！

这只是抓住了丽贝卡所描绘的图像可能包含的深刻见解的表面。她可以通过使用我们上面列出的策略来进一步发现意义，分析视觉内容，反思制作过程，将其与她的意图进行比较，与图像进一步对话，与她的图像通信，通过动作来体现图像，等等。

这些技巧自然地加深和扩展了意义的创造过程。对像丽贝卡这样的人来说，它们当然是有帮助的，她和我们的许多客户一样，正在努力应对内部和外部的挑战。它揭示了更多的希望和激励的可能性。对像乔雅这样的人来说，这些意义创造策略可能同样有效，乔雅在她的生活中处于一个很好的位置，但她也可能喜欢思考她的意象包含的意义层次。

例如，尽管乔雅觉得受到了启发，她的艺术作品也反映了这一点，但仍然有许多元素有助于进行更深层次的探索——例如，有女人脸的一页比另一页更明亮，脸部更具立体感，而树枝上的猫头鹰则只是一个轮廓，等等。我们也可以探究她的用词；是图像中的人物在寻找灵感，还是乔雅在寻找她的灵感？或许，因为这些字母也像猫头鹰一样被印在上面，所以这个形象是在和动物的精神对话。这张图像的梦幻本质似乎真的"激发了"一个故事——就像一个等待被讲述的童话。

在这一章中，我们回顾了艺术是如何成为让我们找到和创造意义的路径的。艺术创作帮助我们更好地了解自己——通过我们自己和他人的眼睛。它通过多个渠道做到这点，它调动了我们的感官；它为我们提供了通往大脑和那些意识无法到达部分的通道；它促进了思维和情感的具象化/表达；它唤起了积极情绪；它包容并转换消极情绪；它使象征性的交流成为可能；它本质上是社会性的；它能促进同理心和连接；它提供了让你看到自己优势和良善的机会；它有助于识别假设和信仰；它改变了叙事方式；它摒弃了消极和悲观的思维模式，促进了寻找益处和创伤后成长。

我们很高兴能在积极心理学世界分享这些优势。反过来，我们建议，作为艺术治疗师，我们可以帮助客户挖掘优势，不仅是为了获得真知灼见，也是为了在艺术治疗过程中获得积极的意义。我们认为，要做到这一点，最好的方法就是用心观察艺术创作的形式元素和过程。这种隐喻性的内容就如我们与客户同时导航的地形图一样。我们结合了PERMA的其他元素和积极艺术治疗的方法，以引导这一过程，找到最可行和赋能的叙事。

无论我们或我们的客户是否经历过创伤或丧失，无论我们是否感到压力或感觉停滞不前，或即使我们很满足，只想继续成长，这都可以帮助我们体验更多的快乐和幸福。它改变了我们的看法，这样我们才会更珍惜自己和别人，我们从逆境中恢复得更快，我们更加关注我们的生活和周围的世界。它给了我们一个机会来改写我们的故事，不仅向我们展示了乌云背后的一线光明，还向我们展示了乌云背后的太阳、下面的花园，以及那里生存的生灵，甚至还有彩虹尽头的一罐金子！

问题讨论：

1. 你的传统和文化背景、性别、性取向、阶级和身体特征是如何影响你的世界观的？

2. 你更多的是悲观主义者还是乐观主义者？你的客户呢？

3. 当别人对你的艺术作品进行反馈时，你是否经历了观念的转变？

4. 当你的客户从其他人那里得到建议时，他们的反应如何？

第十二章　成　就

　　我们举办的许多工作坊，无论是在企业环境、药物滥用治疗过程中，还是精神科，都有一些参加者没有意识到他们会制作艺术作品。当人们看到艺术材料放在面前的时候，我们会得到不同的反应——兴奋、警惕、愤怒。我们使用"三件好事"或优势清单和介绍之类的技巧来让他们热身，并参与艺术创作过程。我们提供曼荼罗和模板，以及一个简短的如何使用材料的演示，以帮助他们缓解不能绘制的焦虑。在大约5分钟内，每个人都完全沉浸在他们的艺术作品中。又过了20~30分钟，参与者表现出他们快要结束的迹象，我们开始处理艺术作品。他们通常会惊讶于时间过得如此之快，以及他们是如何"完全投入其中"的。

　　当他们意识到，尽管他们坚信只能制作"简笔人物画"，但他们完成了一幅出乎意料的精心绘制的图画时，他们更加震惊了。此外，当他们看到彼此视觉意象的异同时，他们会发现每一件作品都有艺术创作者的独特签名和共同的视觉主题——抽象、具象、流动、结构化、冷暖等。他们对艺术的表达能力有了新的认识，并对自己的作品比预期好很多感到满意。他们很少丢弃它。相反，他们通常会小心地把它放在我们提供的文件夹里，并评论说他们的家人、朋友或同事看到它会很高兴。

这种情况在艺术治疗中经常发生：人们常常惊讶于对自己的作品感到意外的自豪，特别是因为他们不相信自己拥有这些能力。这给了他们一种成就感和一点自豪感。

PERMA中的"A"

"完成"，也就是"成就"，被加入Seligman的幸福模型（2011）中，因为他的一个学生质疑"人们追求成功、技艺、胜利、成就和统治都是为了自己"（p.8）。也许有些讽刺的是，他需要向他的学生指出这一点，因为他本人是20世纪最杰出的100位心理学家之一（Haggbloom et al.，2002）。虽然他自己的生活充满了成就，但他一开始并不知道它与幸福感的关系！

成就常被用作完成的同义词，被定义为完成一个人高度重视的目标。也许"成就"这个词代表了社会所重视的目标的实现，而"完成"则代表了更世俗的目标的实现。两者都可以被用作动词或名词，你可以完成成就也可以成就完成。成就也与精通有关。人类有一种基本需要，那就是感觉自己有能力，并能够对环境施加一些控制力（Maslow，1943；Seligman，2011）。

与PERMA的其他领域一样，艺术疗法带来了一些独特的成就。这可以追溯到艺术疗法的根源（Hill，1945；Kramer，1971），艺术为培养技能，增强自尊、提升掌控感和自豪感提供了机会。即使是那些坚持认为自己不是艺术家的人，我们也必须竭尽全力让他们对艺术产生兴趣，但当他们真的创造出一件艺术作品时，他们也会感到惊讶。更让他们惊讶的是，如果他们把自己的作品分享到一个群里，其他人会立即"理解它"！他们看到，无论他们的作品多么简陋，它都如实地传达了他们是谁，以及对他们来说什么是最重要的。它可能不是"精美艺术"，但它是富有表现力的，甚至在审美上常常是令人愉悦的。

当 Seligman（2011）将"成就"引入 PERMA 时，他主要是指我们从完成某事的纯粹愉悦中获得内在的满足感。这表明，我们可能首先需要确定某人试图实现什么目标。他们的目标是什么，他们希望实现什么？

在治疗过程中的成就

在考虑我们的客户可能想要完成什么之前，我们意识到必须首先检查我们想要完成什么。我们与客户共同进行艺术治疗的目的和愿望是什么？这表明，我们要进一步回到一般治疗的目的上来。

如果从积极心理学的角度出发，我们可以假设，与通常的心理学方法更多地关注发现问题、治疗精神疾病、减轻症状、减少痛苦和苦难，我们的主要目的是促进精神健康、福祉与繁荣。这可能包括采用 Diener 的主观幸福感模型——增加积极情绪，减少消极情绪，对生活中的重要领域体验更高的满意度。这可能意味着适用 Ryff 的心理健康模型，包括提升自主性、个人成长、优势、与他人连接的意义、管理生活的复杂性及了解和接受自己。正如我们在整本书中明确指出的，因为它很符合艺术治疗的实践，所以我们采用了 Seligman 的 PERMA 模型，该模型将积极情绪、参与、人际关系、意义和成就作为幸福的核心要素。

我们不得不重新思考积极艺术疗法将积极心理学和艺术治疗结合起来要达到什么目的。在积极艺术治疗模型中，哪些艺术治疗方法最有帮助？很明显，正如 Rubin（2016）所指出的，指导艺术治疗师的方法——艺术心理治疗、艺术即治疗、格式塔疗法、认知行为疗法或诸如此类——有助于塑造他们所感知的艺术治疗的焦点。采用一个包罗万象的理论应该包括发展目标，将艺术疗法带来的独特东西整合到了这个模型中。例如，获得和外化我们无法用语言表达的意识部分，用视觉形式表达内容，疏导压倒性的情绪，等等。

不管他们的取向如何，我们可以有把握地说，大多数艺术治疗师通常都在努力帮助人们减少痛苦，提高他们的生活质量。然而，正如我们已经提到的，因为微妙而普遍的医疗模式的主导地位和大多数艺术治疗师的培训发生在临床环境中的事实（Vick，2003），艺术治疗通常应用于服务的改善、减少，或处理与所谓"呈现的问题"或 DSM 诊断相关的症状——抑郁、焦虑、PTSD（创伤后应激障碍）和 ADHD（注意力缺失障碍）等等。

即使作为"积极的"艺术治疗师，我们也在做同样的事情，如果我们不承认，那么我们就是虚伪的。事实上，我们有相当数量的客户通过"临床"渠道来找我们——可能是通过我们在药物滥用治疗、精神疾病治疗、癌症患者治疗方面的客户，也可能是通过我们的私人诊所里那些与焦虑和抑郁作斗争的客户。甚至丽贝卡在度假村遇到的一些客户通常是因为他们对自己的生活感到困顿或不满意而求助于她——Keyes 称之为日渐衰退，以及我们的企业客户正在试图解决员工士气低、倦怠或团队成员之间的沟通问题等。

此外，因为我们通常以"今天是什么风把你吹来了？"的形式开始我们的工作，这常常会引发一些困难或担忧，而这些困难或担忧使个人/二人组/团队深陷其中，苦苦挣扎。我们很快就会讲到，正是这种"痛苦"促使他们寻求我们的帮助。然而，即使我们正在确定什么是"问题"，我们仍然戴着积极艺术治疗的帽子，这正是形成我们认为的共同工作的目标。换句话说，不管客户是谁，我们的"治疗计划"都将以积极艺术疗法为模式。

说"不知道我们的客户是谁"似乎与以人为本的观点不一致。毕竟，为了文化上的相关和赋能我们的客户，治疗应该基于客户的意愿和需求。然而，正如在前一章中所探讨的，如果我们的感知都有偏见，那么当我们作为治疗师在辨别我们的客户想要什么和需要什么时，我们是通过各种有意识和潜意识来筛选的。因此，我们强调承认自己的偏见，而不是试图保持某种形式的中立立场。

积极艺术治疗的目标是什么？

我们是积极艺术治疗师。我们有一个明确和清晰的议程。它由我们的愿望驱动，即考虑到人们的优势和劣势，帮助他们过上高质量的生活——后一种可能不仅困难，而且会威胁到生命——以及我们所认为的实现这一目标的最佳途径。不可否认的是，我们也受到了我们试图增加自身幸福和福祉时所遇到的挑战（和成功）的影响。

这些目标中有许多是大多数治疗师都会重视的：提供支持、处理困难的感觉、发展洞察力等等。当然，那些是大多数艺术治疗师认为在艺术过程中固有的，诸如促进表达、参与、自尊和掌控。如果我们考虑到积极心理学和艺术疗法的实践都植根于类似的传统——心理动力理论、人本主义、认知行为疗法、教育，甚至行为主义——因此包括从这些模型中衍生出来的活动，那么这就不足为奇了。然而，与其他心理学和艺术治疗方法相比，我们提出了一个大胆的"积极性"议程，利用和放大艺术过程的治疗潜力，以达到这一目的。有时，尽管它可能看起来像一个微妙的转变，这是明显的，因为它假定"塑造强大的东西"可能是"修订错误"最有效的方法，而不是反过来。

我们不仅坚信这一点，而且从一开始就与我们的客户分享这种偏见。我们明确指出，这是我们工作的视角，如果/当他们开始与我们一起工作时，他们就会明白，其他艺术治疗师可能会采取非常不同的策略。我们还认为，有时我们的方法可能与这些方法相矛盾，甚至与他们自己认为最有效的方法相矛盾。因此，我们建议，如果我们共同努力，我们将合作，以确定管理他们担忧的事和改善他们整体福祉的最佳途径。

客户想要达成什么？

我们已经认识到，我们正在从一个积极艺术治疗的角度来看待我们的工作、我们的潜在议程，我们确实需要找出客户希望从治疗中得到什么。即使他们不是发起这项工作的人——例如，有行为问题的儿童，非自愿住院的精神病患者，被监狱或法院下令接受药物滥用治疗的人及那些严重发育迟缓的人，等等——我们可以探索他们的动机及我们如何去帮助他们。既然我们在一起工作，不管喜欢与否，我们如何才能充分地利用那些时间？

动机

为了确定我们的客户的目标是什么，我们想知道如果有的话，是什么促使他们改变。他们想要什么样的生活？动机可以被定义为一种做某事的意愿、一种朝着目标前进的愿望，就像Seligman说的，被未来所牵引。我们的客户可能会被与我们截然不同的目标所驱使。作为积极艺术治疗师，我们认为这是我们共同努力的目标。如果不能协调这两者，并制定出我们都想要达到的目标，那么治疗"联盟"就不会是"同盟"——也就是说，我们就不会有前进所需的共同基础。

对大多数人来说，动机是复杂的。我们从事活动都有内部动机，而这些动机本身就能给我们带来回报。它们吸引我们，给我们带来挑战，并能引发心流。我们做事情也有外部动机，因为我们期待外部奖励。例如，我们可能会被激励去工作，因为我们喜欢它，它给我们一种目标感和意义感（内在的），但也可能被我们的工资和晋升前景（外在的）所激励。乔雅的药物滥用客户可能有参与艺术治疗的内部动机，因为是放松的，但他们也可能有外部动机，即向他们的缓刑监督官报告他们正在接受治疗。

尽管这两种动机本身并没有什么"好"或"坏"，但内部动机可能更具有可持续性，因为它具有内在的回报，并与核心利益、优势和价值观相关联。外部动机可能不太可靠，因为它取决于每个个体之外的因素，而这些因素可能是他们无法控制的。就治疗过程而言，那些主要由外部驱动的人似乎不太可能完成治疗。具有内部和外部动机的人最有可能继续接受治疗，而那些主要由内部动机激励的人被证明有最积极的治疗效果（Brown，2007）。外部动机可能会暂时帮助我们，但为了实现长期目标，我们需要感觉到它们与我们真正的自我是一致的。

我们关心的目标

朝着我们的目标努力可以训练专注力、提供学习机会、培养技能和使命感及频繁的社会连接。追求目标为我们提供了生活的架构，组织了我们的经验，强化了生活的连贯性和意义感（Lyubomirsky，2008）。致力于实现这些目标不仅会带来日常回报，还会带来一种全面的成就感，随着时间的推移，这种成就感会带来越来越多的幸福感。

Sheldon 和 Elliot（1999）发现，自我和谐的目标是个人重视的，并与成长、连接和自主提升相关，能够促进持续的努力。自我和谐的目标将我们与目标、意义、身份、我们认为我们是谁、我们想成为什么样的人联系在一起。这为达成长远目标提供了必要的勇气与热情，积极心理学家 Angela Duckworth 和同事们称之为勇气的特征（Duckworth，Peterson，Matthews，& Kelly，2007）。勇气和韧性给了我们力量去克服我们在实现目标时遇到的障碍。

动机性访谈

那么，我们如何确定哪些目标是自我和谐的呢？我们怎样才能发现是什么在内在地激励着我们的客户，是什么激发了他们追求成功的热情，是什么在他们遇到困难时激发了他们的勇气？我们如何发现他们在治疗中试图达成什么目标？我们询问他们！

Miller 和 Rollnick（2002）开发了一种被称为动机性访谈（Motivational Interviewing, MI）的技术，它可以帮助我们发现是什么在驱使我们的客户，以及他们试图实现什么。动机性访谈是一种以人为本的咨询，旨在通过向客户提出突出其内在价值和目标的问题来与客户结盟。它旨在提出诸如"是什么让你认为自己需要改变？""如果你做出改变，你的生活会和现在有什么不同？"或"如果你决定改变，你需要做些什么来实现这一点？"

动机性访谈拒绝说服我们的客户做出改变，在我们看来，这些改变"对他们有好处"。相反，它为客户和治疗师打开了一扇门，让他们接受在考虑改变的利弊时自然产生的矛盾心理。我们想知道为什么他们认为自己需要改变，或者他们是否认为自己需要改变。

我们可以将此研究作为一种正念观察的实践。我们开放的好奇心会引发他们的兴趣。为不改变的好处创造一个不做评判的心理空间，可以为激发他们改变的潜在动机提供一个跳板。我们，无论是治疗师还是客户，都想简单地注意到出现矛盾心理时会发生什么，例如，应对阻力（Miller & Rollnick, 2002）。这意味着要避免争论、教育、辩论或"专家论证"，这些都不能真正起到强化动机的作用。保持一种非评判性的意识态度和应对阻力的支持治疗联盟，并将它保持在它应该在的地方，即站在客户的立场上。毕竟，他们需要为自己的成功投资，以保持毅力和激情——他们需要实现长期的、自我和谐的目标。

动机性访谈被证实对大多数人有效（Rubak, Sandbæk, Lauritzen, & Christensen, 2005）。传统的动机性访谈涉及提开放式的问题，然而艺术治疗师Horay建议我们用非语言访谈来帮助我们的客户探索他们的目标与动机。这可能包括鼓励他们阐述自己对变化如何发生的看法（Duncan & Miller, 2000）。他们相信什么？他们的世界观是什么？改变是源于他们自己的坚持还是神的介入？所以这些问题都可以通过艺术来提问和回答。

例如，乔雅建议为正在与毒瘾作斗争的年轻男性客户创造一个"制造改变的机器"。一个幽默风趣的人开玩笑说，他会画一台自动提款机！另一个年轻人Darrel在纸上为他的"机器"做了一个游戏板，上面放着像"地雷"这样的小泥块，这些东西会阻碍他清醒地到达终点。他解释说，它们代表的是仍然在吸毒的朋友。当泥块干了以后，他发现这些"障碍"并没有粘在纸上。它们很容易被移除。这为他实现目标提供了一条清晰的道路——远离毒品！Darrel和乔雅一起嘲笑这个比喻，即这些障碍可以从字面上和象征意义上被"扫除"！

然而，当Darrel实际这样做的时候，因为他非常仔细地做了"地雷"，所以清除它们时留下了一片空白。它们是棋盘上最有趣的部分之一！有那么一刻，他和乔雅意识到，改变他的艺术作品——最初看起来毫无疑问是积极的——也象征着他失去了朋友，这帮助

Darrel 认识到,失去朋友的伤痛可能会暂时优先于其他目标,比如建立新的积极的友谊。

接近型和回避型目标

Darrel 的"改变机器"本质上说明了他的目标,也就是他想要的、他想清醒的愿望。虽然作为积极艺术治疗师,我们有意地去调整和发展积极的动机,但在设定目标时,我们也需要包括回避型目标。正如 Bannink(2014)所描述的,"接近"和"回避"的目标不仅包括我们想要达到的目标和得到的奖励("胡萝卜"),还包括我们试图离开的痛苦或两者的组合("大棒")。当人们被对失败的恐惧和对成功的希望所驱使时,他们会比仅被成功的希望所驱使时更努力地工作(Wong,2011)。

正如在"积极情绪"一章(第五章)中所讨论的那样,我们经常以矛盾的方式探索"消极情绪"——我们所回避的东西——来开始我们的工作,因为它提供了表达积极情绪的环境。例如,对那些正经历焦虑的人来说,他们通常清楚地知道他们希望"不那么焦虑"。然后,通过更深入地探索焦虑,我们可以"充实"他们想要体验的东西——更多的宁静、更多的平和、更多的当下等等。通过明确他们的回避型目标,我们可以发现他们的接近型目标。

通常,人们会说他们的目标是"幸福"。我们的回答是缩小范围——毕竟,"幸福"涵盖了很多领域!当然,人们想要感觉更好!他们希望少一些愤怒、怨恨和恐惧,多一些爱、欢乐、和平与希望。主观幸福感模型解释了积极情绪与消极情绪比例较高对幸福感的深刻影响。积极的情绪和人际关系本身就是巨大的动力。

艺术指导，例如使用折叠的页面来说明回避型和接近型的目标是有意义的。如果人们想感受更多的联系和更少的孤独、更多的爱和更少的孤立、更多的快乐和更少的痛苦，这对他们来说是什么样子的呢？我们可以通过使用可视化的图表来测量他们的信心和准备朝着某个方向改变的程度，来创造一个缩放的变化，这是一种动机性访谈技术。其他的指导可能包括"我生活中想要的和不想要的"，或者描绘一个人的手，在上面写"我想要抓住的和我想要放弃的"（Nobis，2010）。这些巧妙的可能性确实会引起相互冲突的冲动，同时也有助于明确目标和强化动机。

目标和优势

为了使目标具有激励性和可持续性，它们还需要运用优势。积极心理学家的研究发现，"鉴于优势的定义是与个人价值观和完整的核心心理表达相关联的，因此，它们被认为是达到自我和谐的目标和方法，从而最大限度地增加获得更大福祉与实现目标的机会"（Linley, Nielsen, Gillett, & Biswas-Diener, 2010, p.13）。利用自己的优势可以帮助我们发掘实现目标所需要的勇气和韧性，而艺术疗法正是实现这一目标的途径。

因为艺术疗法可以提供这样一个能够一瞥客户动机的语言，让我们依此可以制定高度个性化的治疗目标。客户展现出来的优势，尤其是那些最吸引人的优势，会成为实现这些目标的手段。换句话说，艺术作品不仅说明了治疗的"目标"是什么，还说明了如何实现治疗，即实现治疗的策略。艺术作品阐明了目的地和到达目的地的方法。

如用"桥梁绘画测验"（Darewych, 2014）的具体指令引出了有意义的目标和未来导向。这幅图说明了我们如何看待旅途，以及我们在旅途中可能遇到的壁垒/障碍/僵局（或障碍缺失）。到目前为止，帮助过我们并将在余下的旅途中支持我们的优势和资源经常出现在我们的图像里。

无论艺术作品的重点是描绘目标还是确定实现目标的策略，艺术作品都能自然地揭示这些目标。一般来说，最有价值、最有意义、最有希望的东西看起来会更亮、更近、更大、更详细，更小心谨慎。此外，因为即使是最简单的图像也比它们所阐释的概念更有层次性和隐喻性，而且形式元素清楚地反映了艺术创作者的独特签名，后者对内容的感知发生了转变。将这些与艺术作品制作方式中揭示的隐喻相结合，也凸显了组织能力、自发性、简洁、勤奋、独立性和相互依赖等特殊优势。它揭示了追寻我们所关注的最有活力和最和谐的东西的方式。

问题解决和决策制定

因为这种回顾经常揭示艺术创作者们之前没有意识到的动态，它也可以产生目标的重置，并提供使它们更自我和谐所需的必要信息。通过阐明我们是谁的核心和赋予我们最大力量的优势，艺术过程不断引导我们走向更有意义、更符合我们真实自我的道路。这是艺术疗法的另一个有益特质，它提供了探索选项和试验解决方案的机会。

丽贝卡在度假村的"转变意识"工作坊和咨询中利用了这一动力。她被推荐给那些想要探索自己创造力的障碍的客户，或者那些觉得自己在工作、人际关系或生活中不知何故"被卡在"十字路口的客户。从本质上讲，他们是在试图回答"我应该留下还是离开？"或"现在离开还是以后？"

她通常会以这样的提示开头：用符号来代表"什么让你强大？""如果这种情况是我们所能做到的最好情况，那么会是什么样子？"或者"如果你的工作和生活有更好的平衡呢？"；或者，对情侣来说，"如果你们意见一致，你们的关系会更令人满意吗？"即使在这些短暂的接触中，她也总是提出这样的观点，即在反思艺术作品、创作过程以及它们之间的关联时，从一致性和差异性中可以收集有用的信息。

例如，来自俄勒冈州的Jason打算在新泽西找一份工作，他画了一张地图，上面显示了他生活中想要的东西。经过思考，他惊讶地发现他的地图上"全是俄勒冈州"。他甚至没有把新泽西包括在内！此外，俄勒冈不仅很大，而且色彩更丰富，细节更丰富，充满了他喜欢的东西。它"主导了地图"。他意识到，尽管他本以为自己下定决心要搬到东部去，但他的艺术作品和语言联想揭示了一些完全不同的东西，于是他决定不接受新泽西的工作。

在另一次会谈中，一位生病的母亲对是否要复工感到矛盾。她这么想是因为她的孩子们都在上学前班，她看起来正在恢复，她应该更有效率一些。当她填满她的曼荼罗时，包括她的孩子、运动和营养的象征时，她的工作超出了圆的边界。她总结说，虽然工作也有体现，但它不是"核心圈子"的一部分。基于她的意象，她决定，此时此刻她需要专注于她的孩子和她的健康。

在Czamanski-Cohen和同事们（2012，2014）的研究中，研究对象是癌症患者，他们正经历着决策上的冲突——焦虑、矛盾情绪及对可能导致不良甚至致命后果的选择产生的怀疑——他们还观察到艺术疗法促进了决策的作出。它帮助他们具体化，与必须作出最终治疗决定的选择而引发的混乱想法和感觉保持一定距离，并对其进行整理。他们的想象给了他们信心和前进的确定性。此外，它还帮助他们确定应对疾病症状的策略。Czamanski-Cohen还发现，它可以帮助患者控制他们过去曾怀疑或后悔的决定的矛盾心理与不确定性。

当客户感到不知所措时，我们可以让他们用艺术的方式来应对。这显示了他们的适应力，并给了他们更多的控制感。他们也可以探索过去的成功——他们过去应对的方式——来找到处理当前压力的额外工具。

转变意识：这真的有问题吗？

如上所述，即使作为积极艺术治疗师，我们通常也是从"问题"开始治疗的。由于消极偏见的支配，无论我们是更乐观还是更积极，我们经常会无意识地通过消极的视角来看待我们的挑战。通过提供一种更充分地表达与这些困难相关的思想和感受的方法，艺术治疗往往可以自相矛盾地提供一些距离并解决"问题"。事实上，当我们对正式元素进行视觉分析，并将其与艺术过程和语言联想中的隐喻进行对比时，通常最初被认为是问题的东西会转化。正如在前一章所探讨的，艺术治疗过程将诱发一个积极的重新评估。

例如，Martha 和她的丈夫已经离婚几年了，但他们的关系很友好，且在抚养儿子方面仍然很团结。她的前夫和家人都在向她施压，要求她和他复婚。考虑到她还没有与其他任何人约会，她有些赞同。她对该做什么感到矛盾，并为自己没有更全心全意接受他而感到内疚。然而，当她为她的生活将是什么样子会更满意画图时，她的图像里面并没有包括她的前夫。起初，她认为是自己忽略了，但是当丽贝卡问她是否想加入他时，Martha 说："没有地方加他。"她没费多大力气就理解了为何不加他以及不加他的决定所揭示的隐喻。这让她能够不顾他人的压力，追求更有成就感的人际关系。

也可能出现相反的情况。例如，很多时候客户说他们之所以结束一段关系是因为误解、不愿承担责任、隐藏的愤怒或怨恨。然而，在他们的艺术作品中，他们为那些重要的人保留符号，甚至可能接近或位于他们的图像的中心。他们也可能被画上与其他元素相同的颜色，如宠物或亲人，这表明它们有积极的联系。客户意识到，尽管他们受到伤害或感到生气，但对方仍然是他们生活中的重要部分。

艺术治疗过程给了我们意想不到的明确答案。它揭示了我们在矛盾和冲突的情况下如何前进。它提供了一种不同意识所感知的"问题"。我们与自己的部分联系，甚至可能已经"解决"了问题。而且，虽然挑战可能不会完全消失，但它会带来不同的体验。积极的方面被感知到，这样的情况不仅看起来不那么可怕，而且可能让人感觉是可控的，甚至是充满希望的。

开始行动

正如我们上面所建议的，艺术治疗过程澄清了目标，并为我们提供了实现目标的途径和资源。它还为我们提供了采取行动的战略。回顾一下关于创造力和心流的章节（第六章和第七章），我们需要为采取行动热身——艺术治疗过程也揭示了我们的客户最有可能做出改变的方式。

例如，一个感到孤独的女人做了一个曼荼罗，用符号表示如果她感到有更多的连接，她的生活将会怎样。她在中间画了一个她丈夫的象征，就像一轮明亮的太阳，光线从曼荼罗的圆周延伸到页面边缘。她之所以把他画成这样，是因为"当我情绪低落时，他会让我感到放松"。她若有所思地说，太阳光线越过圆圈的方式反映了他帮助她"摆脱自我"的能力。

她注意到她在纸张边缘的光线附近画了几个白色的小圆圈。起初，她不知道它们代表什么，但后来她咯咯地笑了，心想也许它们象征着他对棒球的热爱。她记得他曾和同事一起参加夏季联赛。虽然他经常邀请她参加，但她总是拒绝。她决定在新赛季开始时就去看比赛，这样她就能见到他的一些同事和他的伙伴。在会谈结束的时候，她不仅感觉不那么孤独了，而且觉得自己有了一个明确的策略："多出去走走"。她也清楚地认识到，她的丈夫不仅是支持她的一个来源，而且他的活力和温暖也为她提供了安全、和谐的路径把自己"延伸"向世界。她的作品甚至给了她实现这一目标的具体途径——他对棒球的热爱！

　　改变艺术作品中的意象成为一种采取行动和改变生活的隐喻。如果某件事是扭曲的或杂乱无章的，我们可以改变它，使它更和谐和有组织。如果缺少什么，我们可以添加。修改图像"隐喻性地暗示了对旧脚本的新的解决方案"（Riley，1999，p.285）。

　　艺术图像和创作过程提供了一个虚拟的领域，在这个领域里，我们可以制定一系列的替代可能性——我们可以想象各种各样的结果，把自己投射到那些场景中，并尝试不同的推论。我们可以从我们的选择中辨别，思考这些可能性的后果，并决定哪个（些）选择对我们和其他人最有利。

艺术阐明了成就及达成目标的过程

　　这些例子说明，艺术作品为我们提供了大量的信息。它不仅阐明了我们所知道的成就，而且揭示了以前未必注意到的进展。即使没有看到改善和改变，艺术也可以表明治疗过程已经发生，并且投入了时间。艺术治疗师Shirley Riley（1999）说："艺术治疗使治疗过程的演变成为创造者和治疗师-观察者共享和尊重的可见事件"（p.284）。艺术创作可以用来回顾治疗过程，识别变化，确定是否达到任何目标，并说明已经达成了什么。

　　正如Seligman的学生指出的那样，成就本身就是一种回报。这不仅包括我们努力的结果，也包括试图完成某事的过程——努力的过程就是说，回报往往只是"正在做"。艺术治疗，因为它涉及创作艺术，是一种"实践"的疗法。因此，它给PERMA中的"A"带来了一些完全独特的东西。它包括有形物体的形成和创作过程，即在世界上有自己独立存在的物体。艺术治疗不仅根植于成就，甚至可以说艺术治疗是一种达成治疗。

具有讽刺意味的是，艺术疗法常常被视为一种"活动"疗法而被轻视。然而，这可能是它最大的资产之一。例如，最杰出的积极心理学家之一Diener指出，许多更有效的健康干预措施将"积极思考与活动理论混合"在一起（Diener & Ryan，2009，p.400）。他提到Csíkszentmihályi（1991）关于心流的理论，该理论强调了间接努力的重要性，在这种活动中，过程的回报与其服务目标是一致的。这包括激发兴趣、自发性、好奇心、游戏、探索、此时此地的参与和心流的活动。积极心理学家Frisch（2006）在他的《生活质量疗法》一书中，强烈提倡开展"旨在促进在心流活动中迷失自我的创造性活动"（p.282；最初的重点）。

艺术疗法自然地符合这些条件。它是一种激发了所有的兴奋、好奇、探索等的内在回报的活动。此外，正如在关于"创造力与心流"的章节中所探讨的，即使是那些最初不愿从事艺术的人，一旦适当地热身，也会频繁进入心流状态。这是艺术治疗过程的一部分，事实上，做艺术作品不仅是治疗，而且是一种享受和乐趣。

人们常常含蓄地认为，艺术治疗中的"艺术"更多地是为了自我表达，而非审美目的。艺术治疗师反复强调这一点，这里不是教室，没有人会被评分。如果他们不愿意，他们甚至不需要展示他们的艺术作品。这也鼓励我们采用成长型思维。回顾一下关于创造力的那一章，这包括冒险和犯错的意愿。值得注意的是，Frisch

(2006）认识到了这一点，强调创造性地努力不仅是有趣的，而且可以减少"完美主义"和"自我批评"（p.82）。他甚至建议治疗师参与这项活动，以便成功避免失败的风险。

艺术治疗师特别擅长同时激发和降低从事创造性工作的风险。他们有专业知识来配合客户的活动，最大限度地提高技能/挑战的平衡。此外，他们拥有技术知识，可以在客户遇到困难时提供支持。这有助于确保他们的客户获得某种程度的成功——他们能够创造一些东西来帮助他们表达想要传达的东西。

Kramer将其定义为升华——提出艺术创作允许"情感自由和结构化表达的综合"（1975，p.33）。Kramer认为，艺术创作不仅能让人释放情感，还能让他们的经历并然有序。

> 这是一个过程，在这个过程中，驱动能量从最初的目标转向成就，这是自我高度重视的，在大多数情况下，是具有社会生产力的——升华的一个基本特征是替代活动提供了大量真正的快乐（1971，pp.68-69）。

Kramer发现艺术疗法对那些难以控制冲动或无法用语言表达自己的孩子特别有用，因为它鼓励自主性、自我控制和目标实现。正如Wadeson（1980/2010）所写："通过视觉形式表达自己所获得的愉悦感不仅可以满足自身，还可以增强掌控感和自尊感"（p.14）。无论多么简单，做一件事都能给你机会去战胜挑战，并激发你相应的能力、乐观和自豪感。Landgarten（1981）将艺术疗法中的艺术描述为一种自信的自我指导行为的证据，这种行为具有内在的赋能性。正如身患癌症的艺术家告诉我们的那样，有时艺术简单地记录了我们在世界上的存在，提供了我们仍然活着的证据："我创造，故我在。"

自豪

自豪是一种积极的情绪，当我们有所成就时，我们会相信自己在其中起着关键作用 (Tracy, Weidmn, Cheng, & Martens, 2014)。我们觉得我们的努力得到了回报，我们的能量和信心得到了提升。Nucho (2003) 探索了艺术可以用来突出成就的方式。例如，对于成年人、青少年，甚至是儿童，艺术作品可以描绘出他们感到非常自豪的时刻。它还可以描绘他们遇到的挑战，以及他们如何克服这些挑战，增强他们的韧性和生存能力的自豪感。

此外，艺术创作本身，因为如果它既是一种有形的成就，又是我们努力的活见证，就会唤起真正的自豪感（"我做得很好！"）。与傲慢的阴暗面相反，真正的自豪感能以积极的方式提升自尊。傲慢-自吹自擂或傲慢是潜在的自恋和低自尊的表现——更可能与一种固定型思维相关（"我很伟大！"）。这两种自豪都是成功的象征，而真正的自豪促进了社会赋能和真正的自信 (Tracy et al., 2014)。它加强了自我认同感和积极的自我评价。

自豪是生理激活的 (Kreibig, 2014)。在世界各地的文化中，当我们感到自豪时，我们会跳起来，昂首挺胸，把手臂和拳头举过头顶，向每一个人呼喊：我们赢了！哇哦！在艺术创作中，尽管那种成就感可能不如越过终点线或击出全垒打那么激动人心，但由此产生的成就感同样是有回报的。正如Hass-Cohen和Carr（2008）所指出的，艺术作品带来的感官愉悦和自豪感刺激了催产素的分泌，这是大脑的自然奖赏激素。

自豪和热情洋溢自然会激励我们与他人分享我们的成就。在艺术治疗中，治疗师对艺术作品的认可和为完成艺术作品所付出的努力增强了客户的自豪感，Rubin（2011）将其描述为治疗师眼中的认同光芒。艺术作品被认为是人的延伸，是有价值的，值得被关注和尊重。

正如第九章中提到的，庆祝成就是建立积极关系的关键。它是加强治疗联盟的关键组成部分。在艺术治疗中，艺术治疗师通过积极的建设性的回应——"哇！你看，你能告诉我吗？"，来利用客户的成就。客户、治疗师和/或团队对图像的共同自豪感和群体的声音有助于进一步扩大认可和普遍性的积极感受。这为未来的艺术创作尝试提供了动力。这种艺术是一种对掌控的可见提醒。它反映了艺术治疗的努力，我们经常向参与者保证，他们不需要被训练成艺术家。我们的目标是表达和探索感觉，享受过程，而不是创造一个高度完成的产品。但客户确实想要做出美学上成功的艺术作品。我们知道这一点，因为他们是这样告诉我们的！他们投入时间和精力于"作品"，并想要创造视觉上可以令人愉悦的艺术所带来的自豪感和成就感——艺术的价值不仅在于它的表现力，还在于它的审美吸引力（Spaniol，1998）。

Hartz和Thick（2005）对女少年犯的研究证实了这一点。在艺术治疗中,同时关注过程和作品对增加掌控感和自我价值感是最有效的。因此,为了帮助我们的客户培养他们想要的技能,以达到在他们看来不错的效果,我们建议艺术治疗师不要回避"艺术老师"的角色。我们想要树立艺术技巧的典范,提高我们的客户成功地用艺术媒介表达自己的能力。我们可以教他们如何改变铅笔或油彩笔的压力,以创建更柔和的线条或更醒目的标记,混合粉笔、蜡笔用于着色,或在黏土上刻画,并在黏土线圈之间涂抹泥浆以形成牢固的黏合。这些技能让他们对试图创造的作品有更大的灵活性和掌控感,并对最终的作品有更高的满意度。

例如,Bruce Moon(2012)写了关于教导青少年拉伸他们自己的画布,这是一个需要时间和努力的过程。这不是一件容易的事——把布料拉到展架上,均匀地固定好!但在这一艰苦的工作之后,当他的客户终于开始画画时,对他们来说,这比使用预先拉伸的画布更有意义。我们知道,这种劳动密集型的准备工作可能并不适用于所有的艺术治疗工作室,但它说明了一点,当我们成功地完成了某件事情时,真正的努力和决心提高了我们的自豪感和成就感!

展示艺术作品也被用来提升自豪感。"艺术展览"可以在工作室内外悬挂客户的艺术作品,也可以在当地的画廊展览、社区主办展览,甚至可以在全国性的活动中提高人们对艺术疗法的认识,比如2001年AATA在美国参议院的展览,或者一年一度的全国退伍军人创意艺术节。这可以通过让艺术创作者们参与他们作品的装饰或展台设计来加强,如果可以的话,还可邀请他们参加展览。

综上所述,艺术治疗在许多方面有助于达成我们的成就。它不仅帮助我们弄清正在远离的目标，也帮助我们弄清正在接近的目标。它揭示了对我们来说什么是最重要的，它向我们展示了以与我们最高自我一致的方式去实现生活中想要的东西的方法。此外，因为艺术治疗涉及专注和投入地"做"，它提供了来自促进创造力、游戏和心流的活动的益处。

我们也确实在艺术治疗中创造了一些东西，这些东西常常会让人产生一种掌控感、成就感和真正的自豪感。让治疗师促进自我表达提供了一种被认可的感觉。我们可以通过教授客户美术技能来提高他们表达自我的能力，并在适当的时候，通过给他们机会向更多的观众展示他们的艺术作品来提升这种体验。

在探究完成就（PERMA 的最后一个领域）之后，我们现在转向积极艺术治疗在培训和专业发展中的应用以及未来的发展方向。

问题讨论

1. 你最自豪的成就是什么？你周围的人也重视它吗？

2. 你的目标后面的价值观是什么？

3. 是什么激励你的客户？他们的目标和你试图达成的目标有什么不同吗？

第十三章 专业应用和未来发展方向

当我们第一次进入积极心理学的领域时，最能引起我们共鸣的观点是，心理学一如既往地把注意力集中在病理学上，即集中在一个人的问题上。这似乎既是一种启示，又是对我们在整个职业生涯所感受到的某种东西的证实。我们注意到，我们的事业，作为一般疗法的艺术疗法也有类似的不平衡。用我们刚睁开的眼睛来看，艺术疗法似乎是围绕着它的能力发展而来的，它能帮助陷入困境的灵魂表达自己，并通过艺术创作的治疗实践让他们从痛苦中找到一些解脱，它还能以一种绕过语言防御的方式揭示他们的挣扎。这些当然是最突出的特点，但它们似乎主要是针对问题的。虽然这种观察有一定的价值，但与此同时，我们也认识到，我们对艺术治疗本身的批评"是以问题为中心的"。这种讽刺并没有逃过我们的眼睛。即使我们试图把一种更积极的模型带到这个领域，消极偏见仍然在起作用。

考虑到这一点，我们现在试着更加欣赏塑造这个领域的各种观点。就像积极心理学家的工作源于前辈们奠定的理论基础一样，我们所知道的大多数积极艺术治疗师是从艺术疗法的先驱们和当代的同事们播下的种子中成长起来的。积极艺术疗法是通过与他们贡献的大量研究、理论和学术智慧进行比较和对比而产生的。

我们使用了PERMA——Seligman的幸福模型作为框架，将积极心理学原则和艺术治疗领域相结合，因为它为我们展现的方式似乎最符合逻辑。然而，正如我们希望传达的，还有不同的模型可以被应用——心理幸福感、主观幸福感、繁荣等等。此外，尽管我们已经将内容分为PERMA的领域和子主题，但它们都是如此错综复杂地交织在一起，相互依赖，以至于将它们分开会产生人为的分裂，而这种分裂在体内会立即消失。

在过去十多年里，积极心理学和艺术疗法的交叉研究对我们的专业实践产生了深远的影响。也许，更重要的是，它彻底改变了我们的生活。由于这项工作，天生抑郁、悲观、焦虑、低能量的丽贝卡，变得更有希望、韧性、热心和宁静。天性活泼、乐观、精力充沛的乔雅甚至比以前工作更投入。此外，我们的人际关系也有了很大的改善，更能欣赏那些给我们的生活带来的力量。

除了在学习积极心理学的过程中得到许多个人礼物，我们对自己的领域也有了更深层次的理解。我们一直都知道，就像所有的艺术治疗师一样，我们与其他心理健康职业不同。即使当我们因为做了一些非传统的治疗而感到抱歉时，我们也总是为艺术疗法能够促进表达、有效吸引我们的客户并提示一些新的和不同的东西而感到自豪。在深入研究积极心理学之后——尽管有困难和创伤，我们还是发现了改善健康和幸福的策略——我们为艺术疗法能给这些努力带来的东西兴奋不已。现在，写完这本书，我们可能会进一步说，我们认为艺术疗法可能是实施积极心理学模型的最好方式之一。

这激发了我们培训其他艺术治疗师、学生和心理健康从业者的灵感，这样他们也可以将这些技术应用到工作中，这也激发了我们的热情，将这些实践带给更广泛受众——其他医疗服务提供者、教育工作者、企业团队、度假胜地的客人，以及任何希望改善生活质量的普通人。

工作坊和培训

我们在此简要回顾一下如何促进"非客户"人群的培训。这包括"第一线"的提供者——那些在高强度环境中为公众服务的人，即医务人员、警察、学校教师或政府雇员。我们也在技术、时尚产业、公共关系、酒店和管理等组织环境中进行企业培训，这是一个艺术治疗实践领域，虽还没有完全开发，但已经有了很大的发展。少数艺术治疗师冒险走上这条路，因为他们认为这条路很有用，它提供了探索员工动态和促进创造性解决问题的独特方法 (Babyak, 2015; Ault, 1986; Huet, 2011; Huss & Sarid, 2014; Italia, Favara-Scacco, Di Cataldo, & Russo, 2008; Salzano, Lindemann, & Trostky, 2013; Turner & Clark-Schock, 1990; Winkel & Junge, 2012)。

正如许多作者所警告的那样，在组织培训中需要保持专业界限，特别是因为这些培训不仅包括同行，还包括将对他们进行评估的主管。我们精心安排讨论，这样的分享是真实的和个人的，但比在一个治疗小组中更少暴露和情绪化。即使它是结构化的，也通常是真实的和有意义的。Winkel 和 Junge（2012）坚持认为，由于艺术治疗师接受过团体治疗的技能训练，他们具备良好的素养来控制分享的深度，从而确保专业设置所需的心理安全。

我们通常以介绍"三件好事"的热身来开始我们的工作坊。随后，我们在工作坊提供有关 PERMA 的任何一个元素的心理教育。它可能会促进积极向上——改变我们自己、我们的人际关系和/或工作场所中的认知和情感动机，这样我们就会经历更少的冲突，并过上更健康的生活。它可能更广泛地用于管理压力。例如，应对挑战、培养韧性、提高积极性和培养乐观精神等。

在所有团队中，我们总是关注他们的工作目标、共同的优势和价值观，以及他们工作中反映这些品质的方面。通过艺术图像来欣赏这些作品，他们会对自己的个人贡献和共同创造的文化给予欣赏。他们能获得一种相关的、有用的和被支持的感觉。这不仅帮助他们对自己的工作感觉更好，也让他们对同事和雇用他们的组织感觉更好。这为他们的生活提供了更大的背景，即使他们不能待在原来的工作岗位，他们也要在工作或生活中扮演重要的角色。

团队建设

当我们在医疗保健和企业环境中开展更长时间的研讨班时，我们就有了进行集体活动的机会，比如"岛屿练习"，这是一个起源不明的经典指令。在开始之前，我们在一张大纸上画出一座肾形的岛屿。基于小组目的，我们把参与者分成4~6人一组，告诉他们，他们发现自己在一座岛上，可以装备任何他们想要或需要的东西。

我们开玩笑地补充说，他们已经得到了一套神奇的绘画材料，可以实现任何他们想象的东西!

我们建议每个人都参与绘画过程，即使是那些坚称自己不是艺术家，只是坐着观看的人，或者那些坚称自己只是来观察的监督者。我们解释说，做艺术作品可以激活大脑中对解决问题和创造性思维有用的部分。如果他们对自己的绘画技能感到焦虑，我们建议他们做一个简单的任务，比如在岛上或岛的周围上色。

当岛屿完成后，这些小组会给它们命名，如果可能的话，还会展示它们。然后我们会提供彩色的纸、剪刀、胶带和胶水，并告诉他们，他们可以创建通往其他岛屿的路径，或为其他小组访问他们建构路径。然后，这些小组与其他小组分享他们对自己的岛屿和他人的岛屿的看法。当他们开玩笑地吹嘘自己的决心或为自己完成任务的决心道歉时，他们通常会开个轻松的玩笑。我们探索他们的岛屿所揭示的洞见及制造岛屿的过程的隐喻。特别是，我们会问他们的个人优势和价值观如何支持团队的最大使命，以及他们如何利用这些优势一起工作。

最后，我们分享了自己对个人、小组和整个团队的独特品质的观察。我们还列出了他们可以使用的具体策略，这些策略建立在他们在工作坊中的发现基础上，以增强团队中的沟通、支持和效率。在研讨会结束时，我们会向联系人提供关于他们团队动态的其他观察结果。

工作坊中的PERMA

我们举办的工作坊和培训，不管他们是谁，也不管他们强调的重点是什么，通常涉及 PERMA 的多个方面。他们通过艺术创作、笑声、嬉闹、享受和与他人的联系产生积极的情绪。他们通过创造力、优势和心流来促进参与。他们通过团队建设、合作解决问题和欣赏交流来强化关系。他们提供了一种成就感，因为他们创造了一份有形的记录，记录了他们作为艺术创作者的意外成功，以及一次成功的合作。

通过视觉意象和群体动态，人们对自己和同伴有一个大致的了解，这一艺术过程在提升洞察力的同时，也改变了意义和感知。它说明了个人的优势和价值，并说明了这些优势和价值中有多少能与工作坊的其他人、组织中的其他人产生共鸣。这使他们的个人和职业意义与目标感一致。

当所有的培训结束时，我们会分发匿名评估，询问参与者什么时候最忙碌/最不忙碌，对他们来说什么是重要的收获、有什么新的和不同的东西，什么是令人惊讶的。通常，他们在心理教育部分的参与度最低。然而，他们总是说这些信息是非常有用的。在艺术创作和加工过程中，他们是最忙碌的。他们通常会说，他们没有意识到幸福在他们的生活中多么重要。最让他们惊讶的是，他们不仅能做艺术作品，而且乐在其中，并从中学到了一些东西。

当我们在组织环境中工作和举办工作坊时，我们总是将艺术治疗与我们交往的人们头脑中的积极情绪联系起来。我们这样做是为了增加他们将来进行艺术治疗的可能性——为他们自己，为他们所爱的人，为与他们一起工作的人，为与他们有亲密关系的机构。

专业发展

当我们训练艺术治疗师及临床医师进行积极艺术治疗时，我们采用与以上所列类似的策略。然而，我们也探讨了一些与心理健康专业相关的话题，比如精神疾病、同情心、自我观照和积极伦理学。下面将介绍一些我们开展的继续教育培训，然后我们将讨论如何将积极艺术治疗应用于督导和咨询。

培训和继续教育

将倦怠和同情疲劳转化为同情心满足

同情心满足是指当我们享受工作时所体验到的满足，我们发现它很有吸引力，并认为自己能够成功地帮助我们的病人，我们得到了同行和主管的支持（Stamn，2002）。当我们把工作看成一种使命，并把它与我们的职业所带来的价值观联系起来时，同情和满足也就产生了。它使我们致力于我们的工作，即使它是困难的和有压力的。

心理学一如既往地更多地关注倦怠和同情疲劳，当我们考虑到它们在医疗保健和人才服务提供者中普遍存在时，这是可以理解的。过度和长时间的工作导致工作倦怠。它被描述为"在工作中逐渐失去热情、兴奋和使命感"（Cherniss，1980，p.16）。其特征为情绪耗竭、人格解体、感知不公平、缺乏控制和高离职率（Maslach，1982）。

同情疲劳是医疗工作者由于照顾目睹或经历过创伤的人而经历替代性创伤的情况（Stamn，1997）。与通常是渐进式的倦怠不同，同情疲劳只会在遭受二次创伤后发生。然而，它最常见的发展是由于长期遭遇的境况让医疗工作者感到无助和不知所措（Niemiec，2013）。同情疲劳产生的症状类似于创伤后应激障碍——焦虑、分解、人格解体、躯体化和抑郁。

当我们与医疗保健专业人员一起举办工作坊时，我们经常使用"专业生活品质"工具来衡量他们的工作倦怠、同情疲劳和同情心满足（Stamm，2010）。我们邀请他们谈谈人们在工作中遇到的挑战。例如，在住院部，通常是咄咄逼人的病人缺乏训练的辅助人员，长时间工作、繁重的文书工作和机构政治。给他们一个"表达压力"的机会是一个很好的开场白，你可以问："面对这么多压力，是什么支撑着你，让你回到工作中来的？"这是一个能量的明显转变，当他们开始报告诸如看到病人的改善、解决复杂问题、同事的支持等事情时，他们的精力就会充沛起来。

我们为参与者提供优势卡（Booth，2007）或一份优势清单，如附录C中提供的那些。我们让他们从同事身上挑选出他们认同和欣赏的优势，然后讨论这些优势。我们也可以对一系列价值观做同样的事情，问他们个人认同哪些价值观，哪些价值观代表了他们的职业。

在这个过程的任何时候，我们都会提供一项艺术指导——他们在团队中感受到的相关优势、价值观或支持。当他们反思自己的意象时，他们总是会被一些共同的优势所震撼——幽默、韧性、善良、耐心、灵活性、同情心及对病人的支持。他们通过重新唤起自己的激情来改变人们的生活，从而获得能量。当他们有机会反思自己的价值观及是什么吸引他们走向心理健康行业时，他们中的许多人意识到，尽管工作性质艰苦，但他们有强烈的使命感，并始终相信自己的生活由使命驱动。

自我观照

尽管自我观照——找到平衡和培养我们个人和专业需求的方法——适用于任何人群，但它与医疗保健提供者尤其相关。它与增加同情心满足的、减少倦怠和同情疲劳呈正相关（Alkema, Linton, & Davies, 2008）。决定一个人是否正在经历同情疲劳是很重要的，因为他们可能需要不同的干预。我们提供了一份讲义（改编自ACA的自我观照评估，2002），概述了自我观照的五个领域——身体、情感、心理、职业和精神——以及提供针对这些领域的活动。

我们建议他们在曼荼罗中间为自己放一个符号，并添加一些符号来代表对他们的自我观照最重要的东西。在这个过程中，我们使用艺术作品来强调它所揭示的关于他们的需求和优先事项，他们照顾自己的方式，以及为了使他们的工作更令人满意和可持续，他们可能需要应对的领域。

积极伦理学

Handelsman, Knapp 和 Gottlieb（2009）在发现伦理压力来自风险管理之后，创造了"积极伦理学"这个术语，在风险管理中，从业者由于害怕报复而被阻止违反伦理。Handelsman 和他的同事们建议，与其专注于避免伦理困境，不如主动探索工作中固有的伦理问题。例如，伦理的细微差别、灰色地带和相互竞争的伦理要求。这一点对伦理委员会来说尤其重要，因为他们调查违反伦理的行为，考虑临床医生是否使用监督来处理审查案件的伦理复杂性。

Gottlieb, Handelsman, Knapp（2008）建议，伦理培训应该更有抱负——探索建立伦理立场的价值，并激励人们按照这些理想去实践。同事们把从个人价值观到职业价值观的转变比作一个文化适应的过程，新从业者就像移民来到一片新的土地。他们必须学会辨别哪些价值观是一致的，哪些与他们的职业相冲突——在他们的"新国家"。

Lisa Hinz（2011）是第一个将积极伦理学引入艺术治疗领域的人。她的建议被添加到最新修订的AATA道德规范中。AATA还将创造力加入了他们的价值观清单，这一美德可能与其他职业无关，但对我们来说是基本的："艺术治疗师培养想象力，以加深对自我、他人和世界的理解。艺术治疗师支持决策和解决问题的创造性过程，以及意义创造和治疗。"（AATA，2013）

我们举办的"积极伦理工作坊"结合了对优势与价值观的探索，以及改编自Robert Biswas-Diener（个人交流，2014年5月5日）的"使命和愿景地图"（见附录A"积极艺术治疗指令"）。这些工作坊会帮助专业人士以一种新的和不同的方式与伦理建立联系。参与者经常报告说，他们从来没有把伦理视为任何东西，除了认证或许可机构可能对他们施加的制裁。他们告诉我们，他们不再害怕无意中违反伦理准则，因为他们觉得自己与这些准则所衍生的价值观和原则更有切身的联系。当出现伦理问题时，他们也会更积极地寻求咨询。

督导与咨询中的积极艺术治疗

当我们训练艺术治疗师和学生采用积极艺术治疗的策略时,他们通常会惊讶于这是如何挑战他们对自己和客户的看法的,特别是如果他们一直沉浸在强调医疗模式识别问题、创伤和病理学的机构中时。如果在他们自己的生活中,他们的注意力集中在弥补他们认为的弱点上,而不是集中在他们的长处和能力上,情况就更糟糕了。我们邀请他们参与我们与客户合作的过程。

人际关系中的优势和价值观

毫不奇怪,与我们一起工作的大多数艺术治疗师都和我们一样欣赏美好与卓越。具有讽刺意味的是,他们常常因为这个乍一看似乎很肤浅的属性而感到尴尬。然而,当他们意识到他们的视觉智能和审美能力正是区别于其他心理健康专家的地方,他们会因为拥有这种能力而自豪。

有时候,审视他们的优势会让人感到不舒服,尤其是如果他们在谦虚和谦逊方面得分很高的话。然而,当他们变得更善于发现别人的优势时,他们就会明白,我们所有人的优势是互补的,并能提高我们的能力。这可以通过一些练习来提高,比如制作关于客户、同事或社区里某个人的优势的艺术作品,以帮助他们看到自己的优势在人际关系中发挥的作用。这也适用于价值观。确定什么对他们来说是重要的、什么激励着他们,他们的客户、同事、经理,甚至他们的工作机构，都能帮助他们更有效地合作。

正如第九章中提到的关系，我们也使用感激询问来帮助员工在工作中发挥最佳水平 (Fialkov & Haddad, 2012)。当他们与挑战作斗争时，无论是客户、同事、主管还是组织，都可以帮助他们以不同的方式看到这些情况。感激询问激发了人们的好奇心和兴趣，让人们想知道如果事情是最好的结果会是什么样子，并在现有资源的基础上实现它。

关于治疗的感受与信仰

我们使用回应艺术和复制客户的艺术作品，以探索他们的看法和更多地了解客户的信息 (Fish, 2012;Deaver & McAuliffe, 2009)。我们了解他们对客户和工作的感觉——是什么激励了他们，给了他们快乐、平静和感激。我们也谨慎地探索他们遇到的消极情绪，目的是要辨别他们服务的目的和他们可能识别出的需求。在督导中，就像在治疗中一样，我们希望增加积极情绪和消极情绪的比例，并诱导随之而来的感知拓展与身体、社会和情感资源的建立，以帮助他们更有效地应对和管理这些挑战。这让希望之火熊熊燃烧，不仅对我们的客户至关重要，而且对我们自己也至关重要，如果我们要坚持我们所从事的工作的话。

我们用艺术来探索他们对治疗的信仰，尤其是艺术治疗，以及他们在治疗过程中如何看待自己——他们是一面镜子、一个容器、一个安全的地方等等？对于他们的客户——老师、向导、见证人、倡导者、合作者、艺术家同行，他们认为自己的角色是什么？

我们偶尔会在督导中使用"把自己画成光源"的指令。艺术治疗师Eileen M"砖房里的光"很好地作出了说明（图13.1）。她意识到，当她面对她在客户身上所看到的黑暗和空虚之墙时，常常会觉得很难保持"光亮"（个人交流）。然而，她并不想推倒这堵墙，而是想帮忙照亮这些砖块，并研究这堵墙是如何建造的。她认为，尽管这盏灯没有"接地"，但它仍在发光这一事实意味着，有时她出现在客户的生活中就足够了。

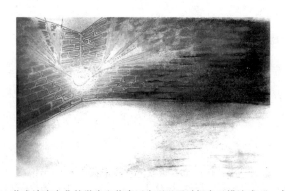

图13.1　艺术治疗专业的学生和临床医生可以通过把自己描述成"一个光源"来探索他们如何看待自己的角色。艺术治疗师Eileen M视自己为"砖房里的光"，她解释说，当她面对客户的黑暗的"墙"和空虚时，尽管有时很难保持"亮着"的状态，相比试图拆除这堵墙，她更想帮助照亮它。

我们有时会让艺术治疗师与他们的光源对话，问它从哪里获得能量，并告诉它他们是多么欣赏它的光芒。

治疗师的身份
我们也看到了弥漫在治疗专业和关于治疗师/艺术治疗师的共

同文化中的令人沮丧的神话。例如，在他们的文章《选择心理治疗作为职业：我们为什么要跨越那条路?》，Farber 和他的同事 (Farber, Manevich, Metzger, &Saypol, 2005) 面对这样的假设，即治疗师与他人合作是为了满足未被满足的关注和亲密需求。这包括对信仰的污蔑，即治疗师的动机是"有意或无意的，出于权威的地位，出于对他人的依赖，出于仁慈的形象，出于奉承的承诺，或希望通过帮助他人来间接帮助自己"(Maeder, in Farber et al., 2005, p. 1014)。

研究证实，尽管许多治疗师确实把他们的职业作为一种探索和解决问题的方式，而且个人经历确实在他们的职业选择中起了作用，但这并不总是因为后者是功能失调的 (Farber et al., 2005)。此外，尽管许多治疗师似乎在他们的家庭中充当调解人和知己，但我们认为这可能同样来自优势——例如，社会智商和交际能力——这些来自未解决的家庭动态的残余。成为心理治疗师与其说是为了填补情感上的空虚，不如说是为了以一种与自己的能力相符的方式掌控自己的生活。

我们甚至挑战治疗师的更高的印象，例如创伤治疗师的原型，他们同情他们的客户，因为他们已经遭受并克服了自己的挑战。Farber 和他的同事们指出，"所有那些在童年时受过伤的人都不会成为治疗师；所有成为治疗师的人都没有受过严重伤害"(2005, p. 1015)。他们认为治疗师和普通人没有什么不同——每个人都有情感问题。我们想说，正如我们的客户在进步一样，我们也在进步。因此，我们克服所有挑战的可能性很小。悲观主义者丽贝卡开玩笑地说，我们可能会怀疑自己能否克服其中任何一个障碍。

治疗师也是人。在任何一个特定的时刻，他们可能都在与丧失、创伤、生理、情感和心理状况作斗争，而这些几乎是他们无法控制的。有些"伤口"可能还没有愈合。但是，这并不使他们没有能力帮助他人。

治疗师与其他人的不同之处似乎在于，他们不仅要帮助别人，还要了解别人。治疗师们显得很好奇，对心理学感兴趣，善于内省。他们在为他人服务时具有内在的动机和主动性（Farber et al.，2005）。他们似乎也"在痛苦的黑暗中找到了家"（Stone，2008，p.48）。他们的同情心可能来自他们性格的优势和处理他人痛苦的能力，也可能来自克服困难的能力。

考虑到这一点，我们建议在我们的工作中采用更有力量的原型：也许是那些冒险进入未知领域去发现隐藏的宝藏的探索者，或者是那些打破现状和反抗压迫的叛逆者，甚至是用幽默的方式让人们注意到痛苦的真相而不那么严肃地对待生活的小丑（Pearson，1991）。艺术治疗师可能与创作者产生共鸣，他们会为挑战性的情况找到新奇的解决方案，或者与魔术师产生共鸣，魔术师的"魔杖"——艺术——会神奇地改变感知，让我们看到已经存在的美。

我们常常想知道是什么吸引艺术治疗师从事这一行业，而不是咨询或社会工作等相关领域。尤其是当我们考虑艺术治疗师在工作场所建立有效性所面临的困难时。Riddle夫妇（2007），在他们与男性艺术治疗师的研究中，发现他们在审美、卓越和创造力方面得分很高。我们怀疑这些特征可能将大多数艺术治疗师与心理健康领域的从业者区分开来。

目标和成就

看到艺术治疗给我们的客户带来的转变，我们往往会对工作更有自豪感。很少有艺术治疗师不喜欢自己的工作。他们喜欢它，因为它是如此难以置信地有效！不仅我们的客户惊讶于他们是多么享受艺术疗法，对它已经揭示的东西多么放松，我们自己也总是很惊讶，在艺术治疗过程中，我们可以尽可能多地了解我们的客户和我们自己。

当然，艺术治疗师和所有其他专业人士一样，都在努力应对工作中不同水平的能力问题。根据我们在这个领域的工作年限、在辅助行业的经验，以及我们成为治疗师之前的生活经验，我们在某种程度上处于从新手到经验丰富的熟手的过渡阶段。这个标记可以根据环境和我们工作的人群而改变。然而，不管我们的专业水平如何，我们都试图对我们的工作采取一种成长型思维——保持一种好奇和兴趣，认为我们在不断地了解我们的客户，他们也在不断地了解我们。在这段旅程中，我们总是步调一致，并彼此教导如何最有效地实现我们的共同目标。我们为自己的努力感到自豪，为自己的成功而欢呼，为发现错误中蕴含的积极意义而庆幸。

此外，因为我们很少能完全理解我们与客户在工作中发生的事情，所以我们使用艺术和咨询他人来帮助我们看到我们的头脑不能总是有意识地理解的东西。这也能帮助识别和管理我们工作的复杂性和伦理层面。当我们遇到挑战时，我们会审视我们的动机，看看它们是否与我们的客户试图实现的目标一致，或者他们可以合理地推断出应该做什么。我们努力保持乐观和希望，但也要设定期望值，使它们是可能实现的。

例如，当与精神分裂症患者一起工作时，我们不会试图消除他们的妄想，而是帮助他们更加留心和意识到他们的环境，并安全地与他人建立联系。艺术帮助他们两者兼得。对滥用药物的客户，我们帮助他们确定药物的作用、药物失效的原因（如果有的话），以及如何更有效地满足这些需求。艺术也帮助他们做到了这一点。

我们对我们工作的机构做同样的事情。例如，在精神病房，即使我们想要不间断地管理艺术治疗小组，我们也认识到我们所处的环境将医学干预置于临床干预之上。我们在满足其他专业人士需求的同时，也将重点放在客户身上。我们甚至可以提醒小组成员，心理治疗就像生活一样，会经历不方便的干扰，尽管有这些干扰，我们仍能使生活保持在正轨上。

我们使用这些策略，以便能够更好地帮助我们的客户，并为其他人——客户、其他艺术治疗师、其他临床医生和其他一般人——树立榜样。此外，或许最重要的是，因为在专业层面上这么做不仅会在个人层面上帮助他们，而且可能会提升我们的整体幸福感。从长远来看，这将使我们的工作更加愉快和可持续。

限制

随着本书的结束，我们希望我们已经描述了积极艺术治疗方法的理论和研究，并为它在艺术治疗中的出现提供了背景。我们还试图通过广泛的干预措施，以便在我们的专业实践和个人生活中应用这种方法。在这样做的过程中，我们已经试着考虑我们从艺术治疗教育家Michael Franklin那里得到的反馈——如果我们不针对各个层次的专业发展量身定制方案，我们就有失去新手艺术治疗师的风险。我们通过尝试以我们希望的方式来呈现材料，以使初级、中级和高级实践者易于理解的方式来记住这一点。

然而，我们认识到，我们所采用的一些材料是复杂的，有时可能需要一定程度的临床技巧，这只能通过经验来实现。还有一个隐含的假设，这本书的读者是接受过基本咨询技能培训的。此外，工作室里的艺术背景——颜料的流动性、粉笔和油彩的区别、黏土的特性、不同媒介的安全问题等等——自然有助于理解我们在艺术创作过程中提到的复杂性。

物理域

我们只是简单地讨论了生理健康在心理健康中所起的重要作用。这一批判也被归于积极心理学领域的对立面。虽然我们的工作坊经常讨论自我观照的身体组成部分——睡眠、饮食、锻炼等等——但我们并没有深入探讨生理学、艺术疗法和幸福的联系。我们在这个领域看到了令人兴奋的可能性。

例如，研究揭示了参与艺术治疗过程复杂的神经生理学。一些艺术治疗师正在进一步探索这一领域，例如，Hass-Cohen（2016）在《艺术治疗关系的神经科学》和Czamanski-Cohen（2016）在《身心模型》中的探索。Kaimal，Ray，Muniz（2016）最近的试点研究表明，在艺术治疗师的指导下进行开放式艺术创作可以显著降低皮质醇水平（一种应激反应的生物学标记）。我们期待这一领域的进一步发展。

以社区为基础的应用

我们也希望通过社区和以艺术为基础的机构更多地关注这些内容的应用。例如，我们是Janis Timm-Bottos博士作品的粉丝，他一直通过"艺术蜂巢"促进社会包容，这是一个遍布加拿大和世界各地的小型公共艺术工作室。在美国，亚利桑那州的PAS Art Awak-enings开设了15家由国家资助的艺术工作室，以及移动艺术服务机构，为2 500多名有行为健康问题的成人和儿童提供表达性艺术治疗。我们知道，这只是触及了一些创造性的方式，即艺术正在被用来建立更多的社会包容、正义和治疗。我们设想，在临床环境之外继续扩大我们的工作范围，可能有助于修复我们在世界上正在与之斗争的一些深层次的社会缺陷。我们期待与其他已经在这方面积极努力的人合作!

美学和环境

虽然我们简要地讨论了文化在幸福感中的作用，但我们并没有深入探讨它对美学的影响及美学在感知中的作用。例如，Cathy Moon对关系美学的探索（2016），包括使用我们的审美敏感性来成就同理心，并提升我们的客户对他们的艺术作品的审美满意度，这与积极艺术治疗方法是一致的。美学和环境之间的相互作用，以及它们如何结合起来提高幸福感，也值得更多的关注。我们想象环境艺术疗法（Davis，1999；Farrelly-Hansen，2001），强调通过可持续的艺术实践参与社区和自然的联系，将在积极艺术治疗的发展中扮演更重要的角色。

未来发展方向

重塑对艺术疗法的误解

虽然我们认为自己是在积极心理学范式下工作的，但在我们的内心深处，我们首先是艺术治疗师。我们总是利用各种机会来倡导这个领域，并接受人们对艺术疗法的任何看法，不管是正确的还是错误的。例如，当我们越来越多地分享我们是艺术治疗师的时候，我们被问及艺术治疗是否类似于现在正流行的成人涂色书。我们曾经对这种联系感到愤怒，直到我们意识到我们的反应可能反映了一种内化的负面刻板印象——艺术治疗进一步边缘化，与涂色书联系在一起，认为它是一种娱乐活动或"幼稚"的形式。现在我们有了不同的看法。我们认为，全球关注的涂色给艺术治疗带来了极大的知名度，并获得了相应的赞赏，即使它包含一些关于我们所做事情的误解。

我们认为，与其假定涂色有关的联系会贬低艺术治疗，不如将这些联系视为提升艺术治疗的治愈性。此外，涂色书现在迎合了成年人的口味，这一事实表明，从事日常艺术活动不再仅限于儿童。所以现在，当人们问艺术疗法是否有涂色时，我们会说："有！绝对的！"然而，我们澄清，涂色更多的是一种"自助"工具，类似于焦虑工作手册或感恩清单。

这为我们提供了一个区分治疗艺术和艺术治疗的平台。我们解释，像其他疗法一样，与我们一起工作的人正在与问题做斗争或想要提高他们的生活质量，艺术提供了独特的方式来表达自己，它给我们提供了无法用其他任何方式发现的信息，提供了一个疏导困难情绪的方法，还使我们放松，等等。这就引发了一场对话，讨论什么时候以及为什么有些人可能会更进一步去聘请艺术治疗师。

研究机会

正如 Robert Biswas-Diener 在这本书的推荐序中所指出的，积极心理学在过去二十年里获得了显著地位，因为它运用了复杂的研究技术来建立一门实质性的心理学。我们知道艺术疗法也需要这样做。尽管我们最近在建立我们的相关性和有效性方面取得了进展，无论是在总体上还是在与积极心理学密切相关的领域，我们都必须证实我们所声称的客户从我们的服务中获得的好处。

这包括对我们工作的基本假设。例如，艺术创作即一种疗愈，它帮助人们以不同的方式更好地表达自己，揭示了无法以其他方式获得的记忆与经验，它诱发心流、放松反应与积极情绪等。艺术治疗专家说："最重要的研究领域（应该）是定量的实验设计，以测试艺术治疗干预措施与其他治疗方式相比的有效性。（如）使用对照组、随机化和具有良好的心理测量属性的测量方法的结果研究"（Kaiser & Deaver, 2013, pp.119-120）。不幸的是，这种研究工作所需的技能和财政资源难以获得与开发。

目前，我们所知道的唯一使用积极艺术疗法的定量实验研究是由艺术治疗师 Donna Radel 进行的，部分资金由国家艺术基金会 (National Endowment for the Arts) 提供。她的论文描述了一项针对女性癌症患者的随机对照试验，该试验纳入了一项由艺术治疗师 Mary Donnald (2013) 开发的积极的、标准化的艺术治疗方案。Radel 发现，Donnald 的方法有助于"减少情绪困扰，增强精神健康"(Radel, 2015, p. XI)。

在研究中利用我们的优势

阻止大多数艺术治疗师从事更传统的研究的部分原因是，对我们这些本质上是临床医生/艺术家/教师的人来说，这种研究太昂贵、太有野心了。资助写作、社会科学和统计通常不是我们最有活力的优势！此外，实验研究方法往往显得过于复杂和数字化，与充满感情的艺术工作室相距甚远。

二十多年前，艺术治疗师 Junge 和 Linesch (1993) 呼吁艺术治疗师在做研究时应发挥自己的优势。当乔雅决定攻读创意艺术疗法的博士学位时，她清楚地记得这些话。当她想要从事的研究方法对激发和发挥她的优势几乎没有任何作用时，他们产生了特别的共鸣。

艺术本位研究

阅读 McNiff (1998) 的书《艺术本位研究》(*Art-Based Research*)，乔雅有了一个领悟——她可以成为一名研究人员并发挥她的优势！如果艺术是一种了解、一种学习，是一种能够揭示新的和令人信服的答案的提问方式，那么艺术创作就是一种研究！这是在艺术本位研究（ABR）的基础上，运用视觉、文字和/或表演艺术来探索社会、情感、精神和艺术问题。

在很多方面，艺术本位研究和艺术疗法很相似，因为就像创造性艺术疗法的作者Kossak（2012）所写的那样，这就是我们所做的！在这两者中，我们用艺术去探索和学习，去创造意义和新知识，去表达其他不可言喻的智慧。在艺术本位研究中，研究者所创造的艺术成为主要的研究方向。它成为艺术家/研究人员系统性好奇的载体（McNiff, 1998; Kapitan, 2010; Leavy, 2015）。

艺术本位研究为艺术治疗师提供了一种方法来进行研究，这种研究一致地使用了我们的性格优势，如创造力、对美好与卓越的喜爱和欣赏、好奇心、对学习的热爱、真实性和对社会正义的热情。与此同时，它运用了我们在视觉艺术和与艺术家-研究人员的团体协作进行艺术创作方面的独特技能。

虽然积极心理学家会由衷地支持艺术治疗师利用他们的优势，但艺术本位研究对他们来说可能并不熟悉。这不是大多数积极心理学用来研究幸福和福祉的定量统计分析。长久以来，这些话题本身就被认为是"空洞的"。因此，需要确切的数字，不仅是为了建立一个可靠的知识体系，而且是为了消除幸福这个主题可能产生的潜在偏见。

这种污名对艺术治疗师来说很熟悉，他们习惯于让自己的工作变得无足轻重，因为它涉及艺术材料，而且表面上看起来像一种休闲活动。具有讽刺意味的是，它经常被认为"只是为了好玩"，而实际上它的优点之一就是"好玩"。它比其他艺术疗法更能吸引客户，并使他们回顾！它给人的印象是很有趣的。当人们在制作艺术作品时，它会唤起积极的情绪。然而，这并不意味着复杂的治疗过程不会同时发生。

奇怪的是，艺术治疗师经常表现出一种"内化的压力"，他们也相信只有定量的结果研究才有资格成为研究。为了向前发展，艺术治疗师需要让自己了解不同种类的研究，以及在研究问题和方法之间找到合适的重要性匹配。例如，随机对照试验是确定特定干预是否有效的最佳方法——我们迫切需要这些研究来帮助我们推进艺术治疗的科学！但是像艺术本位研究这样的研究方法最适合用于确定干预以何种方式产生或产生的效果。

例如，我们可以使用定量研究来检查"日常艺术治疗"和"积极艺术治疗"之间的差异，以及治疗性艺术活动与治疗师的艺术治疗之间的差异；或确定积极艺术治疗指令的有效性，如在艺术创作之后的爱-善冥想，或画一个喜欢的积极情绪的符号。我们可以使用定性的、基于艺术的方法来探索积极艺术治疗社区，并分析艺术如何将我们与更伟大的人性联系起来的新见解。

与其他领域的研究人员合作

艺术治疗师还可以利用他们的社会智商与积极心理学家和其他精通研究的人合作。例如，最近乔雅联系了宾夕法尼亚州阿卡迪亚大学的 Steven Robbins，讨论了一项定量研究，表明画曼荼罗能提升情绪（Babouchkina & Robbins, 2015）。她祝贺他和他的学生一起研究艺术治疗师感兴趣的问题。收到她的来信，他既惊讶又高兴，他们讨论了合作的可能。如果我们能创造更多像这样的跨学科联盟，我们就能推进艺术治疗的科学应用——无论是在积极心理学、身心联系、创伤和创伤后成长等方面。我们可以让艺术英雄们在研究中发挥他们的独特优势，并为积极心理学家和其他人创造机会，倡导艺术在医疗保健、社会福利和全球整体福祉方面的益处。

让我们与积极心理学家如 Frederickson 在积极情绪上、Csíkszentmihályi 在心流上、Emmons 在感恩上、Simonton 在创造力上、Linley 和 Biswas-Diener 在激励和唤起优势上、Wong 和 Steger 在意义上、Davidson 在正念上、Gable 和 Gottman 在关系上、Kashdan 在好奇心和心理灵活性上等联系起来。我们还与积极心理学家和其他把这项工作带入教育的人结成同盟，比如纽约圣伯纳旺蒂尔大学 (St. Bonaventure University) 的 Charles Walker。我们可以与其他创造性的艺术治疗师合作，比如 Dan Tomasulo，他将积极心理学融入了心理剧，或 Sabine Koch，她研究了舞蹈-运动疗法中的快乐 (Koch, Morlinghaus, & Fuchs, 2007)。

定义自己

Potash 和他的同事们 (Potash, Mann, Martinez, Roach, & Wallace, 2016) 最近查阅了《艺术治疗档案》(*The Archives of Art Therapy*)，即《美国艺术治疗协会杂志》(*Journal of the American Art Therapy Association*)，以确定艺术治疗师实际上是如何进行艺术治疗的，而不是我们传统上如何定义自己的工作。他们发现，

最常出现的关键词是预防、生活方式管理、健康、治疗、康复以及评估和社会行动。作者提出了一个艺术治疗领域的新的和扩展的定义：

> 艺术治疗是一个综合性的心理健康专业，它将人类发展和心理学理论的知识和理解与视觉艺术训练结合起来，为改善身体、心理和社区健康提供了一种独特的方法。艺术治疗师利用艺术媒介、创作过程、想象力和对产生的图像的语言反应来帮助人们解决问题、培养表达能力、增强自我觉察、管理行为、减轻压力、恢复健康、促进创造力、支持复原力、提高幸福感、获得洞察力、发展人际交往技能和建立社区 (Potash et al., 2016, p.124)。

他们的定义是积极主动的，而不是问题导向的。它不仅包括幸福感，还包括一系列有助于获得幸福感的因素。我们想象着，当我们继续探索使艺术治疗如此有效的因素，并扩展我们在世界上的实践方式时，我们将继续完善我们是谁、我们最擅长什么。

积极艺术治疗议程

正如引言中所述，我们相信艺术疗法和积极心理学的结合不仅能优势互补，而且这种结合的协同作用可以使追求幸福变得更容易、更愉快、更美好。虽然我们认为读这本书的大多数人都是艺术治疗师，但我们也希望它能惠及积极心理学和其他领域的人士。

　　这本书提供了一个系统的方法，结合积极心理疗法和艺术治疗，即我们所说的积极艺术治疗，提高应用PERMA幸福模型的艺术治疗原则。此外，正如所承诺的，我们在书的最后列出了一个可以适应不同客户需求的指令列表。这些使用艺术疗法策略的过程，诱导积极情绪，转化消极情绪，激发创造力，促进参与，加强与他人的联系，并探索意义、目标和感知。

　　最后，我们认为，积极艺术治疗的核心是一种哲学，而不是一套技术。积极艺术治疗应用积极心理学致力于识别和发展那些促进心理健康、幸福以及福祉的因素应用于艺术治疗领域。它包含了这样一种概念，即构建强大的东西不仅能很好地提升福祉、培育韧性、缓解压力，而且在减少痛苦方面，它可能和关注问题和解决问题一样有效，甚至更有效。积极艺术治疗也源于这样一种信念：因为艺术治疗有独特的好处，它有助于改善幸福感。它本质上是令人愉快和有吸引力的，它促进了掌控感和成就感，它将我们彼此连接起来，并与意义和目标联系起来，它自然地改变了我们看待事物的方式，帮助我们关注好的方面。积极艺术治疗认为，艺术治疗和积极心理学的结合可以提高幸福感，超越它们任何一个单独疗法所能做到的。

　　回到蓄水池的比喻，我们认为这种协同作用是一种令人耳目一新的积极的补充，可以抵消同情疲劳、倦怠和绝望造成的损失。混合这些隐喻，我们也认为它像火一样点燃我们的能量、同情心和希望，并作为我们使命的燃料给这个世界带来更多的爱和美好。当然，因为我们是艺术治疗师，所以我们会想到其他隐喻，比如可再生资源、滋润生长的树木根部的水，被种在肥沃土壤里的种子，或者在我们曾经面临困难的乌云背后露出的一线曙光，这些都改变了之前的阴郁与黑暗。

这些隐喻，以及这本书，代表了我们如何理解艺术疗法和积极心理学的交叉。然而，我们意识到，这两个领域可以相互影响的方式有无数种，其中一些是我们在上面提到的，另一些我们甚至可能从未考虑过。让我们来听听你对这段友谊的看法。我们希望你能写作、举例、写博客、张贴、分享、展示、研究、创造、唱歌跳舞，告诉我们积极艺术治疗是如何为你工作的！

在结束之前，我们建议你回到你的"幸福而充实的生活"的意象。基于你所学到的，它现在向你揭示了什么？你可能会创作另一幅作品，捕捉你对幸福的新印象。有什么不同吗？展望未来，这将如何影响你的实践、你对客户和工作的看法、你的生活呢？我们希望，就像它为我们所做的一样，它会支持你的热情和使命，让你更快乐！

附录A 积极艺术治疗指令

这些指令可以修改为大多数媒介和艺术形式。我们经常使用模板、曼荼罗、手或身体轮廓（小的或真人大小），从盒子、涂改的书、电线/布娃娃、艺术家交易卡、面具中找到的"圣坛"。在小组中，我们修改指令使之具有协作性，如壁画、圆知更鸟、被子（纸/布），以增强小组凝聚力和团队建设。根据客户/环境的不同，我们通常包括写作、可视化日志、写信、诗歌、对话和角色转换，或在热身前过程中，反思后进行。

成就清单： 在一天结束的时候、一年结束的时候写下你完成的事情，写下工作中、项目上、治疗中，以及未来的生活目标，等等。记下你经常做的小事情、主要的成就、你照顾过的人、你去过的地方、和你一起度过的人等等。用它们分别画出小图像。完成这些事情后，画出你下一步想做什么。

成就/真实的自豪剪贴簿： 创建一个剪贴簿来庆祝和纪念你的成就和你感到自豪的事情，你可以与家人、团队和你的社区一起这样做。

肯定的试金石： 使用透明的大型装饰玻璃填料（来自工艺品商店）。在同样大小的纸上，按照"三个Ps"原则来设计：现在时态就像已经发生的，对个人有意义，与积极的感觉相关，比如安全、舒适、成就和联系。调整确认到玻璃填料的背面。

感恩的小事：每天注意那些对你日常生活质量有积极影响的小事。

关注积极/消极偏见：对困扰你的事情进行艺术处理。看看视觉元素是否揭示了你之前可能没有注意到的情况的积极方面。

敬畏：记住让你敬畏的地方、经历或人物。

美好的一天：你对美好一天的憧憬。

最好的生活：假装你在回顾你的一生。如果你的生活是你所能想象到的最好的，你会做些什么呢？（可以修改为从任何时间点往回看——6个月；一年、二年、五年等）。

身体扫描：对身体扫描作出反应（自我发起，来自录音，或由艺术治疗师引导），专注于观察身体、情绪、思想和环境中发生的事情。

串珠：用普通的珠子和字母珠子，让串珠拼出你想要感受到的优势、价值观、肯定、抚慰他人的称谓、积极情绪等等。

胡萝卜和大棒：激励你改变的胡萝卜（奖励）和大棒（痛苦）是什么？

涂色曼荼罗：用水墨画出令人愉悦的图像或图案。把图像复印到较厚的纸上（你要复印多少张就复印多少张）。给它们涂上颜色，放松一下，让别人给你的图片上色，然后比较你们上色的方式。

服务社区：列出你所属的团体——工作单位、教会、家庭、娱乐场所、社区。专注于在某种程度上服务于更大的善行。

一致的目标：你想要达到的目标是什么？哪些内在和外在的优势和资源将帮助你完成这些目标？你遇见到什么障碍？你将如何克服这些障碍？

应对工具：为那些能让你保持健康的"工具"制作一个工具箱，里面要有符号。

灵魂的黑夜/什么让你保持强大? 当你遇到困难的时候，是什么让你坚持下来的？用一张折叠起来的纸，为你的内在和外在品质或让你保持强大的东西创造形状和符号。

向下比较卡：为那些因为挣扎而让你意识到你生活中拥有美好的人做一张卡片。

环境艺术：花点时间欣赏你周围的自然世界。用天然材料制作艺术品——石头、树枝、雪、树叶、沙子等等。用活的植物（也叫园艺）创作一个设计。

例外情况：想想那些让你感觉更好的时刻，或者当你觉得自己已经掌控了一个对你来说很困难的局面的时候。它们有什么不同？是什么让它变得更好？

黄金时刻：描绘关键/珍藏的记忆。庆祝生活中令人愉快和有意义的事情。

坏中有好：想想你试图停止的一种行为，因为它不知何故变得不正常了。它为你服务的目的是什么？它给你带来了什么好处？你为什么要停止呢？还有什么能以同样的方式帮助到你？

好狼/坏狼：一位祖父告诉他的孙子，在我们的内心深处有两只狼在战斗——消极的和积极的。"哪只赢了?"孙子问。爷爷回答："你养的那只。"做一个有关好狼/坏狼的艺术作品。

感恩：列出让你感恩的事情。想想这一刻进展顺利的是什么；今天；总体感受；在特定的情况下（工作、家庭和另一个人）；为你

附录A / 积极艺术治疗指令 | 345

生命中的其他人；在这个世界上。在可视化感恩日志中定期这样做。

感恩礼物： 为你感激的人/团队/组织制作一份艺术礼物。

团体欣赏： 团体成员相互传递象征他们身份的艺术作品（卡片、曼荼罗、篮子，上面有他们的名字）和其他贡献赏析（在小纸片、杂志图片、鹅卵石上画画或写作等等）。

幸福而充实的生活： 幸福而充实的生活对你意味着什么？你会做什么，你会在哪里？谁会和你一起？你会有什么感觉？

希望之旅： 你的希望之旅是怎样的？是什么威胁它，又是什么支持它？什么时候最强烈？谁让你觉得最有希望？

照亮的道路： 用光源照亮从你去过的地方到你要去的地方。想象一条从你所在的地方到你要去的地方被照亮的路径。光源从哪里来？

内心的批评家/内心的缪斯： 把这两个角色做成艺术作品。他们代表了什么优势？让他们互相对话，讨论他们希望完成的目标及如何合作。

内在/外在的目标： 你想在生活的特定领域完成什么？哪些部分是内在奖励和内在激励（让自己感觉更好、更强大、更有活力），哪些部分是来自外部结果的（获得加薪、更多的认可等等）？

岛屿练习： 在壁纸上画出肾形"岛屿"。4~6人的团队分享自己在一座岛上，他们可以装备任何他们想要/需要的东西。他们的"神奇的"艺术材料可以融入任何他们能够想象的东西！让团队为岛屿命名并展示岛屿。然后，用纸、剪刀、胶带和胶水创建通往其他岛屿的路径，或为其他团队访问他们的岛屿创建路径。

兴趣/激情：你对什么感兴趣？你热爱什么？这和你的人生有什么关系？你的兴趣是否让你的生活更有意义？

挣扎中的善良：想想当你挣扎时，你仍然能够帮助别人，这能让你感觉更好。

爱-善冥想艺术：把你的注意力放在你的内心。看看你是否能感觉到你的呼吸和你的心在一起，仿佛可以从你的心脏里呼吸进出一样。然后将你生命中绝对爱的人/生物带入你的头脑，当你想到他们的那一刻，你开始微笑，这个人可能是你的家人、一个亲密的朋友，可能是一个孩子，或者宠物。专注于给他们发送爱的想法。愿他们安好、幸福，免受伤害。多做几次呼吸，试着与那种感觉保持联系，把它传递给全人类。在艺术上回应。

爱情地图：和你的另一半一起，各自画出你认为对你重要的东西——忧虑、希望、爱好、梦想、朋友、喜欢的食物等等。把你们的爱情地图合并成一个单一的图像或一个三维的雕塑。思考一路走来的挑战和成功。

制造改变的机器：什么使改变发生？

犯错：画一个你喜欢的东西——一个苹果、一个订书机、一个咖啡杯。在与图像保持一臂的距离后，故意夸大任何"错误"。这样重复几天。

意义和目标：什么赋予了你生活的意义和目标？

有意义的人/生物：谁曾经/对你有意义？

- 朋友/家人/祖先
- 老师或导师

- 宠物
- 名人、历史/宗教人物、虚构人物
- 受人尊敬的政治家/活动家
- 社区成员

使命和愿景地图：画一个小的曼荼罗，用符号代表三种核心优势（见附录C）。写下三种核心价值观（见附录D）——让你认为，"这就是我！"写三句关于"我这一生想做什么？"以你之前编写的核心价值观为指导。这是我的愿望："为什么我早上要起床？"用三句话来描述"我想怎样达到这个目标？""用拼贴材料（旧地图）制作一幅想象中的地图，以曼荼罗的力量为向导，代表通往你人生目标的道路。"在显眼的地方放置任何个人物品（名片、照片）来激发动力。

注意积极情绪：做一件艺术作品来简单地表达你今天的感受。然后，问问你自己，这件艺术作品表达了什么积极情绪？制作第二张图片来进一步探索这些感觉。写一些关于这段经历的想法。

一扇门关闭了，另一扇门打开了：用两扇门来做艺术作品——一扇因为挑战而关闭，另一扇因为挑战而打开。

乐观/悲观：把纸对折。一方面，代表你对生活中发生的变化感到自豪或高兴的事情；另一方面，代表你面临的挑战。在背面，写下关于图像的内容。通过确认你对这件事的贡献，以及你在促成这件事的过程中所扮演的角色，来个性化这件好事。然后看着你是否能在挑战中发现一些令人吃惊或赏心悦目的东西，即使它是一些令人不愉悦的东西。

你想体验更多的积极情绪：记住或想象一个你想感受更多的积

极情绪。

积极的意义：想想你在生活中挣扎过的一次经历。它教会你什么？它是如何让你变得更加强大的？是什么让你有更多的感激？

积极的诗歌/艺术：用5~10分钟写一个PERMA相关的主题。圈出突出的单词/短语。根据这些内容写一首小诗。它不必是押韵的。用艺术去回应。（图书改版，让人们在图书文本中圈出与PERMA主题相关的词语，并执行如上操作。）

关系之家：什么是它的基础，什么来保护它（屋顶）？有什么不同的楼层/标准？

关系偏好/需求：确定你想要什么/更喜欢什么，以及你在人际关系中需要什么（与家人、朋友、同事、客户、治疗师等）。如果有其他相关方在场，可以比较意象。

可再生能量：回忆你感到精力充沛、投入和生机勃勃的时候，为这种感觉创造一个象征，就好像它是可再生能量。如果它是一条河，是什么让它流动；如果它是一道光，是什么让它照亮；如果它是电池，是什么让它保持电量？

安全地带：创造一个舒适和安全的视觉提醒。

品味美好：用心品味一个美好的视觉/感官体验。

自我观照曼荼罗：将曼荼罗分成最重要的自我观照领域——身体的、情感的、心理的、专业的和精神的——在这些领域用符号表示将支持你的健康的活动。

自我象征：创造一个自我象征，如动物、树、房子、怪物、三明治、玩具、城市、天气模式等等。注意那些可能反映核心身份的价值观、优势、世界观、信仰、情感和身体素质。

社会行为艺术：为他人创造艺术，给那些你感激的人或团体他们需要的艺术礼物，将一小块艺术品留在公共场所让人们去寻找。

社会原子/支持网络：将你的社会支持网络画成一个图像或做成3D雕塑，将你自己放在中心，把你周围的人按照亲密程度画出来。变化可以用来探索当前、过去或未来的关系。也可用不同的颜色来定位不同的人或不同种类的支持（情感的、实际的、经济的、信息的、友谊的等等）。

优势圣坛：为你的优势创造一个圣坛，可以用盒子里面找到的任何尺寸、形状的物品来表示。

优势家谱：创建一个优势家谱。

优势流动：让优势流动起来一起工作。

优势伴侣/夫妻：创作关于你们关系的优势或你们各自给关系带来优势的艺术作品。

意识到的优势 vs. 未意识到的优势：将你使用的优势，以及以不同的方式使用或想要更多使用的优势做成艺术作品。

优势定位：将表示发现优势的工具做一个比喻——眼睛、显微镜、望远镜、双筒望远镜等。说明你欣赏的身边的人、同事、公众人物或你欣赏的组织是什么样的。

优势延伸：以一种全新的、富有挑战性的方式运用你的优势创造艺术。

优势象征：使用优势清单（见附录C），为你的签名优势制作象征。为自己和他人的优势制作一套卡片。以新的方式创作一幅漫画。

消耗你的优势 vs.激励你的优势：将一页纸分成4份，重新呈现你已经发现与未发现的优势，已习得的行为（消耗优势）和你的弱点。使用代表人物、地点或活动的图像来提醒你的每个人领域。

你所在社区的优势：创建一幅三联画，突出你生命中的三个人的优势，比如一个亲密的朋友或家庭成员、一个导师或同事、一个客户或消费者。

超级英雄的超级优势：如果你是超级英雄，你的超级优势是什么？你生活中的其他超级英雄是谁？

治疗师角色和原型：创作"你如何看待作为一个治疗师的自己"的艺术作品——老师、向导、旅伴、副驾驶员等等？你能与什么样的原型产生共鸣——魔法师、探索者、创造者等等？

三件好事：写下或制作那些当天（或在一个特定事件中）发生的三件好事的象征。你可以在背面写下你的感受或什么情景让你充满感激？

我爱你的三件事：为你爱的人身上你欣赏的特质制作象征。

价值观曼荼罗：将你自己的象征放在曼荼罗的中心。根据自我象征的重要性，将你的价值观和自我象征放在一起。重新创造曼荼罗，把价值观的象征与你对这些价值观的重视程度联系起来。包括制定价值观及制定价值观的动机的标志或象征的障碍。

价值观壁挂/移动的价值观：识别和庆贺你在彼此关系中的价值观。

创造心流的热身：

- 把艺术材料放在你习惯放置的地方——厨房、你的钱包/背包、你的办公室、你的车里等等。

- 在三分钟的时间里随意写下在你脑海中的任何事情，不要停顿。写下你积极聚焦的、可视化的任何东西——积极的情绪，关注好的方面，希望、目标和意义——或者"表达压力"。
- 使用你的艺术材料——摆弄它们，乱涂乱画，同时使用一支记号笔，玩一个泥球，从管子里挤出一些颜料、撕纸。
- 翻阅杂志，找一些能激励你的图像，把它们剪下来，用不同的方式排列。
- 做一些你不喜欢的、傻傻的"丑陋的"东西。
- 与你的艺术材料对话——问它们需要什么。

对你来说什么最重要？ 为那些对你来说最重要的人、生物、地点、活动、信仰、宗教/精神实践制作象征。

当它是坏的/当它是好的/什么使它更好？ 列出并制作关于这些类比的艺术作品。

谁负责？ 谁在主持这类恶搞节目？谁/什么是你的更高力量？什么连接到你的更高力量？

你的最佳状态： 展现出你/你的家庭/你的团队/你的社区的最佳状态。

你所在的群体： 你的群体在文化、种族、专业、个人方面是什么样的？你和这些群体有什么共同优势？

附录 B　术语表

成就：一个人高度重视的目标的完成。

评价：对相关/重要的事情进行快速的认知。

感激询问：通过合作寻找个人/团体/组织的优势来发现有效实践的过程。

关注好的方面：抵制消极偏见，有意识地注意生活中积极的和有用的东西。

信仰：被认为是正确的基本理解；关于事物之间相互关系的基本概念和假设。

寻找益处：在困难和挑战中发现的积极意义。

拓展-构建理论：积极情绪的作用是拓展我们的思维，构建持久的心理、社会和物质资源。

性格优势：相对稳定且具有内在价值的核心特质。

同情疲劳：影响医务人员的一种情境，导致焦虑、分离、躯体化和抑郁，有时称为替代性创伤或二次创伤。

同情心满足：当医疗工作者感到他们所做的事情得到了支持，获得了赋能，并将工作视为一种使命感时，他们所感受到的一种满足。

创新过程：创新准备、创新孵化、创新启发、创新验证的渐进阶段。

创造性：利用认知的灵活性来想象、产生或设计具有适应性和适合文化条件的原创思想/物体。

决策冲突：对可能导致不良甚至致命结果的选择产生焦虑、矛盾心理和怀疑。

情绪调节：认识和控制我们的情感体验，以获得宽容的情绪。

解释风格：我们理解我们的经历，解释我们所感知到的发生在我们周围、我们身上和我们内心的事情的方式。

显性信息处理系统：可被有意识感知获得、表示和实现的高阶认知过程。

固定型思维：相信智力是遗传的，失败是不好的，应该避免。

繁荣：包括高水平的情感、心理和社会福祉的最佳功能。

心流：注意力集中的轻松状态，其活动本身是有益的、有挑战性的且可以实现的。

成长型思维：相信智力是可塑的，可以通过坚持不懈来提高，失败提供了学习的机会。

身份：一个人的自我/人格及与他人相比独一无二的感知。

隐性信息处理系统：一种以经验为基础的非语言知识的认知过程，一般是不为意识所理解的。

内在批评：贬低内部意识和/或潜意识的自我对话，这将审查对创造力至关重要的创意思想的产生。

内心的缪斯：我们在创造力中受启发的、直觉的和富有想象力的部分。

日渐衰退：缺乏活力、空虚；虽然没有明显的精神疾病迹象，但这个人并不快乐或满足。

习得性行为：一个人的行为表现良好，但是付出了个人精力和热情的代价。

生命的意义：对我们来说最重要的是什么，它赋予我们生命的意义和目标。

意义创造：从我们的外部环境和生活经验中整理与解释信息的积极过程。

正念：与精神、情感和身体体验及此时此地相协调，同时试图暂停判断。

使命：一个反映核心价值观的简单、清晰、全面的宣言。

动机性访谈：一种通过探索改变矛盾心理来增加改变动机的方法。

消极偏见：一种进化机制，驱使我们注意到那些可能对我们的生存很重要的消极的内部和外部信息。

乐观主义：一种解释风格，个人将积极事件个人化并相信它们会持续下去，而消极事件是可能发生在任何人身上的特定的、孤立的事件。

激情：自我定义的活动，是快乐和意义的源泉。

感知：解释我们通过大脑接收到的信息的过程。

悲观主义：一种解释风格，根据这种风格，个人认为消极事件是个人的，它们将持续存在，而积极事件是具体的、独立发生的，与他们并不真正相关。

积极情绪：被认为是令人满意的感觉。

积极伦理：将伦理建立在有抱负的伦理立场的标准上，而不是从风险管理的角度来看待伦理。

积极情绪比：积极情绪和消极情绪的比例越高，人就越繁荣；反之，人就越衰弱。

积极的关系：我们感到安全、关怀、支持和连接的关系。

创伤后成长：由高度挑战的生活危机而产生的积极变化。

心理幸福感：也被称为幸福福祉，心理因素如意义和目标、自主性、联系、人格成长、掌控、自我接纳和融入我们的优势，这有助于充分发挥我们的潜力。

目标：一种超越个人利益去完成某事的意图，一种人活着是有原因的信念，一种使命感或召唤。

重新评价：一个人最初的认知评价的转变。

自我同情：接受和理解自己是不完美的，但是有尊严的。

自我和谐的目标：个人价值和内在奖励的目标，通常与自主性和优势相关。

优势取向的方法：强调一个人独特的资源、才能、优势、技能和能力的心理治疗/咨询方法。

优势盲点：倾向于忽视自己的优势。

优势定位：聚焦自己与他人的优势。

压力：要求一个人调整自己的日常行为的环境、社会、生物或心理上的需求。

主观幸福感：也被称为享乐幸福感，我们经历的积极和消极情绪的比例，以及对我们生活中重要领域的满意度。

象征：一种可能是有意识的，也可能是无意识的思想/联想，如代表多种思想的视觉图像。

价值观：关于什么是最重要和最有价值的指导原则和持久标准。

愿景：影响一个人的使命的清晰宣言。

视觉素养：分辨和表达视觉内容的能力，以及对图像的关联，如线条、形状、形式、颜色、质地、比例、视角等。

热身：通过激发对新想法的接受能力来启动创意过程；活动旨在建立信任和增加承担人际风险的意愿。

附录 C 优势清单

能够改变想法	做好事	接纳别人的缺点
分享	接纳自己的缺点	提升他人
成就者	情商	采取行动的信念
精力充沛的	激活剂	热情的
适应性	兴奋的	喜欢冒险的
期望最好的	利他的	探索者
欣赏美好与卓越	公平	感激日常体验
信仰	有艺术感的	灵活的
真实的	宽恕	有他人意识的
未来取向	坚信生命有意义	慷慨的
勇敢的	感恩的	关怀
坚毅	公民意识	帮助他人
承诺	诚实	同理心
有希望的	竞争的	仁慈
连接者	谦逊	坚持
谦卑	有勇气的	幽默
有创造力的	勤奋	批判性思考者

心灵手巧的有好奇心的	有感召力的	深思熟虑的
正直的	有纪律性的	理智的
发现者	有趣的	亲密的
有目标的	评判	有韧性的
公正的	看到光明的一面	善良
自我控制	知识	自我调节
领导力	目标感与意义感	热爱学习
宁静的	博爱	欢快的
忠诚	社会责任感	掌握新技能
社会智能	精通音乐的	讲真话的
美好的	敢于说出什么是对的	不急于下结论
灵性的	不承担不必要的风险	照顾他人
关注自然	承担责任	探索新奇事物
团队合作	扶持	节制的
开放的经验	温柔和友好的	开放式思维
感恩的	乐观的	卓越的
组织者	英勇	原创性
活力	激情	活跃的
不屈不挠	权衡所有证据	坚持
实现目标的意志	个人智能	自动自发
视角	明智	游戏力
好奇的	提供明智建议	风趣的
谨慎		

附录 D　价值观清单

有责任的	好奇心	精确性	果断
成就	独立性	敢作敢为	决心
利他主义	奉献	雄心	勤奋
魄力	交际手腕	可靠性	纪律性
敬畏	判断力	平衡	多元
归属感	节约	善行	效力
大胆	效率	镇静	优雅
细心	雄辩	挑战	具身的
高兴	同情	清晰	享受
承诺	热心	群体	平等
同理心	伦理	竞争力	杰出的
一致性	兴奋	满足	专业技能
贡献	探索	控制	表达
合作	公平公正	正确性	信念
礼貌	家人	创造力	女权主义
健美	道德	灵活性	动力
流利	有音乐才能的	关注	自然的

自由	培养	欢乐	服从
慷慨	开放	善良	秩序
慈悲	创意	成长	爱国精神
手工制作的	完美	幸福	博爱
努力工作	趣味性健康	积极性	助人
力量	神圣	实际	诚实
做好准备	信用	保密	仁慈
专业性	谦逊	谨慎	改进
可靠	包容	足智多谋	独立
尊重	个性化	克制	独创性
结果导向	内在和谐	严格	创新
奉献	好奇	保险	洞察力
满意度	正直	安全	智慧
自我实现	直觉	自我控制	大胆不羁
自私	喜乐	自省	正义
自我调节	欢笑	自力更生	领导力
敏感性	遗赠	感官享受	大爱
宁静	忠诚	服务	与众不同
精明	精通	安静	优点
简单	清醒	整洁	社会
及时	老练	容忍	稳健
墨守传统	速度	平静	灵性
信任感	自发性	探寻真理	坚定

理解	战略的	愿景	优势
活力	构建	财富	成功
意愿	支持	获胜	惊喜
智慧	团体合作	机智	节欲
好奇	感恩	青春	彻底
热心	体贴	热情	节俭

参考书目

Abuhamdeh, S., & Csíkszentmihályi, M. (2014). The artistic personality: A systems perspective. *The systems model of creativity* (pp. 227-237). Netherlands: Springer.

Adler, A. (1979). *Superiority and social interest: A collection of later writings.* H. L. Ansbacher & R. R. Ansbacher (Eds.). New York: Norton.

Adler, J. M., & Hershfield, H. E. (2012). Mixed emotional experience is associated with and precedes improvements in psychological well-being. *PloS one, 7*(4), 1. doi:http:// dx.doi.org/10.1371/journal.pone. 0035633

Algoe, S. B., & Stanton, A. L. (2012). Gratitude when it is needed most: Social functions of gratitude in women with metastatic breast cancer. *Emotion, 12*(1), 163-168.

Alkema, K., Linton, J. M., & Davies, R. (2008). A study of the relationship between self-care, compassion satisfaction, compassion fatigue, and burnout among hospice professionals. *Journal of Social Work in End-of-Life & Palliative Care, 4*(2), 101-119.

Allen, P. B. (1992). Artist in residence: An alternative to "clinification" for art therapists. *Art Therapy: Journal of the American Art Therapy Association, 9* (1), 22-29.

Allen, P. B. (1995). *Art is a way of knowing.* Boston, MA: Shambhala.

Allen, P. B. (2012). Art as enquiry: Towards a research method that holds soul truth. *Journal of Applied Arts & Health, 3*(1), 13-20. doi:10. 1386/jaah. 3.1.13_1

Alter-Muri, S. B. (2002). Viktor Lowenfeld revisited: A review of Lowenfeld's preschematic, schematic, and gang age stages. *American Journal of Art Therapy*, *40*(3), 170-192.

AATA (American Art Therapy Association) (2013). Ethical principles for art therapists. www.americanarttherapyassociation.org/upload/ethical-principles.pdf

ACA (American Counseling Association) (2002). Self-care assessment. Adapted from K. W. Saakvitne, L. A. Pearlman, & Staff of TSI/CAAP (1996). *Transforming the pain: A workbook on vicarious traumatization.* New York: W.W. Norton.

APA (American Psychiatric Association) (1952). *Diagnostic and statistical manual of mental disorders*, 1st ed. Washington, DC: Author.

APA (American Psychiatric Association) (2013). *Diagnostic and statistical manual of mental disorders*, 5th ed. Washington, DC: Author.

Andersen, S. M., & Berk, M. S. (1998). Transference in everyday experience: Implications of experimental research for relevant clinical phenomena. *Review of General Psychology*, *2*(1), 81.

Anderson, J. R. (2004). *Cognitive psychology and its implications.* New York: Worth Publications.

Antonacopoulou, E. P., & Gabriel, Y. (2001). Emotion, learning and organizational change: towards an integration of psychoanalytic and other perspectives. *Journal of Organizational Change Management*, *14*(5), 435-451.

Arieti, S. (1976). *Creativity: The magic synthesis.* New York: Basic Books.

Arnheim, R. (1962). *Picasso's Guernica: The genesis of a painting.* Berkeley: University of California Press.

Arnheim, R. (1974). *Art and visual perception: A psychology of the creative eye.* Berkeley: University of California Press.

Art Therapy Credentials Board. (2016). Code of ethics, conduct, and disciplinary procedures. https://www. atcb. org/resource/pdf/2016-ATCB-Code-of-Ethics-Cond uct-DisciplinaryProcedures.pdf

Aspinwall, L. G. (1998). Rethinking the role of positive affect in self-regulation. *Motivation and Emotion*, *22*(1), 1-32.

Assagioli, R. (1942). Spiritual joy. *The Beacon* (June), p. 168. www.psyko-syntese.dk/

Assagioli, R. (1959). *Dynamic psychology and psychosynthesis*. New York: Psychosynthesis Research Foundation.

Ault, R. E. (1986). Draw on new lines of communication. *Personnel Journal*, 72-77.

Baas, M., De Dreu, C. K. W., & Nijstad, B. A. (2008). A meta-analysis of 25 years of mood-creativity research: Hedonic tone, activation, or regulatory focus? *Psychological Bulletin*, *134*(6), 779-806.

Babouchkina, A., & Robbins, S. J. (2015). Reducing negative mood through mandala creation: A randomized controlled trial. *Art Therapy*, *32*(1), 34-39.

Babyak, K. L. (2015). Art therapy informed organizational consulting: An international survey study (Doctoral dissertation), Drexel University, Philadephia, PA.

Bandura, A. (1977). *Social learning theory*. New York: General Learning Press.

Bannink, F. (2014). *Post traumatic success: Positive psychology and solution-focused strategies to help clients survive and thrive*. New York: Norton.

Barnard, F.R. (1927). One picture is worth a thousand words, *Printer's Ink*, March 10. Barone, T., & Eisner, E. W. (2012). *Arts based research*. Thousand Oaks, CA: Sage.

Bartlett, M. Y., & DeSteno, D. (2006). Gratitude and prosocial behavior: Helping when it costs you. *Psychological Science*, *17*(4), 319-325. doi: 10.1111/j.1467-9280.2006.01705.x

Baumeiser, R. F. (1991). *Meanings of life*. New York: Guilford Press.

Baumeiser, R., & Vohs, K. (2010). The pursuit of meaningfulness in life. In C. Snyder & S. Lopez (Eds.), *Handbook of positive psychology* (pp. 608-617). New York: Oxford University Press.

Baumeister, R., Bratslavsky, E., Finkenauer, C., & Vohs, K. (2001). Bad is stronger than good. *Review of General Psychology*, *5*(4), 323-370.

Beck, A. T. (1993). Cognitive therapy: Past, present, and future. *Journal of Consulting and Clinical Psychology*, *61*(2), 194-198. doi: 10.1037/0022-006X.61.2.194

Beck, A. T. (1967). *The diagnosis and management of depression*. Philadelphia, PA: University of Pennsylvania Press.

Belkofer, C. M., & Konopka, L. M. (2008). Conducting art therapy research using quantitative EEG measures. *Art Therapy: Journal of the American Art Therapy Association Association*, *25*(2), 8.

Bell, C., & Robbins, S. (2007). Effect of art production on negative mood: A randomized, controlled trial. *Art Therapy: Journal of the American Art Therapy Association*, *24*(2), 5.

Bell, S. (2011). Art Therapy and Spirituality. *Journal for the Study of Spirituality*, *1*(2), 215-230. doi:10.1558/jss.v1i2.215

Benson, H. (2009). *Timeless healing*. New York: Simon and Schuster.

Benson, H., Greenwood, M. M., & Klemchuk, H. (1975). The relaxation response: Psychophysiologic aspects and clinical applications. *The International Journal of Psychiatry in Medicine*, *6*(1-2), 87-98.

Bentzen, M. (2015). Dances of connection: Neuroaffective development in clinical work with attachment, *Body, Movement and Dance in Psychotherapy*, *10*(4), 211-226, doi:10.1080/17432979.2015.1064479

Betensky, M. (2001). Phenomenological art therapy. In J. A. Rubin (Ed.), *Approaches to Art Therapy: Theory and Technique*, 2nd ed. (pp. 121-133). New York: Routledge.

Betts, D. J. (2011). Positive art therapy assessment: Looking towards positive psychology for new directions in the art therapy evaluation process. In A. Gilroy, R. Tipple, & C. Brown (Eds.), *Assessment in art therapy* (pp. 203-218). London: Routledge.

Biswas-Diener, R. (2010). *Positive psychology as social change*: New York: Springer.

Biswas-Diener, R. (2011). *Practicing positive psychology in coaching: Assessment, activities, and strategies for success*. Hoboken, NJ: Wiley & Sons.

Biswas-Diener, R. (2013). *Invitation to positive psychology: Research and tools for the professional.* London: Saffron.

Biswas-Diener, R., & Kashdan, T. B. (2013). What happy people do differently. *Psychology Today Blog*, July 2. https://www.psychologytoday.com/articles/201307/what-happy-people-do-differently

Biswas-Diener, R., Kashdan, T., & Minhas, G. (2011). A dynamic approach to psychological strength development and intervention. *Journal of Positive Psychology*, 6(2), 106-118. doi:10.1080/17439760.2010.545429

Booth, M., & Sleeman, J. (2007). *Strengths in a Box.* Northmead, Australia: Holllyhox Positive Resources.

Bowlby, J. (1988). *A secure base: Clinical applications of attachment theory.* New York: Basic Books.

Braiker, H. B., & Kelley, H. H. (1979). Conflict in the development of close relationships. In R. Burgess & T. Huston (Eds.), *Social exchange in developing relationships* (pp. 135-168). New York: Academic Press.

Bramesfeld, K. D., & Gasper, K. (2008). Happily putting the pieces together: A test of two explanations for the effects of mood on group-level information processing. *British Journal of Social Psychology*, 47, 285-309.

Brassaï. (1999). *Conversations with Picasso.* Chicago, IL: University of Chicago Press. Brown, L. V. (2007). *Psychology of motivation.* New York: Nova Publishers.

Brown, N. J. L., Sokal, A. D., & Friedman, H. L. (2013). The complex dynamics of wishful thinking: The critical positivity ratio. *American Psychologist*, no pagination specified. doi:10.1037/a0032850

Bucciarelli, A. (2011). A normative study of the Person Picking an Apple From a Tree (PPAT) assessment. *Art Therapy: Journal of the American Art Therapy Association*, 28(1), 31-36. doi:10.1080/07421656.2011.557349

Buckingham, M., & Clifton, D. O. (2001). *Now, discover your strengths.* New York: Simon and Schuster.

Burdette, H. L., & Whitaker, R. C. (2005). Resurrecting free play in young children: Looking beyond fitness and fatness to attention, affiliation, and affect. *Archives of Pediatrics and Adolescent Medicine, 159*(1), 46.

Burkewitz, J. N. (2014). *Coming to the studio, going with the flow: A study on artmaking to enhance flourishing* (MA thesis), Florida State Univesity. http://diginole. lib. fsu. edu/cgi/viewcontent. cgi? article=8168&context=etd (Electronic Theses, Treatises and Dissertations, Paper 8947).

Burnes, B., & Cooke, B. (2013). Kurt Lewin's field theory: A review and re-evaluation. *International Journal of Management Reviews, 15*(4), 408-425. doi:10.1111/j.1468- 2370.2012.00348.x

Burton, J. (1990). *Conflict resolution and prevention.* New York: St. Martin's Press.

Busfield, J. (2010). "A pill for every ill": Explaining the expansion in medicine use. *Social Science & Medicine, 70*(6), 934-941. doi:http://dx.doi. org/10.1016/j.socsci med.2009.10.068

Butler, T. (2010). *Getting unstuck: A guide to discovering your next career path.* Boston, MA: Harvard Business Press.

Calish, A. (1994). The metatherapy of supervision using art with transference/ counter transference phenomena. *Clinical Supervisor, 12*(2), 119-127.

Cane, F. (1951). *The artist in each of us.* London: Thames and Hudson.

Carnes, J. J. (1979). Toward a cognitive theory of art therapy. *Art Psychotherapy, 6*(2), 69-75.

Carr, D. (2014). *Worried sick: How stress hurts and how to bounce back.* New Brunswick, NJ: Rutgers University Press.

Carter E. (2006). Pre-packaged guided imagery for stress reduction: Initial results. *Counselling, Psychotherapy, and Health, 2*(2), 27-39, July 2006.

Chaplin, L. N. (2009). Please may I have a bike? Better yet, may I have a hug? An examination of children's and adolescents' happiness. *Journal of Happiness Studies, 10*(5), 541-562.

Chapman, L., Morabito, D., Ladakakos, C., Schreier, H., & Knudson, M. (2001). The effectiveness of art therapy interventions in reducing post traumatic stress disorder (PTSD) symptoms in pediatric trauma patients. *Art Therapy: Journal of the American Art Therapy Association, 19*(2),

100-104.

Chávez-Eakle, R. A., Graff-Guerrero, A., García-Reyna, J. C., Vaugier, V., & Cruz-Fuentes, C. (2007). Cerebral blood flow associated with creative performance: A comparative study. *Neuroimage, 38*(3), 519-528.

Cheavens, J. S., Strunk, D. R., Lazarus, S. A., & Goldstein, L. A. (2012). The compensation and capitalization models: A test of two approaches to individualizing the treatment of depression. *Behaviour Research and Therapy, 50*(11), 699-706.

Cherniss, C. (1980). *Staff burnout: Job stress in the human services.* New York: Praeger. Chilton, G. (2013). Flow in art therapy: A review of the literature and applications. *Art Therapy: Journal of the American Art Therapy Association, 30*(2), 64-70. doi:10.1080/07421656.2013.787211

Chilton, G. (2014). *An arts-based study of the dynamics of expressing positive emotions within the intersubjective art making process* (Doctoral dissertation), Drexel University, Philadelphia, PA.

Chilton, G., Gerber, N., Bechtel, A., Councill, T., Dreyer, M., & Yingling, E. (2015). The art of positive emotions: Expressing positive emotions within the intersubjective art making process (L'art des émotions positives: exprimer des émotions positives à travers le processus artistique intersubjectif). *Canadian Art Therapy Association Journal, 28*(1-2), 12-25. doi: 10.1080/08322473.2015.1100580

Chilton, G., Gerber, N., Councill, T., & Dreyer, M. (2015). I followed the butterflies: Poetry of positive emotions in art therapy research. *Cogent Arts and Humanities, 2*(1), 1026019. doi:10.1080/23311983.2015. 1026019

Chilton, G., Gerity, L., LaVorgna-Smith, M., & MacMichael, H. N. (2009). An online art exchange group: 14 secrets for a happy artist. *Art Therapy: Journal of the American Art Therapy Association, 26*(2), 66-72.

Chilton, G., & Leavy, P. (2014). Arts-based research practice: Merging social research and the creative arts. In P. Leavy (Ed.), *Oxford handbook of qualitative research* (pp. 403-422). New York: Oxford University Press.

Chilton, G., & Wilkinson, R. A. (2009). Positive art therapy: Envisioning the intersection of art therapy and positive psychology. *Australia and New Zealand Journal of Art Therapy*, *4*(1), 27-35.

Chilton, G., & Wilkinson, R. A. (2016). Positive art therapy. In J. A. Rubin (Ed.), *Approaches to art therapy: Theory and technique*, 3rd ed. (pp. 249-268). London: Routledge.

Chomsky, N. (1965). *Aspects of the theory of syntax*. Boston, MA: MIT Press.

Christopher, J. C. (1999). Situating psychological well-being: Exploring the cultural roots of its theory and research. *Journal of Counseling and Development*, *77*(2), 141-152.

Clover, D. (2011). Successes and challenges of feminist arts-based participatory methodologies with homeless/street-involved women in Victoria. *Action Research*, *9*(1), 12.

Cobb, R. A., & Negash, S. (2010). Altered book making as a form of art therapy: A narrative approach. *Journal of Family Psychotherapy*, *21*(1), 54-69.

Cohen, B. M., Barnes, M.-M., & Rankin, A. B. (1995). *Managing traumatic stress through art: Drawing from the center*. Baltimore, MD: Sidran Press.

Cohen, B. M., Mills, A., & Kijak, A. K. (1994). An introduction to the Diagnostic Drawing Series: A standardized tool for diagnostic and clinical use. *Art Therapy: Journal of the American Art Therapy Association*, *11*(2), 105-110. doi: 10.1080/07421656.1994.10759060

Cohen, B., & Cox, C. (1995). *Telling without talking: Art as a window into the world of multiple personality*. New York: W. W. Norton.

Cohen, S., Kamarck, T., & Mermelstein R (1983). A global measure of perceived stress. *Journal of Health and Social Behavior*, *24*(4): 385-396. doi: 10.2307/2136404

Collie, K., Bottorff, J. L., & Long, B. C. (2006). A narrative view of art therapy and art making by women with breast cancer. *Journal of Health Psychology*, *11*(5), 761-775.

Collier, A. F. (2011). The well-being of women who create with textiles: Implications for art therapy. *Art Therapy: Journal of the American Art Therapy*

Association, 28(3), 104-112.

Collins, A. L., Sarkisian, N., & Winner, E. (2009). Flow and happiness in later life: An investigation into the role of daily and weekly flow experiences. *Journal of Happiness Studies, 10*(6), 703-719.

Congdon, K. G. (1990). Normalizing art therapy. *Art Education, 43*(3), 19-43.

Conoley, C. W., Padula, M. A., Payton, D. S., & Daniels, J. A. (1994). Predictors of client implementation of counselor recommendations: Match with problem, difficulty level, and building on client strengths. *Journal of Counseling Psychology, 41*(1), 3-7. doi:10.1037/0022-0167.41.1.3

Coombs, M. M., Coleman, D., & Jones, E. E. (2002). Working with feelings: The importance of emotion in both cognitive-behavioral and interpersonal therapy in the NIMH Treatment of Depression Collaborative Research Program. *Psychotherapy: Theory, Research, Practice, Training, 39*(3), 233.

Cooperrider, D. L., & Srivastva, S. (1987). Appreciative inquiry in organizational life. *Research in Organizational Change and Development, 1*(1), 129-169.

Cosgrove, L., Krimsky, S., Vijayaraghavan, M., & Schneider, L. (2006). Financial ties between DSM-IV panel members and the pharmaceutical industry. *Psychotherapy and Psychosomatics, 75*(3), 154-160.

Cozolino, L. (2014). *The neuroscience of human relationships: Attachment and the developing social brain* (Norton Series on Interpersonal Neurobiology). New York: Norton. Crocetti, E., Avanzi, L., Hawk, S. T., Fraccaroli, F., & Meeus, W. (2013). Personal and social facets of job identity: A person-centered approach. *Journal of Business and Psychology, 29*(2), 281-300. doi: 10.1007/s10869-013-9313-x

Croghan, C. (2013). Knitting is the new yoga? Comparing techniques; physiological and psychological indicators of the relaxation response. http://esource.dbs.ie/han dle/10788/1586

Crooks, T. (2013). *Spirituality, Creativity, Identity, and Art Therapy* (Master's thesis). LMU/LLS Theses and Dissertations. Paper 61. http://digitalcommons.

lmu.edu/etd/61

Csíkszentmihályi, M. (1991). *Flow: The psychology of optimal experience.* New York: HarperPerennial.

Csíkszentmihályi, M. (1996). *Creativity: Flow and the psychology of discovery and invention.* New York: HarperCollins.

Csíkszentmihályi, M. (1997a). *Finding flow: The psychology of engagement with everyday life:* New York: Basic Books.

Csíkszentmihályi, M. (1997b). Happiness and creativity: Going with the flow. *The Futurist, 31*(5), 8-12.

Csíkszentmihályi, M. (2014). Toward a psychology of optimal experience. In *Flow and the foundations of positive psychology: The collected works of Mihaly Csíkszentmihályi* (pp. 209-226). Dordrecht: Springer Netherlands.

Curl, K. (2008). Assessing stress reduction as a function of artistic creation and cognitive focus. *Art Therapy: Journal of the American Art Therapy Association Association, 25*(4), 164-169.

Czamanski-Cohen, J. (2012). The use of art in the medical decision-making process of oncology patients. *Art Therapy: Journal of the American Art Therapy Association, 29*(2), 60-67.

Czamanski-Cohen, J. (2016). The bodymind model: A platform for studying the mechanisms of change induced by art therapy. *The Arts in Psychotherapy, 51*, 63-71. doi:10.1016/j.aip.2016.08.006

Czamanski-Cohen, J., Sarid, O., Huss, E., Ifergane, A., Niego, L., & Cwikel, J. (2014). CB-ART—The use of a hybrid cognitive behavioral and art based protocol for treating pain and symptoms accompanying coping with chronic illness. *The Arts in Psychotherapy, 41*(4), 320-328. doi: https://doi.org/10.1016/j.aip.2014.05.002

Czamanski-Cohen, J., & Weihs, K. L. (2016). The bodymind model: A platform for studying the mechanisms of change induced by art therapy. *The Arts in Psychotherapy, 51*, 63-71. doi:https://doi.org/10.1016/j.aip.2016.08.006

Dalebroux, A., Goldstein, T., & Winner, E. (2008). Short-term mood repair through artmaking: Positive emotion is more effective than venting.

Motivation and Emotion, 32(4), 288-295.

Damon, W., Menon, J., & Cotton Bronk, K. (2003). The development of purpose during adolescence. *Applied Developmental Science, 7*(3), 119-128.

Darewych, O. (2013). Building bridges with institutionalized orphans in Ukraine: An art therapy pilot study. *The Arts in Psychotherapy, 40*(1), 85-93.

Darewych, O. (2014). *The bridge drawing with path art-based assessment: Measuring meaningful life pathways in higher education students* (Doctoral dissertation). Lesley University, Cambridge, MA.

Davidson, K. W., Mostofsky, E., & Whang, W. (2010). Don't worry, be happy: Positive affect and reduced 10-year incident coronary heart disease: The Canadian Nova Scotia Health Survey. *European Heart Journal, 31*(9), 1065-1070. doi:10.1093/eurheartj/ehp603

Davidson, R. (2010). Mindfulness training and emotion regulation: clinical and neuroscience perspectives. *Emotion, 10*(1), 8-11.

Davis, B. (2010). Hermeneutic methods in art therapy research with international students. *The Arts in Psychotherapy, 37*(3), 179-189.

Davis, C. G., Nolen-Hoeksema, S., & Larson, J. (1998). Making sense of loss and benefiting from the experience: Two construals of meaning. *Journal of Personality and Social Psychology, 75*(2), 561.

Davis, J. (1999). Report: environmental art therapy: Metaphors in the field. *The Arts in Psychotherapy, 26*(1), 45-50.

Dayton, T. (1994). *The drama within: Psychodrama and experiential therapy*. Deerfield Beach, FL: Health Communications.

De Petrillo, L., & Winner, E. (2005). Does art improve mood? A test of a key assumption underlying art therapy. *Art Therapy: Journal of the American Art Therapy Association, 22*(4), 8.

De Shazer, S. (1985). *Keys to solution in brief therapy*. New York: Norton.

De Shazer, S., & Dolan, Y. (2012). *More than miracles: The state of the art of solution-focused brief therapy*. New York: Routledge.

Deaver, S. P. (2009). A normative study of children's drawings: Preliminary research findings. *Art Therapy, 26*(1), 4-11. doi: 10.1080/07421656.2009.

10129309

Deaver, S. P. (2012). Art-based learning strategies in art therapy graduate education. *Art Therapy: Journal of the American Art Therapy Association*, *29*(4), 158-165. doi: 10.1080/07421656.2012.730029

Deaver, S. P., & McAuliffe, G. (2009). Reflective visual journaling during art therapy and counselling internships: A qualitative study. *Reflective Practice*, *10*(5), 615-632.

Deaver, S. P., & Shiflett, C. (2011). Art-based supervision techniques. *The Clinical Supervisor*, *30*(2), 257-276. doi:10.1080/07325223.2011. 619456

Decety, J., & Meyer, M. (2008). From emotion resonance to empathic understanding: A social developmental neuroscience account. *Development and Psychopathology*, *20*(Special Issue 04), 1053-1080. doi:10.1017/S09545 79408000503

Deci, E. L., & Ryan, R. M. (1985). *Intrinsic motivation and self–determination in human behavior*. New York: Springer.

DeLue, C. H. (1999). Physiological effects of creating mandalas. In C. Malchiodi (Ed.), *Medical art therapy with children* (pp. 33-49). Philadelphia, PA: Jessica Kingsley.

Demir, M., & Özdemir, M. (2010). Friendship, need satisfaction and happiness. *Journal of Happiness Studies*, *11*(2), 243-259.

Demir, M., Özdemir, M., & Weitekamp, L. (2007). Looking to happy tomorrows with friends: Best and close friendships as they predict happiness. *Journal of Happiness Studies*, *8*(2), 243-271.

Demir, M., Özen, A., Doğan, A., Bilyk, N.A., & Tyrell, F.A. (2010). I matter to my friend, therefore I am happy: Friendship, mattering, and happiness. *Journal of Happiness Studies*, *12*(6), 1-23.

Derryberry, D., Reed, M.A., Pilkenton-Taylor, (2003). Temperament and coping: Advantages of an individual differences perspective. *Development and Psychopathology*, *15*, 1049-1066.

Diener, E. (1994). Assessing subjective well-being: Progress and opportunities. *Social Indicators Research*, *31*(2), 103-157.

Diener, E. (2003). What is positive about positive psychology: The curmudgeon and Pollyanna. *Psychological Inquiry, 14*(2), 115-120.

Diener, E. (2012). New findings and future directions for subjective well-being research. *American Psychologist, 67*(8), 590-597. doi:10.1037/a0029541

Diener, E., & Biswas-Diener, R. (2008). *Happiness: Unlocking the mysteries of psychological wealth.* New York: Wiley-Blackwell.

Diener, E., & Chan, M. (2011). Happy people live longer: Subjective well-being contributes to health and longevity. *Applied Psychology: Health and Well-being, 3*, 1-43.

Diener, E., Lucas, R.E., Scollon, C. N. (2006). Beyond the hedonic treadmill. *American Psychologist, 61*(4), p. 305-314.

Diener, E., Oishi, S., & Lucas, R. E. (2003). Personality, culture, and subjective well-being: Emotional and cognitive evaluations of life. *Annual Review of Psychology, 54*(1), 403-425.

Diener, E., & Ryan, K. (2009). Subjective well-being: A general overview. *South African Journal of Psychology, 39*(4), 391-406.

Diener, E., Suh, E., Lucas, R., & Smith, H. (1999). Subjective well-being: three decades of progress. *Psychological Bulletin, 125*, 276-302.

Dietrich, A. & Stoll, O. (2010). Effortless attention, hypofrontality and perfectionism. In B. Bruya (Ed.), *Effortless attention: A new perspective in the cognitive science of attention and action.* Cambridge, MA: MIT Press.

Dietrich, A. (2003). Functional neuroanatomy of altered states of consciousness: The transient hypofrontality hypothesis. *Consciousness and Cognition, 12*(2), 231-256.

Dietrich, A. (2004a). Neurocognitive mechanisms underlying the experience of flow. *Consciousness and Cognition, 13*(4), 746-761.

Dietrich, A. (2004b). The cognitive neuroscience of creativity. *Psychonomic Bulletin and Review, 11*(6), 1011.

Digman, J. M. (1990). Personality structure: Emergence of the five-factor model. *Annual Review of Psychology, 41*(1), 417-440.

Dissanayake, E. (1999). "Making special": An undescribed human universal and the core of a behavior of art. In B. Cooke & F. Turner (Eds.), *Biopoetics: Evolutionary explorations in the arts* (pp. 27-46). Lexington, KY: ICUS.

Donald, M. (2008). Art therapy and quality-of-life with newly diagnosed breast cancer patients: A quantitative pilot study (Unpublished pilot study). The Cancer Center at Paoli Memorial Hospital, Paoli, PA.

Donald, M. (2013). *The Self-Book© Art Therapy Intervention 6–Session Curriculum.*

Dondis, D. A. (1974). *A primer of visual literacy.* Cambridge, MA: MIT Press.

Doran, G. T. (1981). "There's a S.M.A.R.T. way to write management's goals and objectives." Management review. *AMA FORUM, 70*(11): 35-36.

Drake, J. E., & Hodge, A. (2015). Drawing versus writing: The role of preference in regulating short-term affect. *Art Therapy: Journal of the American Art Therapy Association, 32*(1), 27-33.

Drake, J., & Winner, E. (2012). Confronting sadness through art-making: Distraction is more beneficial than venting. *Psychology of Aesthetics, Creativity, and the Arts, 6*(2), No pagination specified. doi:10.1037/a0026909

Drake, J., Coleman, K., & Winner, E. (2011). Short-term mood repair through art: Effects of medium and strategy. *Art Therapy: Journal of the American Art Therapy Association, 28*(1), 26-30.

Drass, J. M. (2015). Art therapy for individuals with borderline personality: Using a dialectical behavior therapy framework. *Art Therapy: Journal of the American Art Therapy Association, 32*(4), 168-176. doi: 10.1080/07421656. 2015.1092716

Duckworth, A. L., Peterson, C., Matthews, M. D., & Kelly, D. R. (2007). Grit: Perseverance and passion for long-term goals. *Journal of Personality and Social Psychology, 92*(6), 1087.

Duckworth, A., Steen, T. A., & Seligman, M. E. P. (2005). Positive psychology in clinical practice. *Annual Review of Clinical Psychology, 1*(1), 629-651. doi: 10.1146/annurev.clinpsy.1.102803.144154

Duncan, B. L. & Miller, S. D. (2000). The client's theory of change: Consulting the client in the integrative process. *Journal of Psychotherapy Integration, 10*(2), 169-187. http:// dx.doi.org/10.1023/A:1009448200244

Dunn, E. W., Gilbert, D. T., & Wilson, T. D. (2011). If money doesn't make you happy, then you probably aren't spending it right. *Journal of Consumer Psychology, 21*(2), 115-125.

Dweck, C. (2006). *Mindset: The new psychology of success.* New York: Random House.

Elkins, D. N. (2009). The medical model in psychotherapy: Its limitations and failures. *Journal of Humanistic Psychology, 49*(1), 66-84. doi: 10.1177/ 0022167807307901

Elliot, A. J., Sheldon, K. M., & Church, M. A. (1997). Avoidance personal goals and subjective well-being. *Personality and Social Psychology Bulletin, 23*(9), 915-927. doi:10.1177/0146167297239001

Elliott, R., Bohart, A. C., Watson, J. C., & Greenberg, L. S. (2011). Empathy. *Psychotherapy, 48*(1), 43-49. doi:10.1037/a0022187

Ellis, A. (1957). Rational psychotherapy and individual psychology. *Journal of Individual Psychology, 13*, 38-44.

Ellis, A. (1977). Rational-emotive therapy: Research data that supports the clinical and personality hypotheses of RET and other modes of Cognitive-Behavior Therapy. *The Counseling Psychologist, 7*(1), 2-42. doi: 10.1177/001100007700700102

Epstein, M. H., & Sharma, J. (1998). *Behavioral and emotional rating scale: A strengthbased approach to assessment.* Austin, TX: PRO-ED.

Everly, G. S., McCormack, D. K., & Strouse, D. A. (2012). Seven characteristics of highly resilient people: Insights from Navy SEALs to the "Greatest Generation." *International Journal of Emergency Mental Health, 14*(2), 137-143.

Farber, B. A., Manevich, I., Metzger, J., & Saypol, E. (2005). Choosing psychotherapy as a career: Why did we cross that road? *Journal of Clinical Psychology, 61*(8), 1009-1031.

Farran, C. J., Wilken, C. & Popovich, J. M (1992). Clinical assessment of hope. *Issues in Mental Health Nursing, 13*(2), 129-138.

Farrelly-Hansen, M. (Ed.) (2001). *Spirituality and art therapy: Living the connection.*

London: Jessica Kingsley.

Feen-Callgan, H. (1995). The use of art therapy in treatment programs to promote spiritual recovery from addiction. *Art Therapy: Journal of the American Art Therapy Association, 12*(1), 46-50.

Festinger, L. (1954). A theory of social comparison process. *Human Relations, 7*, 117-140. doi:10.1177/001872675400700202

Fialkov, C., & Haddad, D. (2012). Appreciative clinical training. *Training and Education in Professional Psychology, 6*(4), 204-210. doi: 10.1037/a0030832

Fish, B. J. (2012). Response art: The art of the art therapist. *Art Therapy: Journal of the American Art Therapy Association, 29*(3), 138-143.

Fitzpatrick, M. R., & Stalikas, A. (2008). Positive emotions as generators of therapeutic change. *Journal of Psychotherapy Integration, 18*(2), 137-154. doi:10.1037/1053-0479.18.2.137

Flückiger, C., & Grosse Holtforth, M. (2008). Focusing the therapist's attention on the patient's strengths: A preliminary study to foster a mechanism of change in outpatient psychotherapy. *Journal of Clinical Psychology, 64*(7), 876-890.

Folkman, S., & Lazarus, R. S. (1985). If it changes it must be a process: Study of emotion and coping during three stages of a college examination. *Journal of Personality and Social Psychology, 48*(1), 150.

Folkman, S., & Moskowitz, J. T. (2000). Positive affect and the other side of coping. *American Psychologist, 55*(6), 647.

Forgeard, M. J. C., & Seligman, M. E. P. (2012). Seeing the glass half full: A review of the causes and consequences of optimism. *Pratiques Psychologiques, 18*(2), 107-120. doi:http://dx.doi.org/10.1016/j.prps. 2012. 02.002

Frances, A. (2012). DSM-5 is a guide, not a Bible: Simply ignore its 10 worst changes. *Huffington Post Science.* www.huffingtonpost.com/allen-frances/dsm_5_b_2227626.html

Frank, G., (1984). The Boulder model: History, rationale, and critique. *Professional Psychology: Research and Practice, 15*(3), 417-435. doi: 10.1037/

0735-7028.15.3.417 Frankl, V. E. (1959). *From death-camp to existentialism: A psychiatrist's path to a new therapy.* Boston, MA: Beacon Press.

Frankl, V. E. (1985). *Man's search for meaning.* New York: Pocket.

Franklin, M. (2010). Affect regulation, mirror neurons, and the Third Hand: Formulating mindful empathic art interventions. *Art Therapy: Journal of the American Art Therapy Association, 27*(4), 160-167.

Franklin, M. (2016). Contemplative wisdom traditions in art therapy. In J. A. Rubin (Ed.), *Approaches to art therapy*, 3rd Ed. New York: Routledge.

Franklin, M., Farrelly-Hansen, M., Marek, B., Swan-Foster, N., & Wallingford, S. (2000). Transpersonal art therapy education. *Art Therapy, 17* (2), 101-110. doi:10.1080/07421656.2000.10129507

Franzini, L. R. (2001). Humor in therapy: The case for training therapists in its uses and risks. *Journal of General Psychology, 128*(2), 170-193.

Fredrickson, B. L. (1998). What good are positive emotions? *Review of General Psychology, 2*(3), 300.

Fredrickson, B. L. (2001). The role of positive emotions in positive psychology: The broaden-and-build theory of positive emotions. *The American Psychologist, 56*(3), 218-226.

Fredrickson, B. L. (2004). The broaden-and-build theory of positive emotions. *Philosophical Transactions of the Royal Society B: Biological Sciences, 359*(1449), 1367.

Fredrickson, B. L. (2009). *Positivity: Groundbreaking research reveals how to embrace the hidden strength of positive emotions, overcome negativity, and thrive.* New York: Crown.

Fredrickson, B. L. (2013). *Love 2.0: How our supreme emotion affects everything we feel, think, do, and become.* New York: Hudson Street Press.

Fredrickson, B. L., & Joiner, T. (2002). Positive emotions trigger upward spirals toward emotional well-being. *Psychological Science, 13*(2), 172.

Fredrickson, B. L., & Kurtz, L. E. (2011). Cultivating positive emotions to enhance human flourishing. In S. I. Donaldson, M. Csíkszentmihályi, & J. Nakamura (Eds.), *Applied positive psychology: Improving everyday life, health, schools, work, and society* (pp. 35-47). Hove: Routledge.

Fredrickson, B. L., Tugade, M. M., Waugh, C. E., & Larkin, G. R. (2003). What good are positive emotions in crisis? A prospective study of resilience and emotions following the terrorist attacks on the United States on September 11th, 2001. *Journal of Personality and Social Psychology, 84*(2), 365.

Freud, S. (1930). Civilization and Its Discontents. London: Penguin.

Freud, S. (1955). Two case histories ("Little Hans" and the "Rat Man"). Standard Edition, Vol. 10. London: Hogarth Press (original work published 1909).

Freud, S. (1957a). Creative writers and day-dreaming. Standard Edition, Vol. 9: 141-153. London: Hogarth Press (original work published 1908).

Freud, S. (1957b). The unconscious. Standard Edition, Vol. 14: 159-215. London: Hogarth Press (original work published 1915).

Freud, S. (1958). The dynamics of transference. Standard Edition, Vol. 12: 99-108.

London: Hogarth (original work published 1912).

Frisch, M. (2006). *Quality of life therapy: Applying a life satisfaction approach to positive psychology and cognitive therapy.* Hoboken, NJ: Wiley & Sons.

Fulmer, C. A., Gelfand, M. J., Knuglanski, A. W., Kim-Prieto, C., Diener, E., Pierro, A., & Higgines, E. T. (2010). On "feeling right" in cultural contexts: How person-culture match affects self-esteem and subjective wellbeing. *Psychological Science, 21*(11), 1563-1569.

Gable, S. L., Gonzaga, G. C., & Strachman, A. (2006). Will you be there for me when things go right? Supportive responses to positive event disclosures. *Journal of Personality and Social Psychology, 91*(5), 904-917.

Gable, S. L., & Haidt, J. (2005). What (and why) is positive psychology? *Review of General Psychology, 9*(2), 103.

Gallese, V., Eagle, M. N., & Migone, P. (2007). Intentional attunement: Mirror neurons and the neural underpinnings of interpersonal relations. *Journal of the American Psychoanaytic Association, 55*, 131-175.

Gantt, L. (1990). *A validity study of the Formal Elements Art Therapy Scale (FEATS) for diagnostic information in patients' drawings* (Doctoral dissertation), University of Pittsburgh, Pittsburgh, PA.

Gantt, L. (2009). The Formal Elements Art Therapy Scale: A measurement system for global variables in art. *Art Therapy: Journal of the American Art Therapy Association, 26*(3), 6.

Gantt, L. & Tabone, C. (2011). The Formal Elements Art Therapy Scale and "Draw a person picking an apple from a tree." In Malchiodi, Cathy A. (Ed.), *Handbook of art therapy* (pp. 420-427). New York: Guilford Press.

Gantt, L., & Greenstone, L. (2016). Narrative art therapy in trauma treatment. In J. A. Rubin (Ed.), *Approaches to art therapy*, 3rd Ed. New York: Routledge.

Gantt, L. & Tinnin, L. W. (2007). Intensive trauma therapy of PTSD and dissociation: An outcome study. *The Arts in Psychotherapy, 34*(1), 69-80.

Gantt, L. & Tinnin, L. W. (2009). Support for a neurobiological view of trauma with implications for art therapy. *The Arts in Psychotherapy, 36*(3), 148-153. doi:http:// dx.doi.org/10.1016/j.aip.2008.12.005

Gardner, H. (2011). *Frames of mind: The theory of multiple intelligences.* New York: Basic Books.

Garland, E. L., Fredrickson, B., Kring, A. M., Johnson, D. P., Meyer, P. S., & Penn, D. L. (2010). Upward spirals of positive emotions counter downward spirals of negativity: Insights from the broaden-and-build theory and affective neuroscience on the treatment of emotion dysfunctions and deficits in psychopathology. *Clinical Psychology Review, 30*(7), 849-864.

Gelso, C. J. (2002). Real relationship: The "something more" of psychotherapy. *Journal of Contemporary Psychotherapy, 32*(1), 35-40.

George, J. M., & Zhou, J. (2001). When openness to experience and conscientiousness are related to creative behavior: An interactional approach. *Journal of Applied Psychology, 86*(3), 513.

Gerity, L. (Producer). (2009). The Artist Happiness Challenge eWorkshop. www.artel laland.com/shop/index.php?main_page=product_ info&products_id=626

Getzels, J. W., & Csíkszentmihályi, M. (1976). *The creative vision: A longitudinal study of problem finding in art.* New York: Wiley.

Gilbert, D. (2009). *Stumbling on happiness.* Toronto: Vintage Canada.

Giller, E. (1999). What is psychological trauma? www.soberrecovery.com/forums/friends-family-alcoholics/214177-what-psychological-trauma. html

Gipson, L. R. (2015). Is cultural competence enough? Deepening social justice pedagogy in art therapy. *Art Therapy: Journal of the American Art Therapy Association, 32*(3), 142-145. doi:10.1080/07421656.2015.1060835

Goleman, D. P. (1995). *Emotional intelligence: Why it can matter more than IQ for character, health and lifelong achievement.* New York: Bantam Books.

Goleman, D. (1998). *Working with emotional intelligence.* New York. Bantam Books.

Gorelick, K. (1989). Rappochement between the arts and psychotherapies: Metaphor the mediator. *The Arts in Psychotherapy, 16,* 149-155.

Gottlieb, M. C., Handelsman, M. M., & Knapp, S. (2008). Some principles for ethics education: Implementing the acculturation model. *Training and Education in Professional Psychology, 2*(3), 123-128. doi: 10. 1037/1931-3918.2.3.123

Gottman, J. M. (1999). *The marriage clinic: A scientifically-based marital therapy.* New York: W.W. Norton.

Gottman, J.M., & Silver, N. (2000). *Seven principles for making marriage work: A practical guide from the country's foremost relationship expert.* New York: Three Rivers Press.

Graham, S. M., Huang, J. Y., Clark, M. S., & Helgeson, V. S. (2008). The positives of negative emotions: Willingness to express negative emotions promotes relationships. *Personality and Social Psychology Bulletin, 34*(3), 394-406.

Graham, J. E., Lobel, M., Glass, P., & Lokshina, I. (2008). Effects of written anger expression in chronic pain patients: Making meaning from pain. *Journal of Behavioral Medicine, 31*(3), 201-212. doi: 10.1007/s10865-008-9149-4

Gross, J. J., & Levenson, R. W. (1993). Emotional suppression: Physiology, self-report, and expressive behavior. *Journal of Personality and Social Psychology, 64*, 970-998.

Gross, J. J., & Thompson, R. A. (2007). Emotion regulation: Conceptual foundations. In J. J. Gross (Ed.), *Handbook of emotion regulation* (pp. 3-24). New York: Guilford Press.

Gruber, J. (2011). A review and synthesis of positive emotion and reward disturbance in bipolar disorder. *Clinical Psychology and Psychotherapy, 18* (5), 356-365. doi:10.1002/cpp.776

Gruber, J., Mauss, I. B., & Tamir, M. (2011). A dark side of happiness? How, when, and why happiness is not always good. *Perspectives on Psychological Science, 6*(3), 222-233.

Guttmann, J., & Regev, D. (2004). The phenomenological approach to art therapy. *Journal of Contemporary Psychotherapy, 34*(2), 153-162.

Haggbloom, S. J., Warnick, R., Warnick, J. E., Jones, V. K., Yarbrough, G. L., Russell, T. M., ... & Monte, E. (2002). The 100 most eminent psychologists of the 20th century. *Review of General Psychology, 6*(2), 139-152. doi:10.1037/1089-2680.6.2.139

Handelsman, M. M., Knapp, S., & Gottlieb, M. C. (2009). Positive ethics: Themes and variations. In C. R. Snyder, & S. J. Lopez (Eds.), *Oxford handbook of positive psychology* (pp. 105-113). Oxford: Oxford University Press.

Hanes, M. J. (1995). Utilizing road drawings as a therapeutic metaphor in art therapy. *Art Therapy: Journal of the American Art Therapy Association, 34* (1), 19-23.

Hanson, R. (2009). *Buddha's brain: The practical neuroscience of happiness, love, and wisdom.* Oakland, CA: New Harbinger Publications

Harker, L., & Keltner, D. (2001). Expressions of positive emotion in women's college yearbook pictures and their relationship to personality and life outcomes across adulthood. *Journal of Personality and Social Psychology*, *80*(1), 112.

Hart, S. L., Vella, L., & Mohr, D. C. (2008). Relationships among depressive symptoms, benefit-finding, optimism, and positive affect in multiple sclerosis patients after psychotherapy for depression. *Health Psychology*, *27*(2), 230.

Hartz, L., & Thick, L. (2005). Art therapy strategies to raise self-esteem in female juvenile offenders: A comparison of art psychotherapy and art as therapy approaches. *Art Therapy: Journal of the American Art Therapy Association*, *22*(2), 70-80.

Hasan, H., & Hasan, T. F. (2009). Laugh yourself into a healthier person: A cross cultural analysis of the effects of varying levels of laughter on health. *International Journal of Medical Sciences*, *6*(4), 200-211.

Hass-Cohen, N. (2016). Review of the neuroscience of chronic trauma and adaptive resilient responding. In J. King. (Ed.), *Art therapy, trauma and neuroscience: Theoretical and practical perspectives*. London and New York: Routledge Publishers.

Hass-Cohen, N., & Carr, R. (2008). *Art therapy and clinical neuroscience*. London: Jessica Kingsley.

Hayes, S. C., Strosahl, K. D., & Wilson, K. G. (1999). *Acceptance and commitment therapy*. New York: Guilford Press.

Hays, R. E., & Lyons, S. J. (1981). The bridge drawing: A projective technique for assess- ment in art therapy. *The Arts in Psychotherapy*, *8*(3-4), 207-217. doi:http://dx.doi.org/10.1016/0197-4556(81)90033-2

Heckwolf, J. I., Bergland, M. C., & Mouratidis, M. (2014). Coordinating principles of art therapy and DBT. *The Arts in Psychotherapy*, *41*(4), 329-335. doi:http://dx.doi. org/10.1016/j.aip.2014.03.006

Heintzelman, S. J., & King, L. A. (2014). Life is pretty meaningful. *American Psychologist*, *69*(6), 561-574. doi:10.1037/a0035049

Helgeson, V. S., Reynolds, K. A., & Tomich, P. L. (2006). A meta-analytic review of benefit finding and growth. *Journal of Consulting and Clinical Psychology, 74*(5), 797-816. doi:10.1037/0022-006X.74.5.797

Henderson, P. (2012). *Empirical study of the healing nature of artistic expression using mandalas with the positive emotions of love and joy* (Doctoral Dissertation), Texas A&M University, College Station, TX.

Henderson, P., Rosen, S., Sotirova-Kohli, L., & Stephenson, K. (2009). *Expression of positive emotions of love and joy through creating mandalas: A therapeutic intervention.* Paper presented at the First World Congress on Positive Psychology, Philadelphia, PA.

Herth, K. A. (2001). Development and implementation of a Hope Intervention Program. *Oncology Nursing Forum, 28*(6), 1009-1016.

Hicks, J. A., & King, L. A. (2009). Meaning in life as a subjective judgment and a lived experience. *Social and Personality Psychology Compass, 3*(4), 638-653. doi:10.1111/ j.1751-9004.2009.00193.x

Hill, A. K. G. (1945). *Art versus illness: A story of art therapy.* London: G. Allen and Unwin. Hill, C., Thompson, B., & Corbett, M. (1992). The impact of therapist ability to perceive displayed and hidden client reactions on immediate outcome in first sessions of brief therapy. *Psychotherapy Research, 2*(2), 143-155.

Hinz, L. D. (2009). *Expressive therapies continuum: A framework for using art in therapy.* New York: Routledge.

Hinz, L. D. (2011). Embracing excellence: A positive approach to ethical decision making. *Art Therapy: Journal of the American Art Therapy Association, 28*(4), 185-188. doi:10.1080/07421656.2011.622693

Hiscox, A. R., & Calisch, A. C. (1998). *Tapestry of cultural issues in art therapy.* London: Jessica Kingsley.

Hocoy, D. (2005). Art therapy and social action: A transpersonal framework. *Art Therapy: Journal of the American Art Therapy Association, 22*(1), 7-16.

Holmes, T. H., and Rahe, R. (1967). The social readjustment rating scale. *Journal of Psychosomatic Research, 11*(2), 213-218.

Horay, B. J.(2006). Moving towards gray: Art therapy and ambivalence in substance abuse treatment. *Art Therapy: Journal of the American Art Therapy Association*, *23*:1, 14-22, doi:10.1080/07421656.2006.10129528

Horney, K. (1951). The individual and therapy. *American Journal of Psychoanalysis*, *11*(1), 54-55.

Horovitz, E. G. (2002). *Spiritual art therapy: An alternate path*. 2nd ed. Springfield, IL: Charles C. Thomas Publisher.

Horovitz, E. G. (2014). *The art therapist's primer: A clinical guide to writing assessments, diagnosis and treatment*. Springfield, IL: Charles C. Thomas.

Horwitz, A.V, & Wakefield, J. C. (2007). *The loss of sadness*. New York: Oxford.

Hovick, S. E. (2014). *The effectiveness of an arts based warm-up in facilitating the flow state* (Master of Arts in Art Therapy Thesis), Albertus Magnus College, New Haven, CT.

Howells, V., & Zelnik, T. (2009). Making art: A qualitative study of personal and group transformation in a community arts studio. *Psychiatric Rehabilitation Journal*, *32*(3), 215-222. doi:10.2975/32.3.2009.215.222

Huckvale, K., & Learmonth, M. (2009). A case example of art therapy in relation to Dialectical Behaviour Therapy. *International Journal of Art Therapy*, *14*(2), 52-63. doi:10.1080/17454830903329196

Huet, V. (2011). Art therapy-based organizational consultancy: A session at Tate Britain. *International Journal of Art Therapy*, *16*(1), 3-13.

Hunt, C. (2004). Reading ourselves: Imagining the reader in the writing process. In G. Bolton, S. Howlett, C. Lago, & J. K. Wright (Eds.), *Writing cures: An introductory handbook of writing in counselling and therapy* (pp. 35-44). New York: Routledge.

Huss, E., & Sarid, O. (2014). Visually transforming artwork and guided imagery as a way to reduce work related stress: A quantitative pilot study. *The Arts in Psychotherapy*, *41*, 409-412.

Innis, R. E. (2001). Perception, interpretation, and the signs of Art. *Journal of Speculative Philosophy*, *15*(1), 20-32.

Isen, A. M. (2004). Positive affect facilitates thinking and problem solving. In A. S. Manstead & N. H. Frijda (Eds.), *Feelings and emotions: The Amsterdam*

Symposium (pp. 263-281). Cambridge: Cambridge University Press.

Isis, P. D. (2015). Positive Art Therapy. In D. E. Gussak & M. L. Rosal (Eds.), *The Wiley handbook of art therapy*. Chichester: John Wiley & Sons, Ltd.

Italia, S., Favara-Scacco, C., Di Cataldo, A., & Russo, G. (2008). Evaluation and art therapy treatment of the burnout syndrome in oncology units. *Psycho-Oncology, 17*(7), 676-680. doi:10.1002/pon.1293

Jahoda, M. (1958). *Current concepts of positive mental health*. New York: Basic Books.

James, W. (1890/1950). *The Principles of Psychology*, 2 vols. New York: Dover Publications.

James, W. (1929). *The varieties of religious experience: A study in human nature*. New York: The Modern Library (original edition, 1902, New York and London: Longmans Green and Company).

James, W. (2004/1890). *The principles of psychology*. https://ia600203.us.archive. org/12/items/theprinciplesofp01jameuoft/theprinciplesofp01ja meuoft. pdf

Johnson, C. M., & Sullivan-Marx, E. M. (2006). Art therapy: Using the creative process for healing and hope among African American older adults. *Geriatric Nursing, 27*(5), 309-316.

Johnson, K. J., & Fredrickson, B. L. (2005). "We all look the same to me": Positive emotions eliminate the own-race bias in face recognition. *Psychological Science, 16*(11), 875-881. doi:10.1111/j.1467-9280. 2005.01631.x

Joseph, C. (2006). Creative alliance: The healing power of art therapy. *Art Therapy: Journal of the American Art Therapy Association, 23*(1), 30-33. doi: 10.1080/074216 56.2006.10129531

Jung, C. G. (1959). *The collected works of C. G. Jung*. Volume 9, Part I. *The archetypes and the collective unconscious*. Eds. H. Read, M. Fordham, & G. Adler. Trans. R. F. C.Hull. New York: Pantheon Books.

Jung, C. G. (1965). *Memories, dreams, reflections*. Ed. A. Jaffe. Trans. R. and C. Winston. New York: Random House.

Jung, C. G. (1966/2014). *The spirit of man in art and literature*. London and

New York: Routledge.

Jung, C. (1986). *Analytical psychology: Its theory and practice—The Tavistock lectures.* London: Ark Paperbacks.

Jung, C. G. (2009). *The red book: Liber novus.* New York: W.W. Norton & Co.

Jung, C. G. (2014). *The archetypes and the collective unconscious.* London and New York: Routledge.

Jung, C. G. (2015). *Jung on active imagination.* Princeton, NJ: Princeton University Press.

Junge, M. B., Alvarez, J. F., Kellogg, A., & Volker, C. (1993). The art therapist as social activist: Reflections and visions. *Art Therapy: Journal of the American Art Therapy Association, 10*(3), 148-155.

Junge, M. B., & Asawa. P (1994). *A history of art therapy in the United States.* Mundelien, IL: American Art Therapy Association.

Junge, M. B., & Linesch, D. (1993). Our own voices: New paradigms for art therapy research. *The Arts in Psychotherapy, 20*(1), 61-67. doi: 10.1016/ 0197-4556(93)90032-W

Kabat-Zinn, J., (1991). *Full catastrophe living: Using the wisdom of your body and mind to face stress, pain, and illness.* New York: Bantam Doubleday.

Kabat-Zinn, J. (1994). *Wherever you go, there you are: Mindfulness meditation in everyday life.* New York: Hyperion.

Kabat-Zinn, J. (2003). Mindfulness-based interventions in context: Past, present, and future. *Clinical Psychology: Sccience and Practice, 10*(2), 144-156.

Kagin, S. L., & Lusebrink, V. B. (1978). The expressive therapies continuum. *Art Psychotherapy, 5*(4), 171-180.

Kahneman, D., Diener, E., & Schwarz, N. (Eds.). (1999). *Well-being: Foundations of hedonic psychology.* New York: Russell Sage Foundation.

Kaimal, G., Ray, K., & Muniz, J. (2016). Reduction of cortisol levels and participants' responses following art making. *Art Therapy: Journal of the American Art Therapy Association, 33*(2), 74-80.

Kaiser, D. H. (1996). Indications of attachment security in a drawing task. *The Arts in Psychotherapy, 23*(4), 333-340. doi: http://dx. doi. org/ 10.1016/0197-4556(96)00003-2

Kaiser, D., & Deaver, S. (2013). Establishing a research agenda for art therapy: A Delphi study. *Art Therapy: Journal of the American Art Therapy Association, 30*(3), 114-121.

Kapitan, L. (2010). *Introduction to art therapy research.* New York: Routledge/ Taylor & Francis Group.

Kaplan, F. (2000). *Art, science, and art therapy: Repainting the picture.* London: Jessica Kingsley.

Kaplan, F. (2012). Cognitive-behavioral and mind-body approaches. In C. Malchiodi (Ed.), *Handbook of art therapy* (pp. 89-102). New York: Guilford.

Kashdan, T., & Biswas-Diener, R. (2014). *The upside of your dark side: Why being your whole self — not just your "good" self — drives success and fulfillment.* New York: Penguin.

Keen, S. (1974). The golden mean of Roberto Assagioli. *Psychology Today, 8,* 97-107.

Kellogg, J. (1978). *Mandala: Path of beauty.* Baltimore, MD: MARI, Inc.

Kellogg, R. (1967/2007): Rhoda Kellogg child art collection. Digital re-edition by D. Maurer, C. Riboni, K. Wälchli, & B. Gujer.

Keyes, C. L. (2002). The mental health continuum: From languishing to flourishing in life. *Journal of Health and Social Behavior, 43*(2), 207-222.

Keyes, C. L. (2003). *Flourishing.* Wiley Online Library.

Keyes, C. L. (2007). Promoting and protecting mental health as flourishing: a complementary strategy for improving National Mental Health. *American Psychologist, 62,* 95-108.

Kiecolt-Glaser, J. K., McGuire, L., Robles, T. F., & Glaser, R. (2002). Psychoneuroimmunology: Psychological influences on immune function and health. *Journal of Consulting and Clinical Psychology, 70*(3), 537-547. doi: 10.1037/0022-006X.70.3.537

Kimport, E. R., & Hartzell, E. (2015). Clay and anxiety reduction: A one-group, pretest/ posttest design with patients on a psychiatric unit. *Art Therapy:*

Journal of the American Art Therapy Association, *32*(4), 184-189. doi: 10.1080/ 07421656.2015.1092802

King, L. (2001). The health benefits of writing about life goals. *Personality and Social Psychology Bulletin*, *27*(7), 798.

Kimport, E. R., & Robbins, S. J. (2012). Efficacy of creative clay work for reducing negative mood: A randomized controlled trial. *Art Therapy: Journal of the American Art Therapy Association*, *29*(2), 74-79. doi: 10.1080/07421656. 2012.680048

King, L. A. (2001). The health benefits of writing about life goals. *Personality and Social Psychology Bulletin*, *27*(7), 798-807. doi: 10.1177/01461672012 77003

King, L. A. (2011). Are we there yet? What happened on the way to the demise of positive psychology. In Sheldon, K. M., Kashdan, T. B., & Steger, M. F. (Eds.), *Designing positive psychology: Taking stock and moving forward* (pp. 439-446). New York: Oxford University Press.

King, L. A. (2012). Meaning: Ubiquitous and effortless. In P. R. Shaver, & M. Mikulincer (Eds.), *Meaning, mortality, and choice: The social psychology of existential concerns.* (pp. 129-144). Washington, DC: American Psychological Association. http://dx.doi. org/10.1037/13748-007

King, L. A., Hicks, J. A., Krull, J. L., & Del Gaiso, A. K. (2006). Positive affect and the experience of meaning in life. *Journal of Personality and Social Psychology*, *90*(1), 179 - 196. doi:10.1037/0022-3514.90.1.179

Kirby, L. D., Morrow, J., Yin, J. (2014). The challenge of challenge. In M. M. Tugade, M. N. Shiota, & L. D. Kirby (Eds.), *Handbook of positive emotions* (pp. 378-395). New York: Guildford Press.

Koch, S. C., Morlinghaus, K., & Fuchs, T. (2007). The joy dance: Specific effects of a single dance intervention on psychiatric patients with depression. *The Arts in Psychotherapy*, *34*(4), 340-349.

Kofman, S. (1988). *The childhood of art: An interpretation of Freud's aesthetics.* New York: Columbia University Press.

Koltko-Rivera, M. E. (2004). The psychology of worldviews. *Review of General*

Psychology, *8*(1), 3-58. doi:10.1037/1089-2680.8.1.3

Kok, B. E., Coffey, K. A., Cohn, M. A., Catalino, L. I., Vacharkulksemsuk, T., Algoe, S. B., ... & Fredrickson, B. L. (2013). How positive emotions build physical health: Perceived positive social connections account for the upward spiral between positive emotions and vagal tone. *Psychological Science*, *24*(7), 1123-1132. doi:10.1177/095679 7612470827

Kongkasuwan, R., Voraakhom, K., Pisolayabutra, P., Maneechai, P., Boonin, J., & Kuptniratsaikul, V. (2015). Creative art therapy to enhance rehabilitation for stroke patients: A randomized controlled trial. *Clinical Rehabilitation*. doi:10.1177/0269215515607072

Kopytin, A., & Lebedev, A. (2013). Humor, self-attitude, emotions, and cognitions in group art therapy with war veterans. *Art Therapy: Journal of the American Art Therapy Association*, *30*(1), 20-29. doi:10.1080/07421656.2013. 757758

Kossak, M. (2012). Art-based enquiry: It is what we do! *Journal of Applied Arts and Health*, *3*(1), 21-29. doi:10.1386/jaah.3.1.21_1

Kramer, E. (1958). *Art therapy in a children's community*. Springfield, IL: Charles C Thomas.

Kramer, E. (1971). *Art as therapy with children*. New York: Schocken Books.

Kramer, E. (1975). Art and emptiness: New problems in art education and art therapy. In E. Ulman & P. Dachinger (Eds.), *Art therapy in theory and practice*, 1st Ed. (pp. 3-13). New York: Schocken Books.

Kreibig, S. D. (2014). Autonomic nervous system aspects of positive emotions. In M. M. Tugade, M. N. Shiota, and L. D. Kirby (Eds.), *Handbook of positive emotions* (pp. 133-158). New York: Guildford Press.

Kreitler, H., & Kreitler, S. (1972). *Psychology of the arts*. Durham, NC: Duke University Press.

Kübler-Ross, E. (2009). *On death and dying: What the dying have to teach doctors, nurses, clergy and their own families*. New York: Taylor & Francis.

Kuchta, S. (2008). Quantifying the physiological and psychological effects of art making through heart rate variability and mood measurements

(Unpublished master's thesis), Albertus Magnus College, New Haven, CT.

Kwiatkowska, H. (1967). Family art therapy. *Family Process*, *6*, 37-55. doi: 10.111 1/j.1545-5300.1967.00037

Lachman-Chapin, M. (1987). A self-psychology approach to art therapy. In J. A. Rubin (Ed.), *Approaches to art therapy: Theory and technique* (pp. 75-91). New York: Brunner/Mazel.

Lambert, M. J., & Barley, D. E. (2001). Research summary on the therapeutic relationship and psychotherapy outcome. *Psychotherapy: Theory, Research, Practice, Training*, *38*(4), 357-361.

Lambert, N. M., Graham, S. M., Fincham, F. D., & Stillman, T. F. (2009). A changed perspective: How gratitude can affect sense of coherence through positive reframing. *Journal of Positive Psychology*, *4*(6), 461-470. doi:10.1080/17439760 903157182

Lambert. N. M., Fincham, F. D., Gwinn, A. M. & Ajayi, C. A. (2011). Positive relationship science: A new frontier for positive psychology? In K. Sheldon, T. Kashdan, and M. Steger (Eds.), *Designing the future of positive psychology: Taking stock and moving forward* (pp. 265-279). Oxford: Oxford University Press.

Lambert, J., & Ranger, D. (2009), L'art therapie et la psychologie positive: Ensemble pour le deploiement des forces de vie. *Revue Quebecoise de Psychologie*, *30*(30), 57-70.

Landgarten, H. B. (1981). *Clinical art therapy*. New York: Brunner/Mazel.

Langer, S. (1953). *Feeling and form: A theory of art*. New York: Scribner.

Langer, S. (1957). *Philosophy in a new key: A study in the symbolism of reason, rite, and art*. Cambridge, MA: Harvard University Press.

Larsen, R. (2009). The contributions of positive and negative affect to emotional well-being. *Psihologijske teme*, *18*(2), 247-266.

Latto, R., (1995). The brain of the beholder. In R. L. Gregory, J. Harris, P. Heard, & D. Rose (Eds.), *The artful eye* (pp. 66-94). Oxford: Oxford University Press.

Lawrence, R. (2008). *Artful inquiry: Reclaiming indigenous knowledge*. Presentation at the Midwest Research-to-Practice Conference in Adult, Continuing, and Community Education, Western Kentucky University, Bowling Green, KY.

Layous, K., Chancellor, J., Lyubomirsky, S., Wang, L., & Doraiswamy, P. M. (2011). Delivering happiness: Translating positive psychology intervention research for treating major and minor depressive disorders. *Journal of Alternative and Complementary Medicine, 17*(8), 1-9.

Lazarus, R. S. (2003). Does the positive psychology movement have legs? *Psychological Inquiry, 14*(2), 93-109.

Leavy, P. (2015). *Method meets art: Arts-based research practice*, 2nd ed. New York: Guilford Press.

Lee, S. Y. (2009). The experience of "flow" in artistic expression: Case studies of immigrant Korean children with adjustment difficulties (Unpublished doctoral dissertation), Teachers College, Columbia University, New York, NY.

Lee, S. Y. (2013). "Flow" in art therapy: Empowering immigrant children with adjustment difficulties. *Art Therapy: Journal of the American Art Therapy Association, 30*(2), 56-63. doi:10.1080/07421656.2013.786978

Lewin K. (1943). Defining the "field at a given time." *Psychological Review, 50*, 292-310. Republished in idem., *Resolving social conflicts and field theory in social science*. Washington, DC: American Psychological Association, 1997.

Lieberman, E. J. (1985). *Acts of will: The life and work of Otto Rank*. New York: Free Press. Lightsey, O. R. (2006). Resilience, meaning, and well-being. *The Counseling Psychologist, 34*(1), 96-107. doi:10.1177/0011000005282369

Lineham, M. M. (1987). *Dialectical behavior therapy for borderline personality disorder*. New York: Guilford Press.

Linehan, M. M. (1993). *Cognitive behavioral therapy of borderline personality disorder* (Vol. 51). New York: Guilford Press.

Linesch, D. G. (1988). *Adolescent art therapy*. London: Routledge.

Linley, A. P. (2015). Use your strengths to achieve your goals and be happy.

Linley, A. P., & Dovey, H. (2012). *Technical manual and statistical properties for Realise2*. www. cappeu. com/Portals/3/Files/Realise2_Technical_Manual_V1.3_Dec_2012.pdf

Linley, A. P., & Harrington, S. (2006a). Playing to your strengths. *Psychologist, 19*, 86-89.

Linley, A. P., & Harrington, S. (2006b). Strengths coaching: A potential-guided approach to coaching psychology. *International Coaching Psychology Review, 1*(1), 37-46.

Linley, A. P., Nielsen, K. M., Gillett, R., & Biswas-Diener, R. (2010). Using signature strengths in pursuit of goals: Effects on goal progress, need satisfaction, and well-being, and implications for coaching psychologists. *International Coaching Psychology Review, 5*(1), 6-15.

Linnenbrink-Garcia, L., Rogat, T. K., & Koskey, K.L. (2011). Affect and engagement during small group instruction. *Contemporary Educational Psychology, 36*, 13-24.

Lipton, M. (1996). Demystifying the development of an organizational vision. *Sloan Management Review, 34*(4), 83-92.

Lombardo, T. (2011). Creativity, wisdom, and our evolutionary future. *Journal of Futures Studies, 16*(1), 19-46.

Lowenfeld, V. (1957). *Creative and mental growth*, 3rd. ed. Oxford: Macmillan.

Lundgren, T., Luoma, J. B., Dahl, J., Strosahl, K., & Melin, L. (2012). The bull's-eye values survey: A psychometric evaluation. *Cognitive and Behavioral Practice, 19*(4), 518-526. doi:http://dx.doi.org/10.1016/j.cbpra.2012.01.004

Lusebrink, V. B. (1990). *Imagery and visual expression in therapy*. New York: Plenum Press.

Lusebrink, V. B. (2004). Art therapy and the brain: An attempt to understand the underlying processes of art expression in therapy. *Art Therapy: Journal of the American Art Therapy Association, 21*(3), 125-135. doi: 10.1080/

07421656.2004.10129496

Lusebrink, V. B. (2010). Assessment and theraputic application of the Expressive Therapies Continuum: Implications for brain stuctures and functions. *Art Therapy: Journal of the American Art Therapy Association*, *27*(4), 168-177.

Lykken, D., & Tellegen, A. (1996). Happiness is a stochastic phenomenon. *Psychological Science*, *7*, 186-189.

Lyubomirsky, S. (2008). *The how of happiness: A scientific approach to getting the life you want.* New York: Penguin.

Lyubomirsky, S., King, L., & Diener, E. (2005). The benefits of frequent positive affect: Does happiness lead to success? *Psychological Bulletin*, *131* (6), 803-855.

Lyubomirsky, S., Sheldon, K., & Schkade, D. (2005). Pursuing happiness: The architecture of sustainable change. *Review of General Psychology*, *9*(2), 111-131.

Maclagan, D. (2001). *Psychological aesthetics: Painting, feeling, and making sense.* London: Jessica Kingsley.

Maddux, J. E. (2002). Stopping the "madness." In C. R. Snyder & S. Lopez (Eds.), *Oxford handbook of positive psychology* (pp. 13-25). New York: Oxford University Press.

Maddux, J. E. (2008). Positive psychology and the illness ideology: Toward a positive clinical psychology. *Applied Psychology: An International Review*, *57*, 54-70 doi:10.1111/j.1464-0597.2008.00354.x

Maier, S. F., & Seligman, M. E. (1976). Learned helplessness: Theory and evidence. *Journal of Experimental Psychology: General*, *105*(1), 3-46. doi: 10. 1037/0096-3445.105.1.3

Malchiodi, C. A. (2002). *The soul's palette: Drawing on art's transformative powers for health and well-being.* Boston, MA: Shambhala Publications.

Malchiodi, C. A. (2006). *The art therapy sourcebook.* New York: McGraw-Hill.

Malchiodi, C. A. (2011). *Handbook of art therapy*, 2nd ed. New York: Guilford Press.

Malchiodi, C. A., & Loth Rozum, A. (2011). Cognitive-behavioral and mind-body approaches. In C. Malchiodi (Ed.), *Handbook of art therapy* (pp. 89-102). New York: Guilford Press.

Manheim, A. (1998). The relationship between the artistic process and self- actualization. *Art Therapy: Journal of the American Art Therapy Association,* *15*(2), 99-106.

Marcia, J. E. (1993). The ego identity status approach to ego identity. In J. E. Marcia, A. S. Waterman, D. R. Matteson, S. L. Archer, & J. L. Orlofsky (Eds.), *Ego identity* (pp. 3-21). New York: Springer.

Maslach, C. (1982). *Burnout: The cost of caring*. Englewood Cliffs, NJ: Prentice-Hall.

Maslow, A. (1943). A theory of human motivation. *Psychological Review, 50* (4), 370-396.

Maslow, A. (1971). *The farther reaches of human nature*. New York: Viking Press.

Masten, A. S., & Coatsworth, J. D. (1998). The development of competence in favorable and unfavorable environments: Lessons from research on successful children. *American Psychologist, 53*(2), 205.

May, R. (1975). *The courage to create*. Oxford: Norton.

McCraty, R., & Childre, D. (2004). The grateful heart: The psychophysiology of appreciation. In R. A. Emmons & M. E. McCullough (Eds.), *The psychology of gratitude* (pp. 230). New York: Oxford University Press.

McCrea, R. R., & Costa, P. T., Jr. (2003). *Personality in adulthood: A five-factor theory perspective*. New York: Guilford Press.

McGregor, I., & Little, B. R. (1998). Personal projects, happiness, and meaning: On doing well and being yourself. *Journal of Personality and Social Psychology, 74*(2), 494.

McKnight, P. E., &. Kashdan, T.B. (2009). Purpose in life as a system that creates and sustains health and well-being: an integrative, testable theory. *Review of General Psychology, 13*(3), 242.

McNamee, C. M. (2005). Bilateral art: Integrating art therapy, family therapy and neuroscience. *Contemporary Family Therapy, 27*(4), 545-557.

McNiff, S. (1974). *Art therapy at Danvers.* Andover, MA: Addison Gallery of American Art (Exhibition brochure, 1972).

McNiff, S. (1992). *Art as medicine: Creating a therapy of the imagination.* Boston, MA: Shambhala.

McNiff, S. (1998). *Art-based research.* London: Jessica Kingsley.

McNiff, S. (2004). *Art heals: How creativity cures the soul.* Boston, MA: Shambhala Publications.

McNiff, S. (2015). *Imagination in action: Secrets for unleashing creative expression.* Boston, MA: Shambhala Publications.

McNiff, S. (2016). *Ch'i* and artistic expression: An East Asian worldview that fits the creative process everywhere. *Creative Arts Education and Therapy: Frontiers in China—An International Academic Journal for Research and Practice, 2*(2), 12-22.

Miller, E. T., (2012). Benefits of volunteering. *Rehabilitation Nursing, 37*(3), 90.

Miller, W. R., & Rollnick, S. (2002). *Motivational interviewing: Preparing people for change,* 2nd ed. New York: Guilford Press.

Mills, A. (2011). The diagnostic drawing series. In Malchiodi, C. A. (Ed.) *Handbook of art therapy* (pp. 401-409). New York: Guilford Press.

Molnar, A., & de Shazer, S. (1987). Solution-focused therapy: Toward the identification of therapeutic tasks. *Journal of Marital and Family Therapy, 13*(4), 349-358. doi:10.1111/j.1752-0606.1987.tb00716.x

Moneta, G. B. (2004). The flow experience across cultures. *Journal of Happiness Studies, 5*(2), 115-121.

Monti, D., Peterson, C., Kunkel, E., Hauck, W., Pequignot, E., Rhodes, L., & Brainard,

G. (2006). A randomized, controlled trial of mindfulness based art therapy (MBAT) for women with cancer. *Psycho-Oncology, 15*(5), 363-373.

Moon, B. L. (2004). *Art and soul: Reflections on an artistic psychology.* Springfield, IL: Charles C. Thomas.

Moon, B. L. (2008). *Introduction to art therapy: Faith in the product.* Springfield, IL: Charles C. Thomas.

Moon, B. L. (2009). *Existential art therapy: The canvas mirror.* Springfield, IL: Charles C. Thomas.

Moon, B. L. (2012). *The dynamics of art as therapy with adolescents.* Springfield, IL: Charles C. Thomas Publisher.

Moon, B. L. (2016). Humanism in action. In J. A. Rubin (Ed.), *Approaches to art therapy: Theory and technique* (pp. 203-211). New York: Routledge.

Moon, C. H. (2011). *Materials and media in art therapy: Critical understandings of diverse artistic vocabularies.* New York: Routledge.

Mooney, K. (2000). Focusing on solutions through art: A case study. *Australian and New Zealand Journal of Family Therapy, 21*(1), 34-41.

Moreno, J. (1947). Organization of the social atom. *Sociometry, 10*(3), 287-293. doi:10.2307/2785079

Morrison, L. J. (2013). *Talking back to psychiatry: The psychiatric consumer/survivor/ex-patient movement.* New York: Routledge.

Moskowitz, J. T. (2010). Coping intereventions and the regulation of positive affect. In S. F. P. E. Nathan (Ed.), *The Oxford handbook of stress, health and coping* (pp. 407-420). Oxford: Oxford University Press.

Mulholland, M. J. (2004). Comics as art therapy. *Art Therapy: Journal of the American Art Therapy Association, 21*(1), 42-43.

Myers, D. G., & Diener, E. (1996). The pursuit of happiness. *Scientific American, 274*(5), 70-72.

Myers, I. B. (1998). *MBTI manual: A guide to the development and use of the Myers-Briggs Type Indicator.* Palo Alto, CA: Consulting Psychologists Press, Incorporated.

Nainis, N., Paice, J. A., Ratner, J., Wirth, J. H., Lai, J., & Shott, S. (2006). Relieving symptoms in cancer: Innovative use of art therapy. *Journal of Pain and Symptom Management, 31*(2), 162-169.

Nakamura, J., & Csíkszentmihályi, M. (2002). The concept of flow. In C. R. Snyder & S. Lopez (Eds.), *Oxford handbook of positive psychology* (pp. 89-

105). New York: Oxford University Press.

Naumburg, M. (1958). Art therapy: Its scope and function. In E. F. Hammer (Ed.), *The clinical application of projective drawings* (pp. 511-517). Springfield, IL: Charles C. Thomas.

Naumburg, M. (1966). *Dynamically oriented art therapy: Its principles and practices, illustrated with three case studies.* Orlando, FL: Grune & Stratton.

Neff, K. D. (2003). The development and validation of a scale to measure self-compassion. *Self and Identity, 2*(3), 223-250.

Nickerson, R. S. (1998). Confirmation bias: A ubiquitous phenomenon in many guises. *Review of General Psychology, 2*(2), 175-220. doi:10.1037/1089-2680.2.2.175

Niemiec, R. M. (2013). *Mindfulness and character strengths: A practical guide to flourishing:* USA and Germany: Hogrefe Verlag.

Nobis, W. (2010). *The art of recovery: A reflective and creative path through the Twelve Steps.* Mustang, OK: Tate Publishing.

Nucho, A.O. (2003). *The psychocybernetic model of art therapy.* Springfield, IL: Charles C. Thomas.

Oatley, K., & Djikic, M. (2008). Writing as thinking. *Review of General Psychology, 12*(1), 9-27.

Oishi, S., Diener, E., & Lucas, R. E. (2007). The optimum level of well-being: Can people be too happy? *Perspectives on Psychological Science, 2*(4), 346-360.

Öster, I., Magnusson, E., Thyme, K. E., Lindh, J. & Åström, S. (2007). Art therapy for women with breast cancer: The therapeutic consequences of boundary strengthening. *The Arts in Psychotherapy, 34*(3), 277-288.

Öster, I., Svensk, A. C., Magnusson, E., Thyme, K. E., Sjodin, M., Åström, S. and Lindh, J. (2006). Art therapy improves coping resources: A randomized, controlled study among women with breast cancer. *Palliative and Supportive Care, 4*(1), 57-64.

Otake, K., Shimai, S., Tanaka-Matsumi, J., Otsui, K., & Fredrickson, B. (2006). Happy people become happier through kindness: A counting kindnesses intervention. *Journal of Happiness Studies*, 7, 361-375.

Panksepp, J., & Biven, L. (2012). *The archaeology of mind: Neuroevolutionary origins of human emotions.* New York: Norton.

Park, C. L. (2010). Making sense of the meaning literature: An integrative review of meaning making and its effects on adjustment to stressful life events. *Psychological Bulletin, 136*(2), 257.

Park, C. L. (2011). Meaning and growth within positive psychology: Toward a more complete understanding. In K. M. Sheldon, T. Kashdan, & M. Steger (Eds.), *Designing positive psychology* (pp. 324-334). New York: Oxford University Press.

Park, C. L., & Blumberg, C. J. (2002). Disclosing trauma through writing: Testing the meaning-making hypothesis. *Cognitive Therapy and Research, 26*(5), 597-616. doi:10.1023/a:1020353109229

Park, N., & Peterson, C. (2006). Character strengths and happiness among young children: Content analysis of parental descriptions. *Journal of Happiness Studies, 7*(3), 323-341.

Park, N., & Peterson, C. (2010). Does it matter where we live? The urban psychology of character strengths. *American Psychologist, 65*(6), 535-547. doi:10.1037/a0019621

Pascual-Leone, A., & Greenberg, L. S. (2007). Emotional processing in experiential therapy:

Why the only way out is through. *Journal of Consulting and Clinical Psychology, 75*(6), 875.

Pearson, C. (1991). *Awakening the heroes within: Twelve archetypes to help us find ourselves and transform the world.* New York: HarperOne.

Pennebaker, J. W. (1993). Putting stress into words: Health, linguistic, and therapeutic implications. *Behaviour Research and Therapy, 31*(6), 539-548. doi:10.1016/0005-7967(93)90105-4

Perls, F., & Perls, L. (1947). *Ego hunger and aggression: A revision of Freud's theory and method.* Goldsboro, ME: The Gestalt Journal Press.

Perry, B. (2009). Examining child maltreatment through a neurodevelopmental lens: clinical applications of the neurosequential model of therapeutics. *Journal of Loss and Trauma*, *14*(4), 240-255.

Peter, C., Geyh, S., Ehde, D., Muller, R., & Jensen, M. (2015). Positive psychology in rehabilitation psychology research and practice. In S. Joseph (Ed.), *Positive psychology in practice: Promoting human flourishing in work, health, education, and everyday life*, 2nd ed. Hoboken, NJ: Wiley.

Peterson, C. (2006). *A primer in positive psychology*. New York: Oxford University Press.

Peterson, C. (2013). Mindfulness-based art therapy. In L. Rappaport (Ed.), *Mindfulness and the arts therapies: Theory and practice* (pp. 64-80). London: Jessica Kingsley.

Peterson, C., & Park, N. (2009). Classifying and measuring strengths of character. In C. R. Snyder & S. J. Lopez (Eds.), *Oxford handbook of positive psychology*, 2nd ed. (pp. 25-33). New York: Oxford University Press.

Peterson, C., Park, N., & Seligman, M. E. (2006). Greater strengths of character and recovery from illness. *Journal of Positive Psychology*, (1), 17-26.

Peterson, C., Park, N., Steen, T. A., & Seligman, M. E. P. (2006). The authentic happiness inventory (Unpublished manuscript), University of Michigan.

Peterson, C., & Seligman, M. E. P. (2004). *Character strengths and virtues: A handbook and classification*. New York: Oxford University Press.

Pham, M. T. (2007). Emotion and rationality: A critical review and interpretation of empirical evidence. *Review of General Psychology*, *11*(2), 155.

Physicians' desk reference, 67th ed. (2013). Montvale, NJ: PDR Network

Pinkola Estés, C. (1992). *Women who run with the wolves*. London: Rider.

Pizarro, J. (2004). The efficacy of art and writing therapy: Increasing positive mental health outcomes and participant retention after exposure to traumatic experience. *Art Therapy: Journal of the American Art Therapy Association*, *21*(1), 5-12.

Plato (1992). *The Republic*. Rev. C. D. C. Reeve. Trans. G. M. A. Grube.

Indianapolis, IN: Hackett.

Pomeroy, L., & Weatherall, A. (2014). Responding to client laughter as therapeutic actions in practice. *Qualitative Research in Psychology, 11*(4), 1-15.

Post, S. G. (2005). Altruism, happiness, and health: It's good to be good. *International Journal of Behavioral Medicine, 12*(2), 66-77.

Potash, J. S. (2005). Rekindling the multicultural history of the American Art Therapy Association, Inc. *Art Therapy: Journal of the American Art Therapy Association, 22*(4), 184-188. doi:10.1080/07421656.2005.10129522

Potash, J. S. (2011). Art therapists as intermediaries for social change. *Journal of Art for Life, 2*(1), 48-58.

Potash, J. S., Mann, S. M., Martinez, J. C., Roach, A. B., & Wallace, N. M. (2016). Spectrum of art therapy practice: Systematic literature review of art therapy, 1983-2014. *Art Therapy: Journal of the American Art Therapy Association, 33*(3), 119-127.

Proctor, C., Tsukayama, E., Wood, A. M., Maltby, J., Eades, J. F., & Linley, P. A. (2011). Strengths gym: The impact of a character strengths-based intervention on the life satisfaction and well-being of adolescents. *Journal of Positive Psychology, 6*(5), 377-388. doi:10.1080/17439760.2011.594079

Puig, A., Lee, S. M., Goodwin, L., & Sherrard, P. A. D. (2006). The efficacy of creative arts therapies to enhance emotional expression, spirituality, and psychological well-being of newly diagnosed Stage I and Stage II breast cancer patients: A preliminary study. *The Arts in Psychotherapy, 33*(3), 218-228.

Radel, D. M. (2015). *The effects of Self-Book© art therapy on emotional distress in female cancer patients: A randomized controlled trial* (Doctoral dissertation), Drexel University, Philadephia, PA. ProQuest Publication Number 3689731; https://idea. library.drexel.edu/islandora/object/idea%3A6147

Rappaport, L. (2008). *Focusing-oriented art therapy: Accessing the body's wisdom and creative intelligence.* London: Jessica Kingsley.

Rappaport, L. (2013). *Mindfulness and the arts therapies: Theory and practice.* London:

Jessica Kingsley.

Rashid, T. (2014). Positive psychotherapy: A strength-based approach. *Journal of Positive Psychology*, 1-16. doi:10.1080/17439760.2014.920411

Rath, T., & Reckmeyer, M. (2009). *How full is your bucket? For kids*. Washington, DC: Gallup Press.

Reis, H. T., & Gable, S. L. (2003). Toward a positive psychology of relationships. In C. L. M. Keyes & J. Haidt (Eds.), *Flourishing: Positive psychology and the life well-lived* (pp. 129-159). Washington, DC: American Psychological Association.

Resnick, S., Warmoth, A., & Serlin, I. A. (2001). The humanistic psychology and positive psychology connection: Implications for psychotherapy. *Journal of Humanistic Psychology*, *41*(1), 73-101. doi:10.1177/002216780141 1006

Reynolds, F., & Prior, S. (2003). "A lifestyle coat-hanger": A phenomenological study of the meanings of artwork for women coping with chronic illness and disability. *Disability and Rehabilitation*, *25*(14), 785-794.

Reynolds, F., & Prior, S. (2006). Creative adventures and flow in art-making: A qualitative study of women living with cancer. *British Journal of Occupational Therapy*, *69*(6), no pagination specified.

Rhodes, G., Brake, S., Tan, S., & Taylor, K. (1989). Expertise and configural coding in face recognition. *British Journal of Psychology*, *80*, 313-331.

Rhyne, J. (1973). *The gestalt art experience*. Monterey, CA: Brooks/Cole.

Rhyne, J. (2001a). Gestalt art therapy. In J. A. Rubin (Ed.), *Approaches to art therapy: Theory and technique*, 2nd ed. (pp. 134-148). New York: Routledge.

Rhyne, J., (2001b). The gestalt approach to experience, art, and art therapy. *Art Therapy: Journal of the American Art Therapy Association*, *40*(1), 109-20.

Ricks, L., Hancock, E., Goodrich, T., & Evans, A. (2014). Laughing for acceptance: A counseling intervention for working with families. *The Family Journal*, *22*(4), 397-401. doi:10.1177/1066480714547175

Riddle, J. A., & riddle [*sic*], h. m. (2007). Men and art therapy: A connection through strengths. *Art Therapy: Journal of the American Art Therapy Association, 24* (1), 10-15.

Riley, S. (1999). *Contemporary art therapy with adolescents.* London: Jessica Kingsley.

Riley, S. (2013). *Group process made visible: The use of art in group therapy.* New York: Routledge.

Riley-Hiscox, A. (1997). Interview: Cliff Joseph—Art therapist, pioneer, artist. *Art Therapy: Journal of the American Art Therapy Association, 14*(4), 273-278. doi:10.1 080/07421656.1987.10759297

Rimé, B. (2009). Emotion elicits the social sharing of emotion: Theory and empirical review. *Emotion Review, 1*(1), 60-85.

Roediger, I. H. L. (2004). Presidential column: What happened to behaviorism.

Rogatko, T. (2009). The influence of flow on positive affect in college students. *Journal of Happiness Studies, 10*(2), 133-148.

Rogers, C. R. (1951). *Client–centered therapy: Its current practice, implications, and theory.* Boston, MA: Houghton Mifflin.

Rogers, C. R. (1963). *Actualizing tendency in relation to "Motives" and to consciousness.* Paper presented at the Nebraska Symposium on Motivation.

Rogers, C. R. (1975). Empathic: An unappreciated way of being. *The Counseling Psychologist, 5*(2), 2-10.

Rogers, C. R. (1978). *Carl Rogers on personal power.* New York: Dell.

Rogers, N. (1993). *The creative connection: Expressive arts as healing.* Palo Alto, CA: Science & Behavior Books.

Rosal, M. (2016). Cognitive-behavioral art therapy. In J. A. Rubin (Ed.), *Approaches to art therapy: Theory and technique*, Vol. 3 (pp. 210-225). New York: Routledge.

Rose, S., Elkis-Abuhoff, D., Goldblatt, R., & Miller, E. (2012). Hope against the rain: Investigating the psychometric overlap between an objective and projective measure of hope in a medical student sample. *The Arts in Psychotherapy, 39*(4), 272-278. doi: http://dx. doi. org/10.1016/j.

aip.2012.04.003

Rubak, S., Sandbæk, A., Lauritzen, T., & Christensen, B. (2005). Motivational interviewing: a systematic review and meta-analysis. *British Journal of General Practice, 55*(513), 305-312.

Rubin, J. A. (1978). *Child art therapy: Understanding and helping children grow through art*. New York: Van Nostrand Reinhold.

Rubin, J. A. (1982). Art therapy: What it is and what it is not. *Art Therapy: Journal of the American Art Therapy Association, 21*(2), 57-58.

Rubin, J. A. (1999). *Art therapy: An introduction*. Philadelphia, PA: Brunner-Routledge. Rubin, J. A. (2011). *The art of art therapy: What every art therapist needs to know*. New York: Routledge.

Rubin, J. A. (2016). *Approaches to art therapy*, 3rd ed. New York: Routledge.

Ruvolo, A. P. (1998). Marital well-being and general happiness of newlywed couples: Relationships across time. *Journal of Social and Personal Relationships, 15*(4), 470-489.

Ryan, M. B. (2008). The transpersonal William James. *Journal of Transpersonal Psychology, 40*(1), 20-40.

Ryan, R. M. & Deci, E. L. (2000). Self-determination theory and the facilitation of intrinsic motivation, social development, and well-being. *American Psychologist, 55*(1), 68-78. doi.org/10.1037/0003-066X.55.1.68

Ryan, R. M., & Deci, E. L. (2001). On happiness and human potentials: A review of research on hedonic and eudaimonic well-being. *Annual Review of Psychology, 52*(1), 141-166.

Ryan, R. M. & Frederick C. M. (1997). On energy, personality, and health: Subjective vitality as a dynamic reflection of well-being. *Journal of Personality, 65*(3), 529-565.

Ryff, C. D. (1989). Happiness is everything, or is it? Explorations on the meaning of psychological well-being. *Journal of Personality and Social Psychology, 57*(6), 1069.

Ryff, C. D. (2014). Psychological wellbeing revisited: Advances in the science and practices of eudaimonia. *Psychotherapy and Psychosomatics, 83*,

10-28. doi:10.1159/000353263

Ryff, C. D., & Keyes, C. L. M. (1995). The structure of psychological well-being revisited. *Journal of Personality and Social Psychology, 69*(4), 719.

Saleebey, D. (1996). The strengths perspective in social work practice: Extensions and cautions. *Social Work, 41*(3), 296-305.

Salovey, P., Rothman, A. J., Detweiler, J. B., & Steward, W. T. (2000). Emotional states and physical health. *American Psychologist, 55*(1), 110-121. doi:10.1037/0003-06 6X.55.1.110

Salzano, A. T., Lindemann, E., & Trotsky, L. N. (2013). The effectiveness of a collaborative art-making task on reducing stress in hospice caregivers. *The Arts In Psychotherapy, 40*(1), 45-52. doi: 10.1016/j.aip. 2012.09.008

Sandmire, D. A., Rankin, N. E., Gorham, S. R., Eggleston, D. T., French, C. A., Lodge, E. E., ... & Grimm, D. R. (2015). Psychological and autonomic effects of art making in college-aged students. *Anxiety, Stress, and Coping*, 1-9. doi:10.1080/10615806.2015.1076798

Schaverien, J., (1999). *The revealing image: Analytical art psychotherapy in theory and practice.* London: Jessica Kingsley.

Scheier, M. F. & Carver, C. S. (1993). On the power of positive thinking: The benefits of being optimistic. *Current Directions in Psychological Science, 2*(1), 26-38.

Scheinberg, P. (2012). *Exploring hope and quality of life: A proposal for a group art therapy hope intervention for individuals diagnosed with lupus* (Master's Thesis), Eastern Virginia Medical School, Norfolk, VA.

Scherer, K. R. (2005). What are emotions? And how can they be measured? *Social Science Information, 44*(4), 695-729. doi: 10.1177/0539018405 058216

Schreibman, R., & Chilton, G. (2012). Small waterfalls in art therapy supervision: A poetic appreciative inquiry. *Art Therapy: Journal of the American Art Therapy Association, 29*(4), 188-191. doi:10.1080/07421656.2012.730924

Schwartz, C., Meisenhelder, J. B., Ma, Y., & Reed, G. (2003). Altruistic social interest behaviors are associated with better mental health. *Psychosomatic Medicine, 65*(5), 778-785.

Schwartz, S. H. (2012). An overview of the Schwartz theory of basic values. *Online Readings in Psychology and Culture, 2*(1). http://dx.doi.org/10.9707/230

Sears, S., Stanton, A., & Danoff-Burg, S. (2003). The Yellow Brick Road and the Emerald City: Benefit finding, positive reappraisal coping, and posttraumatic growth in women with early-stage breast cancer. *Health Psychology, 22*(5), 487-497.

Seery, M. D. (2011). Resilience: A silver lining to experiencing adverse life events? *Current Directions in Psychological Science, 20*(6), 390-394.

Seligman, M. E. P. (1998). Building human strength: Psychology's forgotten mission. *APA Monitor, 29*(1).

Seligman, M. E. P. (1999). The president's address. *American Psychologist, 54*, 559-562.

Seligman, M. E. P. (2002a). *Authentic happiness: Using the new positive psychology to realize your potential for lasting fulfillment*. New York: Free Press.

Seligman, M. E. P. (2002b). Positive psychology, positive prevention, and positive therapy. In C. R. Synder & S. Lopez (Eds.), *Oxford handbook of positive psychology* (pp. 3-12). New York: Oxford University Press.

Seligman, M. E. P. (2006/2011). *Learned optimism: How to change your mind and your life*. New York: Vintage.

Seligman, M. E. P. (2011). *Flourish: A visionary new understanding of happiness and well-being*. New York: Free Press.

Seligman, M. E. P. (2014). Chris Peterson's unfinished masterwork: The real mental illnesses. *Journal of Positive Psychology, 10*(1), 3-6.

Seligman, M. E. P., & Csíkszentmihályi, M. (2000). Positive psychology: an introduction. *American Psychologist, 55*(1), 5.

Seligman, M. E., Parks, A. C., & Steen, T. (2004). A balanced psychology and a full life. *Philosophical Transactions—Royal Society of London Series B: Biological Sciences, 359*, 1379-1382.

Seligman, M. E. P., Rashid, T., & Parks, A. (2006). Positive psychotherapy. *American Psychologist, 61*(8), 774-788.

Seligman, M. E. P., Steen, T. A., Park, N., & Peterson, C. (2005). Positive psychology progress: Empirical validation of interventions. *American Psychologist, 60*(5), 410-421.

Selye, H. (1955). Stress and disease. *The Laryngoscope, 65*(7), 500-514.

Shapiro, F., & Laliotis, D. (2010). EMDR and the adaptive information processing model: Integrative treatment and case conceptualization. *Clinical Social Work Journal, 39*(2), 191-200.

Shapiro, J. P., McCue, K., Heyman, E. N., Dey, T., & Haller, H. S. (2010). A naturalistic evaluation of psychosocial interventions for cancer patients in a community setting. *Journal of Psychosocial Oncology, 28*(1), 23-42. doi:10.1080/07347330903438891

Sharot, T., Riccardi, A. M., Raio, C. M., & Phelps, E. A. (2007). Neural mechanisms mediating optimism bias. *Nature, 450*(7166), 102-105.

Sharpe, J. P., Martin, N. R., & Roth, K. A. (2011). Optimism and the Big Five factors of personality: Beyond neuroticism and extraversion. *Personality and Individual Differences, 51*(8), 946-951.

Shearer, C. B. (1996). Multiple intelligences developmental assessment scales (MIDAS). United States of America: Author.

Sheldon, K. M., & Elliot, A. J. (1999). Goal striving, need-satisfaction, and longitudinal well-being: The self-concordance model. *Journal of Personality and Social Psychology, 76*, 482-497.

Sheldon, K. M., Frederickson, B., Rathunde, K., Csíkszentmihályi, M., & Haidt, J. (2000). *Positive psychology manifesto.*

Sheldon, K. M., Kashdan, T. B., & Steger, M. F. (Eds.). (2011). *Designing positive psychology: Taking stock and moving forward.* New York: Oxford University Press.

Sheldon, K. M., & King, L. (2001). Why positive psychology is necessary. *American Psychologist, 56*(3), 216.

Sheldon, K. M., & Lyubomirsky, S. (2006). How to increase and sustain positive emotion: The effects of expressing gratitude and visualizing best possible selves. *Journal of Positive Psychology, 1*(2), 73-82.

Silver, R. (2002). *Three art assessments: The Silver drawing test of cognition and emotion, draw a story, screening for depression, and stimulus drawing techniques.* New York: Psychology Press.

Silver, R. A. (2001). *Art as language: Access to thoughts and feelings through stimulus drawings.* New York: Psychology Press.

Silverstone, L. (1997). *Art therapy, the person-centred way: Art and the development of the person,* 2nd ed. London: Jessica Kingsley.

Simonton, D. K. (1990). Creativity in the later years: Optimistic prospects for achievement. *The Gerontologist, 30*(5), 626-631. doi: 10.1093/geront/30.5.626

Sin, N. L., & Lyubomirsky, S. (2009). Enhancing well being and alleviating depressive symptoms with positive psychology interventions: A practice friendly meta analysis. *Journal of Clinical Psychology, 65*(5), 467-487.

Smith, E. J. (2006). The strength-based counseling model. *The Counseling Psychologist, 34*(1), 13-79.

Smith, T. W., Glazer, K., Ruiz, J. M., & Gallo, L. C. (2004). Hostility, anger, aggressiveness, and coronary heart disease: An interpersonal perspective on personality, emotion, and health. *Journal of Personality, 72*(6), 1217-1270. doi:10.1111/j.1467-64 94.2004.00296.x

Smith-Jones, E. (2014). *Strengths-based therapy: Connecting theory practice and skills.* Los Angeles, CA: Sage.

Smolarski, K., Leone, K., & Robbins, S. J. (2015). Reducing negative mood through drawing: Comparing venting, positive expression, and tracing. *Art Therapy: Journal of the American Art Therapy Association, 32*(4), 197-201. doi:10.1080/07421656.20 15.1092697

Snyder, C. (Ed.) (2000). *Handbook of hope: Theory, measures and applications.* San Diego, CA: Academic Press.

Snyder, C., & Lopez, S. (2002). *Oxford handbook of positive psychology.* New York: Oxford University Press.

Snyder, C., Ritschel, L. A., Rand, K. L., & Berg, C. J. (2006). Balancing psychological assessments: Including strengths and hope in client reports. *Journal of Clinical Psychology, 62*(1), 33-46.

Sonne, J. L. & Jochai, D. (2014), The "vicissitudes of love" between therapist and patient: A review of the research on romantic and sexual feelings, thoughts, and behaviors in psychotherapy. *Journal of Clinical Psychology, 70*: 182-195. doi:10.1002/jclp.22069

Spaniol, S. (1998). Towards an ethnographic approach to art therapy research: People with psychiatric disability as collaborators. *Art Therapy: Journal of the American Art Therapy Association, 15*(1), 29-37.

Spaniol, S. (2003). Art therapy with adults with severe mental illness. In C. A. Malchiodi (Ed.), *Handbook of art therapy* (pp. 268-281). New York: Guilford Press.

Stamm, B. H. (1997). Work-related secondary traumatic stress. *PTSD Research Quarterly, 8*(2), 1-6.

Stamm, B. H. (2002). Measuring compassion satisfaction as well as fatigue: Developmental history of the compassion satisfaction and fatigue test. In C. R. Figley (Ed.), *Treating compassion fatigue* (pp. 107-119). New York: Brunner-Routledge.

Stamm, B. H. (2010). The ProQOL Manual, 2nd ed. Pocatello, ID: ProQOL. org.

Steele, W., Malchiodi, C, & Kuban, C. (2008). Drawing as intervention with child witnesses to violence. In C. Maichiodi (Ed.), *Creative Interventions with Traumatized Children* (pp. 133-166). New York: Guilford Press.

Steger, M. F., Frazier, P., Oishi, S., & Kaler, M. (2006). The Meaning In Life Questionnaire: Assessing the presence of and search for meaning in life. *Journal of Counseling Psychology, 53*(1), 80-93. doi: 10.1037/0022-0167.53.1.80

Steger, M. F., & Kashdan, T. B. (2006). Stability and specificity of meaning in life and life satisfaction over one year. *Journal of Happiness Studies, 8*(2), 161-179. doi:10.1007/ s10902-006-9011-8

Steger, M. F., Sheline, K., Merriman, L., & Kashdan, T. B. (2013a). Acceptance, commitment, and meaning: Using the synergy between ACT and meaning in life research to help. In T. B. Kashdan & J. Ciarrochi (Eds.), *Cultivating well-being: Treatment innovations in positive psychology, acceptance and commitment therapy, and beyond.* Oakland, CA: New Harbinger.

Steger, M. F., Sheline, K., Merriman, L., & Kashdan, T. B. (2013b). Using the science of meaning to invigorate values-congruent, purpose-driven action. In T. B. Kashdan & J. Ciarrochi (Eds.), *Mindfulness, acceptance, and positive psychology: The seven foundations of well-being* (pp. 240-266). Oakland, CA: Context Press.

Stone, D. (2008). Wounded healing: Exploring the circle of compassion in the helping relationship. *The Humanistic Psychologist*, 36(1), 45-51. doi: 10.1080/08873260701415587

Striker, S & Kimmel, E. (1984). *The anti-coloring book*. New York: Holt.

Stuckey, H. L., & Nobel, J. (2010). The connection between art, healing, and public health: A review of current literature. *American Journal of Public Health*, *100*(2), 254.

Sullivan, H. S. (1953). *The interpersonal theory of psychiatry*. New York: Routledge.

Suls, J. Martin, R, & Wheeler, L. (2002). Social comparison: Why, with whom, and with what effect? *Current Directions in Psychological Science, 11*(5): 159-163. doi:10.1111/1467-8721.00191

Svensk, A., Öster, I., Thyme, K., Magnusson, E., Sjödin, M., Eisemann, M., ... & Lindh, J. (2009). Art therapy improves experienced quality of life among women undergoing treatment for breast cancer: A randomized controlled study. *European Journal of Cancer Care*, *18*(1), 69-77.

Swan-Foster, N. (2016). Jungian art therapy. In J. A. Rubin (Ed.), *Approaches to Art Therapy: Theory and Technique*, 3rd ed. (pp. 167-193). New York: Routledge.

Sweeney, T. (2001/2002). Merging art therapy and applied ecopsychology for enhanced therapeutic benefit.

Talwar, S. (2007). Accessing traumatic memory through art making: An art therapy trauma protocol (ATTP). *The Arts in Psychotherapy, 34*(1), 22-35.

Talwar, S. (2010). An intersectional framework for race, class, gender, and sexuality in art therapy. *Art Therapy: Journal of the American Art Therapy Association, 27*(1), 11-17.

Talwar, S., Moon, C., Timm-Bottos, J., & Kapitan, L. (2015). *Decolonizing art therapy: Social justice and new paradigms of care.* Paper presented at the 46th Annual Conference of the American Art Therapy Association, Minneapolis, MN.

Tamir, M. (2009). What do people want to feel and why? Pleasure and utility in emotion regulation. *Current Directions in Psychological Science, 18,* 101-105.

Taylor, S. E. (2011). Social support: A review. In H. S. Friedman (Ed.), *The handbook of health psychology* (pp. 189-214). New York: Oxford University Press.

Tedeschi, R. G., & Calhoun, L. G. (1996). The posttraumatic growth inventory: Measuring the positive legacy of trauma. *Journal of Traumatic Stress, 9*(3), 455-471.

Tedeschi, R. G., & Calhoun, L. G. (2004). Posttraumatic growth: Conceptual foundations and empirical evidence. *Psychological Inquiry, 15*(1), 1-18. doi: 10.1207/ s15327965pli1501_01

Tennen, H., & Affleck, G. (1999). Finding benefits in adversity. In C. R. Snyder (Ed.), *Coping: The psychology of what works* (pp. 279-304). New York: Oxford University Press.

Terr, L. (2008). *Unchained memories: True stories of traumatic memories lost and found.* New York: Basic Books.

Thomson, J. A. K. (1953). *The ethics of Aristotle: The Nicomachean ethics.* London: Penguin Books.

Thyme, K. E., Sundin, E. C., Wiberg, B., Öster, I., Åström, S., & Lindh, J. (2009). Individual brief art therapy can be helpful for women with breast cancer: a randomized controlled clinical study. *Palliative and Supportive Care, 7*(1), 87.

Tomasulo, D. J., & Pawelski, J. O. (2012). Happily ever after: The use of stories to promote positive interventions. *Psychology*, *3*(12A), 1189-1195.

Tracy, J. L., Weidman, A. C., Cheng, J. T., & Martens, J. P. (2014). Pride: The fundamental emotion of success, power and status. In M. M. Tugade, M. N. Shiota, & L. D. Kirby (Eds.), *Handbook of positive emotions* (pp. 294-310). New York: Guildford Press.

Trauger-Querry, B., & Haghighi, K. R. (1999). Balancing the focus: Art and music therapy for pain control and symptom management in hospice care. *Hospice Journal*, *14*(1), 25-38. doi: http://dx. doi. org/10.1300/ J011v14n01_03

Tripp, T. (2007). A short term therapy approach to processing trauma: Art therapy and bilateral stimulation, *Art Therapy: Journal of the American Art Therapy Association*, *24*(4), 176-183. doi:10.1080/07421656.2007. 10129476

Trout, D. (2009). *Journal spilling: Mixed-media techniques for free expression.* Cincinnati, OH: North Light Books.

Tsang, J. A. (2006). Gratitude and prosocial behaviour: An experimental test of gratitude. *Cognition and Emotion*, *20*(1), 138-148.

Turner, J. H. (2000). *On the origins of human emotions: A sociological inquiry into the evolution of human affect.* Palo Alto, CA: Stanford University Press.

Turner, Y. & Clark-Schock, K. (1990). Dynamic corporate training for women: A creative arts therapies approach. *The Arts in Psychotherapy*, *17*, 217-222.

Ullen, F., de Manzano, O., Theorell, T., & Harmat, L. (2010). The physiology of effortless attention: Correlates of state flow and flow proneness. In B. Bruya (Ed.), *Effortless attention: A new perspective in the cognitive science of attention and action.* Cambridge, MA: MIT Press.

Ulman, E. (1986). Variations on a Freudian theme: Three art therapy theorists. *American Journal of Art Therapy: Journal of the American Art Therapy Association*, *24*(4), 125-134.

Ulman, E. (2001). Art therapy: Problems of definition. *Art Therapy: Journal of the American Art Therapy Association*, *40*(1), 16.

Ulman, E., & Dachinger, P. (1996). *Art therapy in theory and practice*. Chicago, IL: Magnolia Street Publishers.

Vaish, A., Grossmann, T., & Woodward, A. (2008). Not all emotions are created equal: The negativity bias in social-emotional development. *Psychological Bulletin, 134*(3), 383-403. doi:10.1037/0033-2909.134.3.383

Vallerand, R. J. (2008). On the psychology of passion: In search of what makes people's lives most worth living. *Canadian Psychology/Psychologie Canadienne, 49*(1), 1-13.

Vella-Broderick, D. (2009, June). *Interventions for enhancing wellbeing: The role of person-activity fit*. Workshop presented at the First World Congress on Positive Psychology, Philadephia, PA.

Vick, R. M. (2003). A brief history of art therapy. In C. A. Malchiodi (Ed.), *Handbook of art therapy* (pp. 5-15). New York: Guilford Press.

Victorson, D., Kentor, M., Maletich, C., Lawton, R. C., Kaufman, V. H., Borrero, M., ... & Berkowitz, C. (2015). Mindfulness meditation to promote wellness and manage chronic disease: A systematic review and meta-analysis of mindfulness-based randomized controlled trials relevant to lifestyle medicine. *American Journal of Lifestyle Medicine, 9*(3), 185-211. doi: 10.1177/1559827614537789

Visser, A. and Op'T Hoog, M. (2008). Education of creative art therapy to cancer patients: Evaluation and effects. *Journal of Cancer Education, 23*(2): 80-84. doi:10. 1080/08858190701821204

Voytilla, A. (2006). *Flow states during art making* (MA thesis), The School of the Art Institute of Chicago, Chicago, IL.

Wadeson, H. (1980/2010). *Art psychotherapy*. New York: Wiley.

Wadeson, H. (2002). Confronting polarization in art therapy. *Art Therapy: Journal of the American Art Therapy Association, 19*(2), 77-84.

Walker, C. J. (2010). Experiencing flow: Is doing it together better than doing it alone? *Journal of Positive Psychology, 5*(1), 3-11.

Wallas, G. (1926). *The art of thought*. London: Jonathan Cape.

Walter, J. L., & Peller, J. E. (1992). *Becoming solution-focused in brief therapy*.

New York: Psychology Press/Routledge.

Watson, D. (2000). *Mood and temperament*. New York: Guilford Press.

Weiner, H. B., & Sacks, J. M. (1969). Warm-up and sum-up. *Group Psychotherapy*, *22*(1-2), 85-102.

Whelton, W. J. (2004). Emotional processes in psychotherapy: Evidence across therapeutic modalities. *Clinical Psychology and Psychotherapy*, *11*(1), 58-71.

White, M. & Epston, D. (1990). *Narrative means to therapeutic ends*. New York: Norton. Whitney, D., Trosten-Bloom, A., & Rader, K. (2010). Leading positive performance: A conversation about appreciative leadership. *Performance Improvement*, *49*(3), 5-10. doi:10.1002/pfi.20131

Wilkinson, R. A., & Chilton, G. (2013). Positive art therapy: Linking positive psychology to art therapy theory, practice, and research. *Art Therapy: Journal of the American Art Therapy Association, 30*(1), 4-11. doi: 10. 1080/07421656.2013.757513

Wilson, T. D., & Gilbert, D. T. (2003). Affective forecasting. In M. P. Zanna (Ed.), *Advances in experimental social psychology*, vol. 35 (pp. 345-411). San Diego, CA: Academic Press.

Wilson, T. D., & Gilbert, D. T. (2005). Affective forecasting: Knowing what to want. *Current Directions in Psychological Science*, *14*(3), 131-134. doi: 10.1111/j.0963-7214.2005.00355.x

Winkel, M., & Junge, M. (2012). *Graphic facilitation and art therapy imagery and metaphor in organizational development*. Springfield, IL: Charles C. Thomas.

Winnicott, D. (1971). *Playing and reality*. London: Tavistock/Routledge.

Wix, L. (2000). Looking for what's lost: The artistic roots of art therapy—Mary Huntoon. *Art Therapy: Journal of the American Art Therapy Association, 17*(3), 168-176. doi: 10.1080/07421656.2000.10129699

Wolin, S. J., & Wolin, S. (1993). *The resilient self: How survivors of troubled families rise above adversity*. New York: Villard.

Wong, P. T. (2011). Positive psychology 2.0: Towards a balanced interactive model of the good life. *Canadian Psychology*, 52(2), 69-81.

Wood, A. M., Froh, J. J., & Geraghty, A. W. A. (2010). Gratitude and well-being: A review and theoretical integration. *Clinical Psychology Review, 30* (7), 890-905.

Wood, A. M., Linley, P. A., Maltby, J., Kashdan, T. B., & Hurling, R. (2011). Using personal and psychological strengths leads to increases in well-being over time: A lon- gitudinal study and the development of the strengths use questionnaire. *Personality and Individual Differences, 50* (1), 15-19.

Wood, A. M., & Tarrier, N. (2010). Positive clinical psychology: A new vision and strategy for integrated research and practice. *Clinical Psychology Review, 30*(7), 819-829. doi:http://dx.doi.org/10.1016/j.cpr.2010. 06.003

Wood, J. V., Taylor, S. E., & Lichtman, R. R. (1985). Social comparison in adjustment to breast cancer. *Journal of Personality and Social Psychology, 49* (50), 1169-1183. doi:10.1037/0022-3514.49.5.1169

Wood, M. J., Molassiotis, A. and Payne, S. (2011), What research evidence is there for the use of art therapy in the management of symptoms in adults with cancer? A systematic review. *Psycho-Oncology, 20,* 135-145. doi:10.1002/pon.1722

World Health Organization, 2014. Mental Health a State of Wellbeing.

Xu, J., & Roberts, R. E. (2010). The power of positive emotions: It's a matter of life or death—Subjective well-being and longevity over 28 years in a general population. *Health Psychology, 29*(1), 9.

Yalom, I. D. (1995). *The theory and practice of group psychotherapy.* New York: Basic Books. Young-Eisendrath, P. (2003). Response to Lazarus. *Psychological Inquiry, 14* (2), 170-172.

Zadra, J. R., & Clore, G. L. (2011). Emotion and perception: The role of affective information. *Wiley Interdisciplinary Reviews: Cognitive Science, 2* (6), 676-685. doi:10.1002/wcs.147

Zinker, J. (1977). *Creative process in gestalt therapy.* New York: Brunner/Mazel.

索引

图书在版编目(CIP)数据

积极艺术治疗:理论与实践 / (美)丽贝卡·安·威尔金森,(美)乔雅·奇尔顿著;黄婷婷译. -- 重庆:重庆大学出版社,2023.1
(鹿鸣心理. 创造性疗法丛书)
书名原文:Positive Art Therapy Theory and Practice: Integrating Positive Psychology with Art Therapy
ISBN 978-7-5689-3433-6

Ⅰ.①积… Ⅱ.①丽… ②乔… ③黄… Ⅲ.①艺术—应用—精神疗法 Ⅳ.①R749.055

中国版本图书馆CIP数据核字(2022)第117985号

积极艺术治疗：理论与实践
JIJI YISHU ZHILIAO：LILUN YU SHIJIAN

[美]丽贝卡·安·威尔金森　乔雅·奇尔顿　著
黄婷婷　译

策划编辑:敬 京　责任编辑:黄菊香　敬 京
责任校对:刘志刚　责任印制:赵 晟

*

重庆大学出版社出版发行
出版人:饶帮华
社址:重庆市沙坪坝区大学城西路21号
邮编:401331
电话:(023)88617190　88617185(中小学)
传真:(023)88617186　88617166
网址:http://www.cqup.com.cn
邮箱:fxk@cqup.com.cn(营销中心)
全国新华书店经销
重庆升光电力印务有限公司印刷

*

开本:890mm×1240mm　1/32　印张:14.5　字数:324千
2023年1月第1版　2023年1月第1次印刷
ISBN 978-7-5689-3433-6　定价:88.00元